美 容 解 剖 学

吴继聪　主编
王向义　主审

科学出版社

北京

内 容 简 介

本书的编写原则是以人体系统解剖学为基础,强化美容局部解剖学内容,突出医学人体美学的特点。全书根据教学大纲的要求,分为总论、系统解剖和局部解剖三大篇,具有系统性、科学性、实用性和创新性的特点,反映了美容解剖学这一新兴医学交叉学科的新概念、新体系,深入浅出、循序渐进地阐明了《美容解剖学》的基础知识和基本理论。

本书既可供高校美容医疗技术专业教学之用, 也可作为其他各级美容医务人员及教学人员的参考用书。

图书在版编目（CIP）数据

美容解剖学/吴继聪主编. —北京:科学出版社,2002.8
ISBN 978-7-03-010426-7

Ⅰ.美… Ⅱ.吴… Ⅲ.美容-人体解剖学 高等学校:技术学校-教材
Ⅳ.R602

中国版本图书馆 CIP 数据核字(2002)第 033108 号

科 学 出 版 社 出版
北京东黄城根北街 16 号
邮政编码：100717
http://www.sciencep.com
中煤（北京）印务有限公司印刷
科学出版社发行 各地新华书店经销

*

2002 年 8 月第 一 版 开本：720×1000 1/16
2024 年 9 月第六次印刷 印张：22 1/4
字数：523 000

定价：**79.00** 元

（如有印装质量问题，我社负责调换）

《美容解剖学》编审人员名单

主　编　吴继聪

主　审　王向义

副主编　赵承颖　罗建国　裘名宜

编　者　（按姓氏笔画排列）

　　　　王向义　艾星文　李　祥　巫国辉

　　　　吴快英　吴继聪　张卫华　居　云

　　　　罗建国　赵承颖　杨坚德　钟　纯

　　　　彭晓云　傅明辉　裘名宜

绘　图　康维更

目　　录

第一篇　总　　论

第二篇　系统解剖

第三篇　局部解剖

第一篇 总 论

第一章 美容解剖学概述

第一节 美容解剖学的学科定义和任务

美容解剖学是人体解剖学的一个新兴分支学科。20 世纪 80 年代中后期以来，随着当代医学美学与美容医学整体学科在我国兴起以来，"美容解剖学"就以美容医学中的一门基础医学学科应运而生。由于它尚是一门仍在发展中的美容医学基础学科，所以其学科定义尚无统一的认识。本教科书综合各方文献的基本认识是：美容解剖学是一门是以人体解剖学为基础，以研究人体的容貌、形体的结构（包括组织和层次结构）、轮廓（包括硬、软组织）、外观（包括颜色、质地及表面标志）为主要内容，以指导临床应用为目的的基础医学学科。

鉴于美容医学是一门以人体审美理论为指导，采取手术与非手术的医学手段来直接维护、修复和再塑人体美，以增强人的生命活力美感和提高生命质量为目的的新兴医学交叉学科，那么，美容解剖学的基本任务是：为美容医学的技术实施提供所必需的人体各部位的结构及其相互关系的解剖学依据，并探讨和揭示医学人体美和生命活力美感的规律。所以，美容解剖学是美容医学的基础课程之一，是为美容医学的临床实践和研究构筑形态学基础的一门基础理论学科。是美容医（技）师的一门重要的必修课。

第二节 美容解剖学研究的基本特点

美容解剖学的研究，建立在传统解剖学的基础上，然而又具有其自身的特点。当前美容解剖学研究的基本特点大致有如下几点：

1. 美容解剖学主要是对直接影响人体形态美和容貌美的组织结构的研究，即主要研究人体浅表结构和影响形体、容貌美的组织和器官。例如，皮肤的色泽、质地、纹路、厚度、弹性和各层次的组织结构；皮下组织的分布特点；头面颈部表浅血管、神经、肌肉的位置、走行和配布；影响形体美观的骨组织和软组织，以及与美容解剖相关的器官的体表投影等。

2. 美容解剖学的研究应以医学美学为指导原则。美容解剖学在研究某局部器官，如眼睑、耳廓、外鼻、口唇、乳房、手指和臀部等时，既要注意该器官的独立形态、位置、颜色和比例，又要考虑这些局部器官在整体上的位置、大小和比例等是否协调，也就是既要探索局部美的标准，又要揭示整体美的规律，二者处于同等重要的地位。

3. 美容解剖学的研究应为修复和再塑容貌和形体的健美提供依据。美容医学的基本目的是使健康的正常的人体更为美丽，同时纠正或修复再造有缺陷或畸形的体型和容貌。例如，美容外科进行重建和再造时既要考虑得到正常的生理解剖形态，又要精确地设计美容手术后可能获得的符合审美原则和求美者个性特点的形态和功能。这些都必须事先依靠美容解剖学提供可靠的参考依据，以便手术者在术前做到周密细致的设计和有充分的选择余地，从而达到恢复求美者的形体美和恢复生理功能的双重目的。

4. 美容解剖学的研究范围和内容逐渐拓宽。过去美容解剖学多侧重研究暴露部位的人体美，如头面部和手的形体美等。近年来，随着人们的医学审美需求的不断增长，追求自身之美的范围日益扩大，逐渐由暴露部位扩大到非暴露部位，如胸、腹和会阴等部位的美容。同时，由于学科的互相渗透，美容解剖学研究的内容越来越丰富，几乎遍及全身的每个部位。

5. 美容解剖学研究的科技含量不断增加。近年来，我国研究美容解剖学的发展较为迅速，在研究方式上，显示出从宏观到微观研究的逐步深入，新仪器及新方法日益增多，多学科的综合研究及紧密联系临床应用的特点；在研究内容上，具有科学性、先进性和实用性相结合的特点，既充实了国人美容解剖学资料，又提供了临床应用的依据，其作用越来越重要。

第三节　学习美容解剖学的基本原则

鉴于美容解剖学的基本特点，学习美容解剖学时应遵循一定的原则，即人体的整体系统性、人体审美、生物进化和实验与临床相结合的原则。

1. 人体的整体系统性和个体特征的原则　　人体是一个具有复杂结构和多种功能的有机整体。人体的形态、结构和功能之间，人体各器官和系统之间以及人体与其所处的自然环境和社会环境之间，都是相互联系、相互制约和相互影响的，从而构成一个和谐统一的整体。人体的每个不同的器官或系统不仅分别执行着相对独立的功能，而且在完成某一特定活动过程中又是相互协调统一的，同时还是反映人体特征的标志。例如：鼻是呼吸系统的重要器官，其功能是参与呼吸和嗅觉，同时对容貌的美观起着重要的作用；又如口唇是消化系统的进口，其重要的功能是参与发音、咀嚼或吞咽等运动，同时又是体现人的容貌美观和健康状况的重要标志。人体各器官的内外协同作用构成了人的整体系统的和谐和统一，从而构筑了健康的人体形态之美。

2.人体审美的原则　　鉴于美容解剖学是为美容医学的临床实践和研究构筑形态学基础的一门生物医学基础理论学科，无疑它必须为美容医学的科学实施打下良好的人体审美基础。人体的审美，要求在医学美学理论的指导下，科学地运用医学美与医学审美、医学形式美、生命活力美感等知识于美容解剖学的学习和研究过程中。

3.生物进化发展的原则　　达尔文进化论的自然选择学说认为，人体形态及功能是亿万年来长期种系发生的结果。我们在美容解剖学的学习和研究中应认识到：人体的形态结构，既保留着许多低等动物，特别是与人类较接近的脊椎动物的特征，又在漫长的自然进化与劳动实践相结合的发展过程中，进化为一类皮肤光洁、躯体直立、可行走、操作和思维，富有情感和美感等区别于动物的万物之灵，即一类具有人性的能动的"人体"。

4.实验与临床相结合的原则　　学习和研究美容解剖学，必须做到理论结合实际，基础联系临床，将学与用结合起来。在学习和研究美容解剖学时，不能仅限于课堂上的理论教学，还应通过解剖尸体、观察标本模型、幻灯片及录像等实验手段进行。通过反复观察和不断实践，善于由局部联系到整体，由平面到立体，由浅层到深层地逐一剖析，从而建立一种"立体感"、"层次感"、"透视感"。由于学习和研究美容解剖学的目的是为维护、修复和再塑现实中活生生的人体美服务的，所以还必须从固定的尸体和标本联想到现实的有生命的活体，建立一种"活体感"和"人体美感"。从而逐渐培养分析问题和解决问题的能力。

（吴继聪　艾星文）

第二章　人体的比例

　　形式美法则，是美学的普遍规律。对于人体来说，虽然其形式美不是绝对的，但是形式美的法则在人体美的表现上仍是大量的。在形式美法则中"比例"法则是基本法则之一。人体比例是指人的整体与局部，局部与局部之间的数学关系。比例是实现人体框架各部分和谐的根本，中国古代宋玉所谓"增一分则太长，减一分则太短"就是指这种比例关系。人体的各部分如果比例得当，就产生"匀称"的感觉，而匀称正是一种美。因东西方人种的差异，不可能有绝对统一的人体比例标准。下面主要介绍几种著名的比例学说和常用的"黄金分割"。

第一节　人体美的比例学说

　　较有影响的人体比例学说有以下几种。

　　1. 达·芬奇人体比例学说　　意大利画家达·芬奇用自然科学知识、解剖学和数学统计，提出了人体美的比例标准：头长为身高的1/8，肩宽为身高的1/4，双臂平伸的长度等于身长，两腋宽度与臂相等，乳房与肩胛骨下端位于同一水平线，脸宽等于大腿厚度，脆下时高度减少1/4，卧倒时为1/9。达·芬奇的这些观点今天仍是十分有价值的，可以作为衡量形体美的一般比例标准。

　　2. 弗里奇的人体比例学说　　德国体质人类学家弗里奇提出女性白种人身高与其他部位的比例是7只脚长，8个头高，9只手长或10个脸长（指发际至颏下）。

　　3. 巴龙通人体比例学说　　龙巴通人体比例学说是近代较流行的人体美的标准之一，其主要标准是：成年男性身高为7.5个头高，头至臀为4个头高，肩宽一般小于2个头高，肩至肘、掌根至中指尖等于1个头高，髋宽为1.5个头高，膝以下为2个头高。

　　4. 阿道夫·蔡辛人体比例学说　　德国数学家蔡辛于1854年首次提出人体中的"黄金分割律"，与现代学者对人体结构的黄金规律基本一致。

　　5. 我国常用的人体比例　　我国学者研究发现我国成年人头长与身高比例一般约为7～7.5个头长，女性略矮一些。从头顶到颏下为1个头长单位，从颏下到乳头线与乳头线到肚脐大至相等，均为1个头长。两肩之间的距离约为2个头长，上臂约为一又三分之一个头长，前臂约1个头长，手约2/3个头长。下肢从髋关节的大转子至膝部的髌骨中点与从髌骨中点至足跟大致相等，均约2个头长。人体的1/2处约在耻骨联合（图1.2-1）。少年身高的比例一般约6个头长，年龄越小头所占的比例就越大。

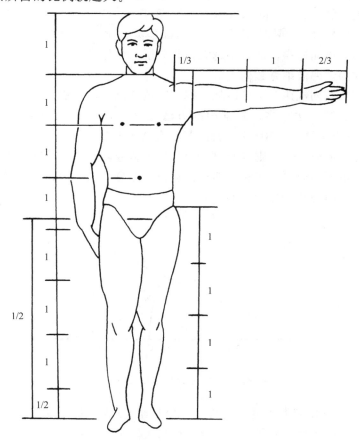

图1.2-1 人体的比例

第二节 人体的黄金分割律

　　医学美学家们指出，在一切事物中，符合黄金律的形体总是最美的。黄金律也是人体的一种比例美。在人体美容设计中，黄金律对确定人体器官各部位间的最佳比例数值具有重要的参考意义。我国学者彭庆星曾著文论证了"人体美是黄金律天然集合"的观点。他认为黄金律在美容医学实践中具有重要的应用价值。

　　1. 黄金分割律的数学内涵　　古希腊数学家毕达哥拉斯发现1：1.618是普遍适用于一切领域的最佳比例，该比率后来被哲学家柏拉图誉为黄金分割律（又称黄金律）。其涵义是：将一个整体分为大小不同的两部分，当其中的较大部分与较小部分的比恰好等于该整体自身与较大部分的比时，这个比的数值就是 1/1.618（即 0.618）。用黄金二字来形容这种分割比例的神奇和重要性，可谓恰如其分。更奇妙的是，1 除以 1.618 恰巧等于 0.618，而其它数字均无此特征。数学家们还发现 2∶3 或 3∶5 或 5∶8 等都是黄金比的近似值，并以分子、分母之和为新的分母而递增，即数字越大，其分子、分母的比值就越接近 0.618，数学上将此称为"弗波纳奇数列"。

根据这个数列规律，又可以从"线段"黄金比求出面积黄金比。在线段上寻找黄金分割点的方法很多，最常用的方法是（图 1.2－2）设 BD⊥AB，BD＝1/2AB，以 D 点为圆心，BD 为半径画圆，交 AD 于 E；再以 AE 为半径 A 点为圆心画圆，交 AB 于 C 点，则 C 点即为 AB 的黄金分割点。古希腊数学家欧几里德研究出黄金矩形的简便制图法，即将任意正方形分成二等份，以其对角线作为幅度形成的矩形即为黄金分割矩形。

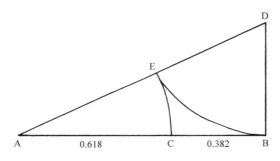

图 1.2－2 求黄金分割点的方法

2. 黄金分割律与人体美的关系   20 世纪 90 年代初，我国学者孙少宣、彭庆星等联系人体实际，在研究黄金分割律与人体美的关系时，发现健美人体的容貌和形体结构中有如下 11 个黄金点、8 个黄金矩形、6 个黄金指数和 4 个黄金三角：

1）人体黄金点
①脐：头顶—足底之分割点。
②风市穴：双手自然下垂中指指尖所处的部位，为足高——头顶之分割点。
③喉结：头顶——脐分割点。
④乳头：乳头垂直线上锁骨——腹股沟之分割点。
⑤肘关节：肩峰——中指中点之分割点。
⑥膝关节：足底——脐之分割点。
⑦眉峰点：眉毛长度之分割点。
⑧眉间点：发缘点（额部发际中点）——额下点连线，上 1/3 与下 2/3 之分

割点。

⑨鼻下点：发缘点——颏下点连线，下 1/3 与上 2/3 分割点。

⑩口裂点（上、下唇闭合时口裂的中点）：鼻下点——颏点连线，上 1/3 与下 2/3 之分割点。

⑪口角点：正面观，上、下唇移行口角外侧端相连的面部横线，左（右）1/3 与对侧 2/3 之分割点

2）黄金矩形

①躯干轮廓：肩宽与臀宽的平均数为宽，肩峰至臀底间距为长。

②手部轮廓：手指并扰时，掌指关节连线为宽，腕关节至中指尖端为长。

③头部轮廓：头高（颅顶至颏点）与宽（两颧突出点）。

④面部轮廓：眼水平线的面宽为宽，发际点至颏点间距为长。

⑤外鼻轮廓：鼻翼为宽，鼻根点至鼻下点间距为长。

⑥口唇轮廓：静止时状态时，上下唇峰间距为宽，两口角点间距为长。

⑦外耳轮廓：对耳轮下脚水平的耳宽为宽，耳轮上缘至耳垂下缘间距为长。

⑧上颌前牙轮廓：切牙、侧切牙、尖牙最大近远中径为宽，牙面长为长（左、右各 3）。

3）黄金指数

①四肢指数：肩峰至中指尖间距上肢长，髂嵴至足底间距下肢长，两者之比。

②目面指数：两外眦间距与眼水平线面宽之比。

③鼻唇指数：鼻翼宽度与口裂长度之比。

④唇目指数：口裂长度与眼内外眦间距之比。

⑤上下唇指数：面部中线的上、下红唇高度之比。

⑥切牙指数：下颌切牙与上颌切牙近远中径之比。

4）黄金三角

①外鼻正面观。

②外鼻侧面观。

③鼻根点与两侧口角点。

④两肩端点与头顶点。

（艾星文　吴继聪）

第三章 体 型

第一节 健美体型的标准

我国当代医学美学认为,任何人体美的标准,都必须遵循对称、均衡、和谐、主次、节奏、完整、多样统一以及黄金分割律等人体形式美的基本规律。一个人只有同时具备容貌形体美和气质美才能算是真正的美。绝对统一的体型美的标准是不存在的。任何体型健美的标准,都只是一种相对的参照系。现仅介绍一般常用的两种标准供教学思考。

一、世界卫生组织提出的"健康美"标准

世界卫生组织提出的"健康美"的标准是:体重适当,身体匀称,站立时头、肩和臀的位置协调;肌肉丰满,皮肤富有弹性;头发富有光泽,无头屑;眼睛明亮,反应敏锐;牙齿整洁,无龋齿,牙龈色泽正常;能抵抗一般性感冒和传染病;有充沛的精力,能从容不迫地担负起日常生活和繁重的工作而不感到过分紧张和疲劳;态度积极,处事乐观,勇于承担责任,事无巨细而不挑剔;善于休息,起居规律;善于用脑,应变能力强,能适应外界环境的各种变化。

二、健美体型的基本标准

1. 骨骼发育正常,关节不显粗大;
2. 肌肉发达匀称,皮下脂肪适量(即符合中间体型);
3. 五官端正,与头部比例协调;
4. 双肩对称,男宽女圆;
5. 脊柱正视垂直,侧视曲度正常;
6. 男性胸廓隆起,背面略呈"V"字型;腹肌垒块隆现,臀部圆满适度,腿长,大腿线条柔和,小腿腓侧稍突出;
7. 女性乳房丰满而不下垂,侧高有明显曲线,下腰紧而圆实,略呈圆柱形,腹部扁平。

第二节 体型的分类

体型是指人体的外形特征和体格的类型。骨骼、肌肉和脂肪是体形轮廓的结

构基础。因此骨骼的发育、肌肉的形态和脂肪积累程度是构成体型的三大基础。

体型的分类方法很多，这里仅介绍五种：

一、根据体积分类

1. 瘦弱型　　体质瘦、体重轻、皮下脂肪少，肌肉不发达，头小、颈细、肩窄、胸部狭长而扁平，胸围小，肋间隙大，女性乳房不丰满；四肢、手足细小。

2. 健壮型　　体壮、稍高于平均体重，皮下脂肪丰满，肌肉发达，头大、颈粗、四肢发达、手足粗大。

3. 均称型　　介于瘦弱型与健壮型之间，皮下脂肪薄，肌肉欠发达。

4. 特胖型　　皮下脂肪超常沉积，肌肉发育和骨骼发育与皮下脂肪量不成比例，头大、颈部长度几乎消失，腹部前突，腿间缝消失。

5. 肥胖型　　介于健壮型与特胖型之间，肌肉和骨骼发育与健壮型相似，但脂肪量超过正常标准。

二、根据营养状态分类

1. 营养不良型　　表现为营养不良体态，常见原因有消化道吸收不良，慢性消耗性疾病和厌食症。按消瘦程度可将营养不良分为三度：轻度、中度和重度。

2. 正常型　　营养状态及发育良好，皮下脂肪量与体重的百分比在正常范围内，男性脂肪量（F％）约 15％～25％，女性约 22％～30％。体重与标准体重相比，误差不超过 10％（见表 1.3－1）。

表 1.3－1　成人营养不良程度的估计

营养指标	标准值	正常	轻度	中度	重度
标准体重％	100	＞90	80～90	60～80	＜60
三头肌皮皱男	12.5	＞11.3	10.0～11.3	7.5～10.0	＜7.5
（mm）　女	16.5	＞11.9	13.2～14.9	9.9～13.2	＜9.9
上臂周径　男	29.3	＞26.4	23.4～26.4	17.6～23.4	＜17.6
（cm）　女	25.3	＞25.7	22.8～25.7	17.1～22.8	＜17.1
上臂肌周　男	25.3	＞22.8	20.2～22.8	15.2～20.2	＜15.2
（cm）　女	23.2	＞20.9	18.6～20.9	13.9～18.6	＜13.9

3. 肥胖型　　肥胖多指构成身体成分中的脂肪组织量比率超出正常范围，体重也超出正常范围。肥胖体型依据标准体重、脂肪百分率和体重指数可分为四

型：超重、轻度肥胖、中度肥胖、重度肥胖。

标准体重公式（kg）＝身高厘米数－100（男性）或＝身高厘米数－105（女性）

脂肪百分率（F％）＝（4570÷体密度－4.142）×100

体重指数（BMI）＝体重（kg）÷身高（m）

正常男性 BMI 值为 22kg/m，女性为 20kg/m

（1）超重　实测体重超过标准体重，但小于标准体重的 20％，BMI＜25kg/m

（2）轻度肥胖　实测体重超过标准体重 20％～30％，脂肪百分率（F％）超过 30％，但小于 35％，BMI25～30kg/m。

（3）中度肥胖　体重超过标准值 30％～50％，F％超过 35％～45％，BMI 30～40kg/m。

（4）重度肥胖　体重超过标准值 50％以上，F％超过 45％以上，BMI＞40 kg/m。

三、根据身高分类

1. 长型　头小、个子高、躯干、肩和骨盆较窄、四肢长而躯干比较短。

2. 中型　头适中、中等个子、男性身高约 170cm，体重约 62kg。女性身高约 160cm，体重约 50kg。躯干较长而宽，上下肢较短。

3. 短型　头大、个子矮、躯干是中型的身体结构、四肢短。

四、根据肌肉、骨骼发育分类

1. 无力型　肌肉不发达、力量弱、骨骼细长发育，具有瘦弱型特点，但个头偏高，俗称"豆芽菜体型"。

2. 正力型　肌肉发育和肌力中等，具有匀称型特点，身高中等或偏高，躯干和四肢匀称和谐。

3. 超力型　肌肉发达、四肢短粗、身高较矮、肌力超常。

五、根据脊柱的形态分类

以脊柱的整体（侧面）形态作为依据，将人体分为四种类型：

A 型：头部中轴、躯干中轴与下肢中轴处于同一直线上，胸部挺起，腹部内缩或平直，背部弯曲适度。

B 型：头部与下肢前倾，躯干后倾，胸部较平，背部弯曲显著。

C 型：胸部平直，不向前挺起；前腹壁松弛前突，脊柱腰曲明显，下肢中轴明显前倾。

D 型：头部明显向前倾，腹部松弛前突，脊柱胸曲与腰曲显著突出。

此外还有按体型指数和肉眼观察的方法分类。

第三节　影响体型美的主要因素

人体形态指标与遗传因素、地理环境、年龄、疾病、内脏器官的类型等有着十分密切的关系。

1. 遗传因素　　遗传对体型有决定性影响，在身高方面，男子 79％ 与遗传相关，女子高达 92％；腿长方面，男子占 77％，女子为 92％；坐高方面，男女均为 85％。

2. 地理环境　　中国人人体特征明显地以长江为界，分为南、北两大地区类型。即北部类型的人，身材较高大；南部类型的人，身材较矮小。据人类考古学家考证，北部类型由周口店山顶洞人为代表的北部晚期智人发展而来的；南部类型则由以广西柳口人为代表的南部晚期智人发展而来的。

3. 年龄、性别因素　　体型具有增龄性变化特征，并因性别差异而不同。以头高与身高关系而言，胚胎两个月时，头高为身高的 1/2；出生时，头高为身高的 1/4；成年人则为 1/8，24 岁以后，男女个体间的体重差异变大。无论男女到更年期后，一般都有体重增加、身高降低的趋势。

4. 疾病因素　　某些疾病与体型有着某种内在联系。据临床研究表明体型与癌的发病率有关；体内脂肪主要积聚在背部和腹部的妇女，比体内脂肪主要积聚在臀部和腿部的妇女患乳腺癌的发病率高。

此外，与体型有关的因素还有内分泌激素、睡眠与饮食、思想情绪、体育运动等。

（吴继聪　王向义　裘名宜）

第四章 体 姿

第一节 人的静态姿势

静态姿势是人体形态的静力性造型，由人体各部分位置的相互关系所决定。静态姿势虽然变化多样，姿态万千，但都是由人体的基本位置或姿势所构成。正确培养优雅的立姿和坐姿是姿势美的重要内容。

一、立姿

立姿是指人体站立时（立正）的姿势。根据站立时双脚的位置和方向不同，以及躯干和头部的造型之别，可以产生多种优雅的姿势。能够比较理想地体现人体美的立姿大体上可归纳为八种。

1. 直面直立姿势　　通常称为标准立姿，是人体一切姿势的基础，可以表现出端庄文静、优美典雅的美感。正确优美的标准立姿应该是：表现自然，头、躯干和腿的纵轴在同一直线上；梗颈、挺胸、收腹、收臀，两肩放松正常，双臂自然下垂，手放松；两腿挺直，互相并拢，足跟相靠，足间夹角为 $45°\sim60°$，身体重心在两足中间脚弓前端的位置上，从而显示出人体固有的曲线美，形成一种优美挺拔的形态。正确的立姿，不仅能表现形体美，还能使颏下、颈部、肩部、胸部、背部、腹部、臀部和腿部的肌肉结实而不松弛。完美的立姿还可以帮助矫正圆背、鞍背、"O"形腿和"X"形腿等不良体型。

2. 正面"S"型姿势　　是在标准立姿的基础上，进行一定的变化，使一脚成为支撑中心，加以腰部的适当配合，身体变成缓和的"S"形，易于展示人体的生动轮廓和曲线美。

3. 斜方向姿势　　能同时展示身体的正侧两面，因此是最常用的立姿之一。斜方向姿势由于透视关系（近大远小）可显示出强烈的立体感。

4. 斜方向"S"形姿势　　兼有正面"S"形姿势和斜方向姿势的优点，是人体最美的立姿之一。

5. 斜方向双脚分开姿势　　重心放在右脚上（从颈部锁骨上窝至右脚跟可连成一垂线），下肢动态较大。

6. 斜方向双脚交叉姿势　　动势较大，造型生动活泼。

7. 侧面姿势　　头部的侧面比正面宽，接近方形，身体重心后移，位于项部、膝后中和脚踝后侧的垂直线上。这种姿势主要突出身体侧面的形态特点。

8. 背面姿势　　与正面直立姿势相反，着重表现背部的形态。

二、坐姿

坐姿是人体在坐位时的姿势。标准的坐姿与立姿、走姿一样，身体各部位不能过分松弛，要挺胸、收腹、收臀。端坐时，上体正直舒展，两肩放松，保持平衡，两腿间距约 30～40cm，身体前倾的角度不宜超过 25°，重心落在臀部上。平时有坐位时可有轻度转体和侧身，但腰要向后收，肋骨向上提，头颈向上升，肩部放松下降，下颌和颈部成直角，四肢的摆法规矩端正，两脚的步位可以是正步、前后步、小八字步、大八字步、掖步、索步等。也可以双膝稍移向一边，而双脚移向另一边，靠外侧的脚略放在前面，这样臀部和大腿看起来比较苗条优美。两腿不宜摆得太开或太大，给人举止粗鲁的印象；也不要一腿跷在另一腿的膝盖上，成为"二郎腿"，因为这样会阻碍下一条腿的血液循环，而致局部肿胀。下坐时，应先站在椅子（或床铺、沙发）的边缘，两脚前后立，然后臀部正常，上体从腰部起略向前倾，轻轻坐下。起坐时，双脚一前一后，从脚部起略向前倾，后脚把身体向上推，前脚起平衡作用，同时脊柱要保持直立。正确优美的坐姿，即可使人显得精神焕发，也可使颈部、胸部、背部、腹部等部位的肌肉结实而不松弛。

三、体位

体位可分为自动体位、被动体位和强迫体位。自动体位见于正常或基本正常的人，被动体位和强迫体位见于病人。

1. 自动体位是指身体活动自如，不受限制的正常体位。常见的自动体位有站位、坐位和卧位（包括仰卧、俯卧和左、右侧卧）三种，少见的有跪位、蹲位、膝胸位、膝肘位、半坐卧位、膀胱截石位、弯腰位、骑伏位等。

2. 被动体位是指不能自动调正或变换的体位，见于极度衰弱或神志不清的病人。

3. 强迫体位是指病人为了减轻痛苦而被迫采用的体位。常见的有强迫（仰、俯、侧）卧位、强迫坐位（即端坐呼吸）、强迫立位、强迫蹲位、变换体位和角弓反张位等。

第二节　人的动态姿势

动态姿势是人体形态的运动性造型，由人体各部分位置在运动时的相互关系和变化规律所决定。动态姿势，除与身体的造型有关外，还和它所进行的动作的速度快慢、变化幅度的大小、连续性、稳定性等因素有密切的关系。

一、人体各部分的基本动作

人体的基本动作归纳起来，可分为简单运动和复合运动两大类。

1. 简单运动　　由一个（组）关节的单向运动，而使身体的一部分产生屈、伸、外展、内收、侧屈、旋转等动作，这种运动方式称为简单运动。

2. 复合运动　　躯干和四肢的关节功能复杂，活动自如，多个关节可以互相联系、互相协调，共同使人体产生多种规则有序的运动。

1）同向复合运动　　即多个关节的运动方向基本相同。如低头、含胸、弯腰、屈腿；仰头、挺胸、伸腰、伸腿；倒头、腰侧屈、摆臀，等等。

2）反向复合运动　　两组关节的运动方向相反。如行走时，上肢和下肢的左侧和右侧均同时向相反方向运动；在作扩胸运动时，两上肢在水平位置上分别向左、右侧旋转。

3）序贯复合运动　　多个关节的运动具有连续性变化。如行走或跑步时，上肢和下肢的左侧和右侧按照一定的节奏交替向前或向后运动，富有韵律感。

4）多功能复合运动　　关节以多种形式一起进行运动，最明显的例子就是头部、腰部、上臂部、腕部、拇指、手指、臀部、大腿部、小腿部、足部、拇趾、脚趾的环转运动。它们分别由该部位关节的屈、伸、左侧屈、右侧屈、左旋、右旋等运动所组成。

二、基本动态姿势

正常人的动态姿势可分为步态、跑态、跳跃态和旋转态等基本姿势。在日常生活中，以步态最常见。

步态是人体行走时的姿势，又称为行姿。行走是人体的一种基本动作和基本姿势，需要有意识的培养和锻炼，正如体操运动员和舞蹈艺术家那样，走起路来挺胸立背，腰肢扭动优雅得体，显得婀娜多姿，妩媚动人。正确优美的步态是在正确站姿的基础上发展而来，除了保持站立时正确优美的姿势外，还要注意步履轻捷和移动正直平衡，以及头部、肩部、胸部、腹部、上肢、下肢及气色和精神状态等的相互配合，协调动作。正确优美的步态能充分地展示出一个人健美的身材和矫健的步伐，产生潇洒飘逸、轻盈优美的美感。

人的正常优美的步态应注意下列事项：

1. 头要正，双目平视，头颈与躯干垂直。低头走路，不仅显得精神不振，缺乏朝气，而且还会导致含胸驼背，丧失美感。过分仰头也不好，会给人一种目中无人的感觉。

2. 两肩舒展、挺胸收腹、收臀，躯干正直。含胸弓背，俗称"水蛇腰"，是许多人易犯的毛病之一。这种姿势使胸腔容积减少，肺的呼吸受到阻碍，同时导致腹腔内脏受压，影响内脏器官的正常功能。如果过度挺胸，双肩后拉，也不美观，势必造成腹部前凸；稍胖一点者，就会给一种大腹便便的印象。

3. 身体的重心要落在前脚掌上，双脚用力均匀，富有节奏性。重心如果偏后，常引起肌肉不必要的紧张，使身体僵直，容易疲劳，快走时还会使胸部受到震动，有损大脑的健康。

4. 下脚伸直，膝盖正对前方。膝关节灵活富有弹性，屈伸自如，不能紧张僵直。

5. 起步时脚尖向前方，脚趾不要向内翻或外翻；脚跟先着地，脚趾稍微抬起，不要向前冲，然后再过渡到脚的中部着地，最后到前脚掌。在把身体重量从后脚移向前脚时，步伐一定要柔和轻快，稳健有力，不使脚步跳跃不定和臀部摇摆。举前脚时，后脚不可在地面拖，脚步一定要直，保持身体抬高的姿势。两脚跟要在同一直线的左、右侧，两腿交叉前移，弯曲度不要太大。脚尖可稍稍往外，双脚走在一条直线上，步态要均匀一致，着地重力相同，沉稳而有节奏。

6. 行走时要提肋，腹部向上向内收，肩部正常后收，头颈向上伸，眼睛平视，腿略向里收。上体保持直立时的姿势，两臂自然下垂，由上臂带动前臂和手，自然前后摆动，前摆幅度不超过30°，后摆幅度以15°内为宜。当前摆达30°时，手肘可自然微曲。走路时，大腿向上、向下的活动要轻松自然，幅度不宜过大。

7. 走路时左顾右盼、东张西望或者臀部左右大幅度扭动，会给人以轻浮的印象。而垂肩驼背、步履蹒跚，则会给人以老态龙钟的感觉，头昂得过高、胸膛挺得过直，又会给人以骄傲自大、目空一切的印象。

8. 在不同的活动时，步态可作适当的变化。在上楼（或上坡）时，上体要保持正直，应把全脚掌放在阶梯上，膝略弯曲，然后积极伸直，臀肌收缩，重心上升，不要用手扶撑大腿或扶拦杆，同时保持头部端正，肋骨上提，腹部内收。在下楼（或下坡时），膝部不可僵直，应柔和屈曲，重心下降，全脚掌柔和着地，脚趾略向外，一步一步地向下走，上体保持正直，肋骨上提，腹部内收。

9. 正常人行走时最常见的下肢错误动作是"内八字"或"外八字"步。纠正方法是，"内八字"步者在脚踩地时，要让五个脚趾和前脚掌牢牢地接触地面，使原来不吃重的脚外侧吃重；"外八字"步者每走一步都要使膝内侧轻轻擦碰一下。只要走路时注意锻炼，"内八字"和"外八字"步都可以纠正。

10. 正常人的步态可因年龄、职业及健康状况的影响而有不同的表现。如小儿喜欢急行或小跑，青壮年步履矫健快捷，老年人则常为小步慢行，以上皆属正常步态。

当患有某些疾病时，可使步态发生很大改变，并具一定的特征性。典型的病理步态有感觉性共济失调步态、小脑共济失调步态（醉汉步态）、剪形步态、偏瘫步态、慌张步态、臀大肌无力步态（即蹒跚步态或鸭步）、股四头肌瘫痪步态、尖足步态（跨阈步态）、足跟步态、间歇性跛行和步行时两臂不伴随摆动等。

（吴继聪　王向义）

第五章 人体测量

人体测量学是人类学、人体解剖学、美容医学的基础理论和基本技能。通过对人体容貌和体形的测量和标准数据的了解，探索不同人种、不同年龄、不同性别的人体美的标准，从而使美容解剖学和美容医学向更深更高的领域发展。人体测量是美容医（技）师必须具备的基础知识。

第一节 人体测量的标准和原则

一、标准

人体形态的测量是美容医学体系的基本技能之一，要求尽可能采用统一的测量方法。目前，国际上广泛采用的是 Rudolf Martin 方法。这种方法是在首先规定了若干测量点的基础上，对人体的不同部位进行直线、弧线、角度、弧度、面积及重量等方面的测量。测量的常用工具主要有：直角规、弯角规、人体测高仪、三有平行规、量角器、坐高椅、卷尺、体重计等。

二、原则

1. 选择正确的测量点　　选择测量点的方法可以归纳为以下几点：

1）从皮肤表面触及到的骨骼突出部和凹陷部来确定，这是大多数测量点的位置所在。

2）通过体表制图或连线来确定。

2. 选择正确的体位　　测量与观察人体时，需要正确地选择体位，头的定位尤为重要。按照国际公认的标准，常常是以左右耳屏点和左右眶下点所确定的平面为标准平面，即所谓眼耳平面。1912 年第十四届国际史前人类学与考古学会议曾对人体测量与人体观察的姿势作出如下规定：

1）活体测量，除婴儿外，一律采用直立姿势。

2）体部高度的测量，除特殊情况外，一般采用间接法，即两种垂距相减法。

3）体侧部的测量，除特殊需要外，一律采用左侧数值。

4）撰写论文时，应将测量方法和使用的仪器附加说明。

3. 区别个体的差异　　医学美容所测量的对象，往往男女老幼都有。因此，在进行测量与观察时应注意其性别、年龄、民族等的差异。

4. 设立合适的工作环境　　来医学美容科的就诊者，除可能确实存在容貌和形体上的缺陷以外，往往还具有一定的心理压力。另外，测量时需要暴露被测量观察的部位，甚至要在身体裸露的状态下进行，因此，应有一个明亮、安静、温度适宜的工作环境，避免无关人员的干扰。

5. 科学地处理数据　测量的数据，必须可靠；对同一个就诊者的测量，最好由一个测量者承担；测量的数据，要认真记录，必要时应绘图或照像。这些资料都应作为就诊者的病案材料，收入病历，并妥善保存。测量的时间，以清晨为适宜，且测量的时间不宜过长。

第二节　头面部的测量

一、头面部的测量点

头的位置以眼耳平面为准。常用的头面部测量点主要有以下 34 个：（图 1.5－1 头面部的测量点，图中 32 个测量点）

1）头顶点：头顶部正中矢状面的最高点。

2）发迹点：前额发缘中点为发迹点。

3）额中点：左右侧额结节最高点的连线于正中矢状面的交点。

4）眉间上点：左右眉毛上缘的切线与正中矢状面的交点为眉间上点。

5）眉间点：左右侧眉毛间的隆起部正中矢状面上最向前突出的一点。

6）鼻根点：位于鼻根最凹陷处的稍上方，为额鼻缝（鼻骨与额骨相连之骨缝）和正中矢状面的交点。

7）鼻梁点：即鼻部正中矢状面的最凹点，约在鼻根点下方 0.5～0.8cm 处。

8）鼻尖点：头部位于眼耳平面时，鼻尖最向前突出的一点为鼻尖点。

9）鼻下点：鼻中膈下缘后端与上唇人中上端的交点。

10）鼻翼点：鼻翼外侧最突出的一点。

11）上唇中点：上红唇左右上缘切线与正中矢状面的交点。

12）口裂点：上下唇自然闭合时口裂的中点。

13）下唇中点：下红唇左右下缘切线与正中矢状面的交点。

14）口角点：上下唇移行在外侧端相连接之点。

15）颏上点：颏唇沟最深处与正中矢状面的交点。

16）颏下点：颏部正中矢状面上最低之点。

17）前囟点：颅骨冠状缝与矢状缝交点处，适用于婴幼儿。

18）头后点：在头部正中矢状面上最向后突出的一点。头最大长度可由眉间到头后点测得。

19）枕外隆凸点：在枕外隆凸的尖端。

20）额颞点：额部两侧颞嵴弧最向前的一点，位置在外眼角外上方约与眉相

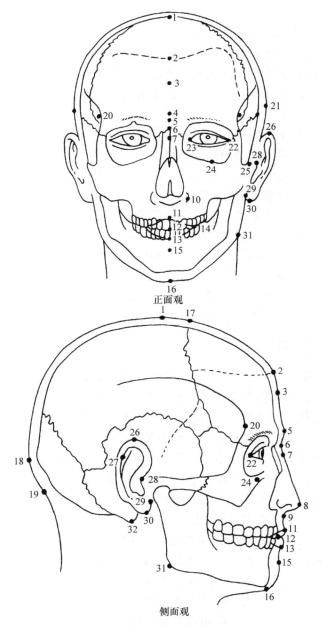

正面观

侧面观

图 1.5-1 头面部的测量点

1—头顶点；2—发迹点；3—额中点；4—眉间上点；5—眉间点；6—鼻根点；7—鼻梁点；
8—鼻尖点；9—鼻下点；10—鼻翼点；11—上唇中点；12—口裂点；13—下唇中点；14—口角
点；15—颏上点；16—颏下点；17—前囟点；18—头后点；19—枕外隆凸点；20—额颞点；
21—头侧点；22—眼外角点；23—眼内角点；24—眶下点；25—颧点；26—耳上点；27—耳结
节点；28—耳屏点；29—耳下基点；30—耳下点；31—下颌角点；32—乳突点

平处的骨嵴凹处。

21）头侧点：头两侧最向外突出之点。

22）眼外角点：上下睑缘外侧端会合之点。

23）眼内角点：上下睑缘内侧端会合之点。

24）眶下点：眶下缘外侧三分之一段上的最低点，是决定眼耳平面的基点之一。

25）颧点：颧弓上最向外突出的一点。

26）耳上点：耳轮上缘的最高点。

27）耳结节点：达尔文结节的尖端。

28）耳屏点：耳屏软骨上缘根部。

29）耳下基点：耳垂附着于面侧部皮肤最下之点。

30）耳下点：耳垂最下之点。

31）下颌角点：下颌角最向外、向下和向后突出之点。

32）乳突点：乳突尖最底点。

33）龈点：上颌两中切牙间前面的牙龈在正中矢状面上最向下突出的一点。

34）耳前切迹点：耳屏上后方与耳轮脚之间凹陷处的最深点。

二、头面部的测量

1. 长度的测量　　为正中矢状面上前后向的直线长度

1）头最大长：眉间点至头后点的直线距离。用弯角规测量。

2）眉间点至枕外隆凸长：从眉间点至枕外隆突点的直线距离。

3）鼻尖头长：即从鼻尖点至头后点的直线距离。

4）头后点至鼻尖点、颏下点：从颏下点至头后点的直线距离。

2. 宽度的测量　　为冠状面上左右向的直线距离

1）头最大宽：左、右头侧点之间的直线距离。

2）额最小宽：左、右侧额颞点之间的直线距离。

3）耳屏间宽：左、右两耳屏点之间的直线距离。

4）两外耳间宽：左、右外耳向外最突出点之间的直线距离。

5）乳突间宽：左、右乳突点之间的距离。

6）颧面宽：左、右颧点之间的直线距离。

7）下颌角间宽：左、右下颌角点之间的直线距离。

8）眼内角宽：左、右眼内角点之间的直线距离。

9）眼外角宽：左、右眼外角点之间的直线距离。

10）睑裂宽：同一眼的眼内、外角点之间的直线距离。

11）容貌耳宽：耳前、后点之间的直线距离。

12）形态耳宽：耳上基点至耳下基点之间的直线距离。

13）鼻宽度：左、右鼻翼点之间的距离。

14）口裂宽：左、右侧口角点之间的直线距离。

15）瞳孔间距：被测者两眼平视正前方时，左、右瞳孔之间的直线距离。

3. 高度的测量　　头部固定于眼耳平面

1）头耳高：自头顶点至耳屏点之间的投影距离。

2）全头高：自头顶点至颏下点之间的投影距离。

3）头鼻下高：自头顶点至鼻下点间的投影距离。

4）头口高：头顶点至口裂点之间的投影距离。

5）头顶头后高：头顶点至头后点的投影距离。

6）容貌额高：发缘点至鼻根点之间的投影距离。

7）容貌面高Ⅰ：从发缘点至颏下点之间的直线距离（头发生长异常或秃发者不能量）。

8）容貌面高Ⅱ：眉间点与颏下点的直线距离。

9）形态面高：鼻根点至颏下点之间的直线距离。

10）容貌上面高：从鼻根点至口裂点之间的直线距离。

11）形态上面高：即从鼻根点至龈点之间的直线距离。

12）鼻高：从鼻根点至鼻下点的直线距离。

13）鼻长：自鼻根点至鼻尖点的直线距离。

14）鼻深：自鼻下点至鼻尖点的投影距离。

15）唇高：上唇中点至下唇中点的直线距离。

16）上唇高：鼻下点至口裂点之间的直线距离。

17）下唇高：口裂点至颏上点之间的直线距离。

18）颏高：口裂点至颏下点之间的直线距离。

19）容貌耳长：耳上点至耳下点之间的直线距离。

20）形态耳长：耳结节点与耳前切迹点之间的直线距离。

4. 围度与弧度的测量

1）水平头围：经眉间点和头后点测得的围度。

2）额顶围：环经颏下点和两侧顶结节一圈的围度。

3）头矢状弧：沿正中矢状面自鼻根点至枕外隆凸点的弧长。

4）头冠状弧：由一侧耳屏点经头顶点至另一侧耳屏点的弧长。

5）面冠状弧：由一侧耳屏点经颏下点至另一侧耳屏点的弧长。

6）耳屏枕弧：由一侧耳屏点经头后点至另一侧耳屏点的弧长。

5. 角度的测量

1）侧面角：鼻根点至龈点的连线与眼耳平面相交的角。

2）内、外睑裂角：上、下眼睑在内外眦部相交形成的角。

3）鼻面角：额中点至鼻下点连线与鼻梁线之间的夹角。

4）鼻额角：眉间点至鼻梁点连线与鼻梁线相交形成的角。

5）鼻尖角：鼻梁线与鼻小柱中线的夹角。

6）鼻唇角：鼻小柱与上唇正中线之夹角。前端至鼻底与鼻底至上红唇间的角。

7）鼻倾斜角：鼻尖点至鼻下点连线与水平面的夹角。

8）耳颅角：耳廓上部与头侧面之夹角。

9）甲舟角：耳甲后壁与耳舟内侧壁相交形成的角

10）甲颅角：耳甲后壁与头侧面之夹角。

11）耳轴颅角：耳廓长轴与头的中轴投影线相交之夹角。

第三节 体部的测量

一、体部的测量点

体部测量点共计 38 个（图 1.5-2，1.5-3）

1）喉结节点：在正中矢状面上，喉结节最向前突出点。

2）颈窝点：左右侧锁骨胸骨端上缘的连线与正中矢状面的交点。

3）胸上点：胸骨柄上缘的颈静脉切迹与正中矢状面的交点。

4）胸中点：左右第四胸肋关节上缘的连线与正中矢状面的交点。

5）胸下点：胸骨体下缘（和剑突相连部位）与正中矢状面的交点。

6）乳头点：乳头中心点。

7）脐点：脐的中心点。

8）耻骨点：耻骨联合上缘与正中矢状点的交点。

9）会阴点：左右两侧坐骨结节最下点的连线与正中矢状面的交点。

10）颈点：第七颈椎棘突尖端的点。

11）颈根外侧点：在外侧颈三角上，斜方肌前缘与颈根外侧部上，连接颈窝点和颈点的曲线之交点。

12）腰点：第五腰椎棘突尖端的点。

13）肩峰点：肩胛骨的肩峰外侧缘上，最向外突出的一点。

14）腋窝前点：在腋窝前裂上端，胸大肌附着部的最下端之点。

15）腋窝后点：在腋窝后裂上端，大圆肌附着部的最下端之点。

16）肩胛骨下角点：肩胛骨下角的最下点。

17）桡骨点：桡骨小头上缘的最高点。

18）肘尖点：尺骨鹰嘴在肘背侧面的最突之点。

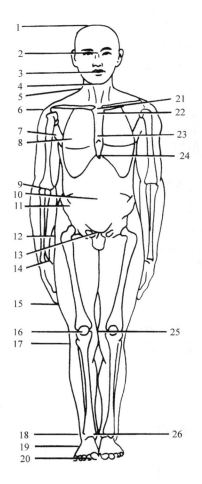

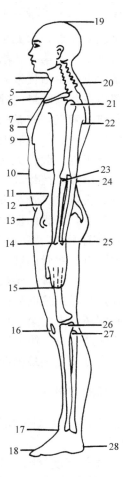

图 1.5－2　体部测量点（正面）

1—头顶点；2—鼻根点；3—口裂点；4—颏下点；
5—颈根外侧点；6—肩峰点；7—腋窝前点；8—
乳头点；9—桡骨点；10—脐点；11—髂嵴点；
12—大转子点；13—耻骨点；14—桡骨茎突点；
15—指尖点；16—髌骨中点；17—腓骨头点；
18—外踝点；19—足跟点；20—趾尖点；21—颈
窝点；22—胸上点；23—胸中点；24—胸下点；
25—胫骨点；26—内踝点

图 1.5－3　体部测量点（侧面）

1—鼻根点；2—口裂点；3—颏下点；4—喉结节
点；5—颈窝点；6—胸上点；7—胸中点；8—乳
头点；9—胸下点；10—脐点；11—髂嵴点；
12—髂前上棘点；13—耻骨联合点；14—桡骨茎
突点；15—指尖点；16—髌骨中点；17—胫骨前
下点；18—趾尖点；19—头顶点；20—颈点；
21—肩峰点；22—腋窝后点；23—桡骨点；24—
肘尖点；25—尺骨茎突点；26—胫骨点；27—腓
骨头点；28—足跟点

19）桡骨茎突点：上肢下垂时，桡骨茎突的最下点。

20）尺骨茎突点：尺骨茎突最下点。

21）桡侧掌骨点：第二掌骨小头向桡侧最突出点。

22）尺侧掌骨点：第五掌骨小头向尺侧最突出的一点。

23）指点：各指第一节指骨底背面最向上突出的一点。

24）指尖点：中指尖端最向下的一点。

25）髂嵴点：髂嵴最向外突出之点。

26）髂前上棘点：髂骨的髂前上棘最向前下方突出的一点。

27）髂后上棘点：髂后上棘最向后方突出的一点。

28）大转子点：股骨大转子最高的一点。

29）髂骨中点：髂骨底最高点与髌骨尖最下端连线的中点。

30）腓骨头点：腓骨小头最向外侧突出的一点。

31）胫骨点：胫骨内侧踝的内侧缘上最高的一点。

32）胫骨前下点：胫骨下端下关节面前缘最向前一点。

33）内踝点：股骨内踝尖端最向下方的一点。

34）外踝点：腓骨外踝最下端的一点。

35）跟点：足跟最向后突出的一点。

36）胫侧跖骨点：第一跖骨小头最向内侧突出的一点。

37）腓侧跖骨点：第五跖骨小头最向外侧突出的一点。

38）趾尖点：足尖最向前方突出的一点。

二、体部的测量

1. 立姿体部高度（图 1.5-4）　　被测者姿势：立正，头部处于眼耳平面位置。

2. 坐姿体部高度（图 1.5-6，1.5-7）　　被测者姿势：坐于高椅上，椅面高度与被测者的腓骨头高相等，躯干自然挺直，两肩胛间和骶部保持在同一垂线上；两大腿大致平行，膝自然成90°；上肢自然下垂，手置于大腿上；头部保持在眼耳平面位置。

3. 体部宽度（图 1.5-8）

4. 体部围度（图 1.5-9）

包括颈围、胸围以及腰围测量。

1）颈围Ⅰ：在喉结下方的颈部水平围长。

2）颈围Ⅱ：经喉结节点的颈部水平围长。

3）颈根围：以颈点为起点，经左颈根外侧点和颈窝点，然后转向颈的右侧，再经右颈根外侧点后回至颈点的围长。

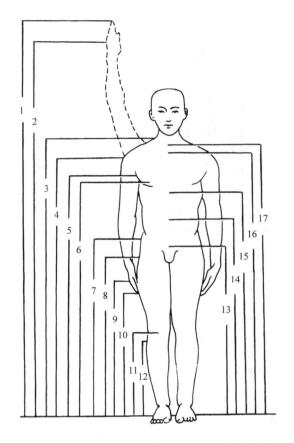

图 1.5-4 立姿体高（正面）

1—中指指尖上举高；2—中指指点上举高；3—颈根高；4—肩峰高；5—腋窝前点高；6—乳头高；7—髂嵴高；8—大转子高；9—中指指点高；10—中指指尖高；11—膝高；12—腓骨头高；13—耻骨联合高；14—脐高；15—胸骨下缘高；16—胸骨上缘高；17—颈窝高

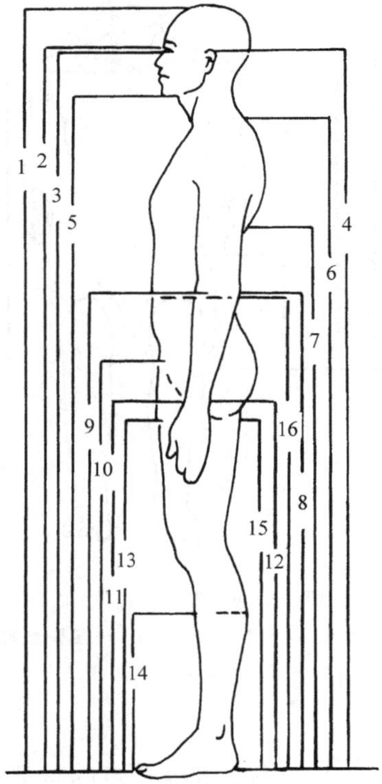

图 1.5-5 立姿体高（侧面）

1—身高；2—鼻根点高；3—眼高；4—耳屏点高；5—颏下点高；6—颈点高；7—肩胛骨下角高；8—肘尖高；9—桡骨头高；10—髂前上棘高；11—桡骨茎突高；12—尺骨茎突高；13—会阴高；14—腓骨小头高；15—臀沟高；16—最小腰围高

4）胸围Ⅰ：经背部一侧的肩胛骨下角下缘，然后经腋窝转向胸前，越乳头上缘，至胸部中央，再越另一侧乳头上缘，经腋窝转向背部另一侧的肩胛骨下角下缘，回至起点，绕胸一周的围长。

5）胸围Ⅱ：经胸中点的胸部水平围长。

6）胸围Ⅲ：经乳头点的胸部水平围长。

7）最小腰围：在肋弓和髂嵴之间，腰部最细处的水平围长。

8）腰围：经脐部中心的水平围长。

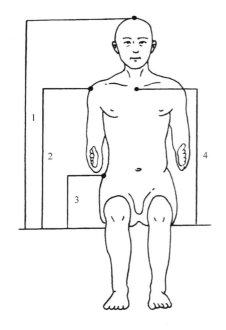

图 1.5-6　坐姿体高（正面）

1—坐高；2—坐姿肩峰高；3—坐姿髂嵴高；
4—坐姿胸骨上缘高

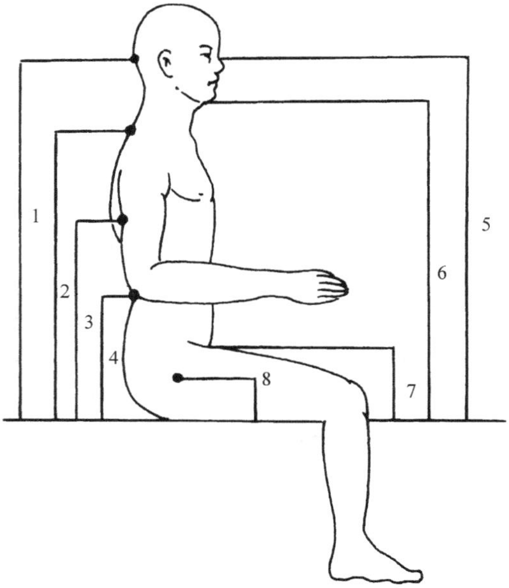

图 1.5-7　坐姿体高（侧面）

1—坐姿头后点高；2—坐姿颈点高；3—肩胛下角；
4—肘高；5—眼高；6—颏下点高；7—大腿厚径；8—
大转子高

　　9）腹围：经髂嵴点的腹部水平围长。

　　10）臀围：臀部向后最突出部位的水平围长。

　　5. 体部弧度（图 1.5-10）

　　1）颈后弧长：头后点至颈点的曲线长度。

　　2）背部弧长：在后正中线上，自颈点至最小腰围处的曲线长度。

　　3）臀部弧长：在经臀沟最小缘的垂线上，自最小腰围处至臀沟下缘的曲线长度。

　　4）颈前弧长：颏下点至胸上点的曲线长度。

　　5）胸前弧长：在前正中线上，自胸上点至最小腰围部位的曲线长度。

　　6）会阴上部前后长：以前正中线上的最小腰围部位为起点，经会阴点至后正中线上的最小腰围处的曲线长度。

　　7）背横弧：左右腋窝后点之间，背部的横向弧线长度。

　　6. 上肢的测量（图 1.5-11）

　　1）上肢长：肩蜂点至中指指尖点的长度。

　　2）全臂长：肩蜂点至桡骨茎突点。

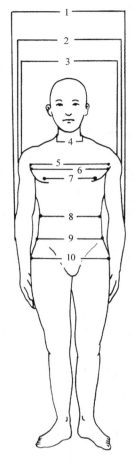

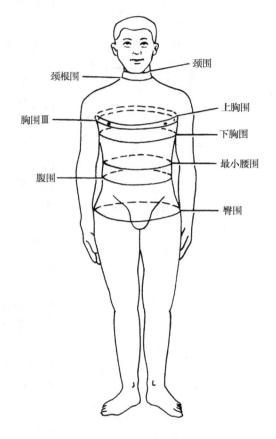

图 1.5－8　体部宽度的测量

图 1.5－9　体部围长

1—最大体宽；2—最大肩宽；3—肩宽；4—颈根宽；5—腋窝前宽；6—胸宽（乳头平面）；7—乳头间宽；8—最小腰围宽；9—骨盆宽；10—臀宽

3）上臂长：肩峰至桡骨点之距。

4）前臂长：桡骨点至桡骨茎突点之距。

5）手长：自桡骨茎突点与尺骨茎突点在掌侧面的连线中点至中指指尖点之间的距离。

6）掌长：自桡骨茎突点与尺骨茎突点在掌侧面连线的中点至中指近节指骨的掌侧弯曲纹中点的距离。

7）指长：手指伸直勿外展，中指长轴与前臂长轴相平行，自指尖点至指点的距离。

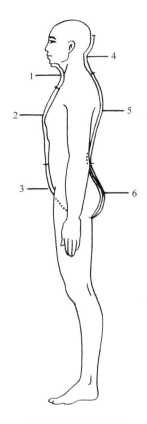

图 1.5 - 10　体部弧度
1—颈前弧长；2—胸前弧长；3—会阴上部前后长；4—颈后弧长；5—背部弧长；6—臀部弧长

8) 上肢根部厚：上肢自然下垂时，腋窝前点至腋窝后点之间的距离。

9) 前臂最大宽：上肢自然下垂，手掌朝向前方时，前臂挠侧与尺侧最突出处之间的距离。

10) 腕关节宽：上肢自然下垂，手掌朝向前方时，测挠骨茎突点至尺骨茎突点之间的距离。

11) 腕关节厚：上肢自然下垂，手掌朝向前方时，在挠、尺骨茎突之间的掌侧和背侧最突出处之间的距离。直脚规主尺应与前臂长轴和掌面相垂直。

12) 掌宽：手指伸直内收时，自拇掌指角的隆起点（即挠侧第1掌骨头处）至手掌尺侧缘的距离。

13) 掌厚：手指并拢伸直，于中指指点处的背面和掌面之间的距离，直脚规主尺应与掌平面垂直。

14) 拇指—小指指尖间最大距：拇指和小指尽力外展时，自拇指指尖点至小指指尖点的直线距离。

15) 手最大执握径：使拇指指尖和中指指尖接触形成圆环时，自中指指点至拇指指关节最外突处之间的直线距离。

p. 上肢前展长：上肢自然水平前伸，掌心向内侧，自背后缘至中指指尖的水平距离。

16) 上肢根部围（图 1.5 - 12）：环经肩峰点、腋窝前点和腋窝后点的周长。

17) 腋窝部上臂围：上肢自然下垂时，在腋窝后点水平测臂部的水平周长。

18) 上臂围：上肢自然下垂，肌肉放松，在肱二头肌最突出部位测臂部的水平周长。

19) 前臂最大围：上肢自然下垂时，在肘关节稍下方、前臂最粗处的水平围长，注意勿握拳。

20) 肘最大围：臂部水平前伸，前臂大致垂直上举并用力握拳，测经肘尖点和肘窝的周长。

21) 腕关节围：上肢自然下垂，勿握拳，经尺量茎突点的水平周长。

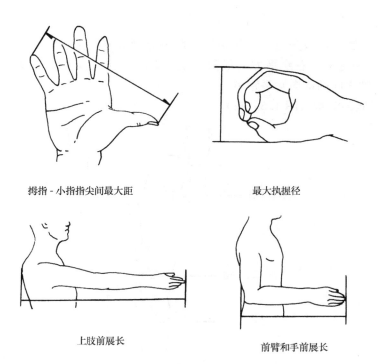

拇指‐小指指尖间最大距　　　　　　　　最大执握径

上肢前展长　　　　　　　　　　　前臂和手前展长

图 1.5－11　上肢的测量

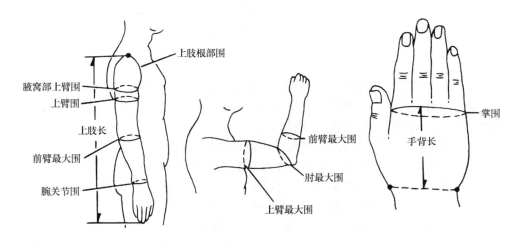

图 1.5－12　上肢围度的测量

22）掌围：在伸指状态下，环经中指指点、挠侧掌骨点和尺侧掌骨点的周长。

r 指距：自然站立，两上肢呈左右水平方向尽力伸展时，左、右中指指尖点之间的直线距离。注意：①两上肢均应保持水平，手伸直；②两上肢应在同一冠状平面内。

23）两臂功能展开宽：自然站立，两手分别握拿执握轴（直径为 2M 的 06 量圆秤），两臂呈左右水平方向尽量伸展，掌心向前，执握轴与地面垂直，左、右手执握轴之间的横向水平距离。

7. 下肢的测量（图 1.5-13）

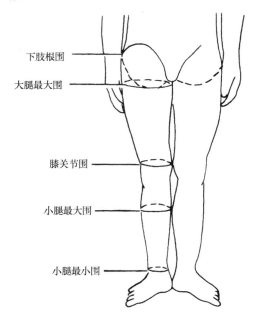

图 1.5-13 下肢围度的测量

1）下肢根围：自然站立，绕经大转于点、腹股沟和臀沟的周长。

2）大腿最大围：自然站立，两足分开约 10cm，卷尺置股内侧上端最突出部和臀沟下缘于水平位时，所得大腿周长。

3）膝关节围：自然站立，经髌骨中点的水平周长。

4）小腿最大围：自然站立时，小腿腓肠肌最鼓突处的水平周长。

5）小腿最小围：自然站立时，小腿内踝上方最细处的水平周长。

6）足围：绕足背和足底，经过胫侧跗骨点和腓侧跗骨点的周长。

7）下肢长：常用方法有：①根据身高不同（130～176cm），采用髂前上棘高减去 15～50mm 为下肢的长度；②以髂前上棘高作为下肢长；③以耻骨联合高作为下肢长；④会阴高＋90mm；⑤大转子高＋23mm；⑤耻骨联合高＋35mm；⑥耻骨联合高＋（身高×70）/（33×100）。

8）全腿长：全腿长系指下肢除去足以外的长度。常以髂前上棘点或耻骨联合点进行测量，常用方法有①全腿长＝（髂前上棘高—腔骨内踝高）×（1－4/100）

②全腿长＝（耻骨联合高－股骨内踝高）×（1＋5/100）

9）大腿长：①直接法：大腿长＝髂前上棘点至胫骨点长度－40mm；②垂距法：大腿长＝（髂前上棘高－膝关节高）×（1－7/100）

10）大腿宽（图1.5‐14）：臀沟下缘平面。沟内外侧最突出处之间的横向水平直线距离。

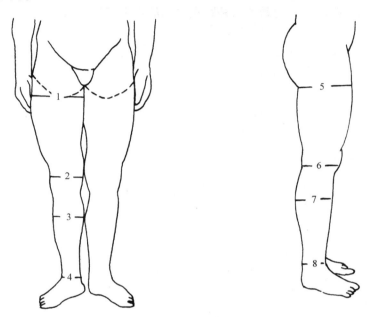

图1.5‐14　下肢宽度和厚度
1—大腿宽；2—膝宽；3—小腿肚宽；4—小腿最小宽；5—大腿厚；
6—膝厚；7—小腿肚厚；8—小腿最小厚

11）大腿厚：臀沟下缘平面，股前、后侧最突出处之间的矢状向水平直线距离。

12）膝宽：髌骨中点平面，膝部胫侧和腓侧最突出部之间的横向水平直线距离。

13）小腿长：①直接法：胫骨点与胫骨内踝点之间的距离。②垂距法：膝点高减去胫骨内踝高。

14）小腿肚宽：小腿三头肌最膨隆部平面，小腿胫侧和腓侧最突出处之间的横向水平直线距离。

15）小腿肚厚：小腿三头肌最膨隆部平面，小腿前、后侧最突出处之间的矢状向水平直线距离。

16）小腿最小宽：胫骨内踝点上方。小腿最细部位的胫侧与腓侧最突出处之间的横向水平距离。

　　17）小腿最小厚：胫骨内踝点上方，小腿最细部的胫骨前缘与跟腱后缘的前后向水平距离。

　　18）足长：跟点至足尖点之间的最大直线距离。

　　19）足宽：胫侧跖骨点至腓侧跖骨点之间的距离。

　　20）内外踝间宽：内踝点与外踝点之间的水平直线距离。

（吴继聪　居　云）

第六章 人体的主要美学参数

人体的美学参数取自对一定人群的人体测量的平均数。本章仅从有关资科上摘录人体的主要美学参数如下：

第一节 健美身材的参数

健美身材的美学要素，必须有中等以上且符合审美标准的身高和与之协调的体重（见表1.6－1和表1.6－2），女性还应具有性别曲线，包括胸围、腰围和臀围的标准（见表1.6－3）。

表 1.6－1　我国成年男子标准体重（kg）

年龄＼身高（cm）	140	144	148	152	156	160	164	168	172	176	180
17	42	45	48	51	54	57	60	63	66	69	72
21	43	46	49	52	55	58	61	64	67	70	73
25	43	46	49	52	55	58	61	64	67	70	73
29	44	47	50	53	56	59	62	65	68	71	74
33	45	48	51	54	57	60	63	66	69	72	75
37	46	49	52	55	58	61	64	67	70	73	76
41	47	50	53	56	59	62	65	68	71	74	77
45	47	50	53	56	59	62	65	68	71	74	77
49	48	51	54	57	60	63	66	69	72	75	78
53	49	52	55	58	61	64	67	70	73	76	79
57	50	53	56	59	62	65	68	71	74	77	80
61	51	54	57	60	63	66	69	72	75	78	81
65	51	54	57	60	63	66	69	72	75	78	81

表 1.6－2　我国成年女子标准体重（kg）

年龄＼身高（cm）	140	144	148	152	156	160	164	168	172	176	180
17	46	47	49	50	51	52	54	55	56	58	59
21	47	48	49	51	52	53	54	56	57	58	60
25	48	49	50	51	53	54	55	57	58	59	60
29	48	50	51	52	54	55	56	57	59	60	61
33	49	50	52	53	54	56	58	58	59	61	62

身高（cm） 年 龄	140	144	148	152	156	160	164	168	172	176	180
37	50	51	53	54	55	56	58	59	60	62	63
41	51	52	53	55	56	57	58	60	61	62	64
45	52	53	54	55	57	58	59	61	62	63	64
49	52	54	55	56	58	59	60	61	63	64	65
53	53	54	56	57	58	60	61	62	63	65	66
57	54	55	57	58	59	60	62	63	64	65	67
61	55	56	57	59	60	61	62	64	65	66	68
65	56	57	58	59	61	62	63	65	66	67	68

表 1.6‑3　我国女性身体、体重与体形美学数据

身高 （cm）	标准体重 （kg）	美学体重 （kg）	胸围 （cm）	腰围 （cm）	臀围 （cm）	股围 （cm）
145	45.0	41.0	77.5	54.1	81.8	45.8
148	46.8	42.1	78.0	54.8	82.0	46.3
150	48.0	43.2	79.5	55.5	83.0	46.8
152	49.2	44.3	80.6	56.2	84.1	47.3
154	50.4	45.4	81.6	57.0	85.2	47.8
156	51.6	46.5	81.6	57.7	86.3	48.6
158	52.8	47.6	82.7	58.5	87.4	48.9
160	54.0	48.0	83.7	59.2	88.5	49.4
162	55.2	48.6	84.8	59.9	89.6	49.9
164	56.4	50.4	86.9	60.7	90.7	56.4
166	57.6	51.6	88.0	61.4	91.8	51.0
168	58.8	52.8	89.0	62.2	93.0	51.5
170	60.0	53.9	90.0	62.9	94.1	52.0
172	61.2	54.8	91.0	63.7	95.2	52.5
175	63.0	55.6	92.5	65.2	97.0	54.0
180	66.0	56.8	95.0	66.7	99.8	56.5

第二节　容貌的美学参数

一、眉的美学参数

1）眉头：内眦角上方，位于同侧鼻翼外侧与内眦角连线，延长线上或稍内侧。

2）眉梢：外眦角外上方，在同鼻翼外侧与外眦角连线的延长线上，与眉头约在同一水平线上。

3）眉峰：标准型眉峰位于眉长外 1/3 和内 2/3 交界处。

4）眉长：成人平均约长 45～50mm。

5）眉间距：两侧眉头之间距离，大致相当于一个睑裂长度。

二、眼（眶）部的美学标准与参数

1）两眼眶外侧缘距离：90～100mm。

2）两眼眶内侧缘距离：平均为 20.8mm。

3）眉缘距：平均为 20mm。

4）睑裂高度：7～12mm。最高处位于内、中 1/3 交界处。

5）睑裂宽度：25～30mm。

6）内眦间距：30～32mm，与睑裂宽度近似。

7）内眦角：稍钝圆，48°～50°。

8）外眦角：较锐，角度约 30°～40°，极度睁眼时可达 60°。

9）睑缘宽度：2mm 左右。

10）上睑睫毛：2～3 行，100～150 根，长 8～12mm。

11）上睑睫毛倾斜度：睁眼时 110°～130°，闭眼时 140°～160°。

12）下睑睫毛：2～3 行，50～80 根，长 6～8mm。

13）下睑睫毛倾斜度：90°～120°。

14）眼球突出度：平均 12～14mm。

15）角膜：呈横椭圆形。横径：11.5～12mm。垂直径：10.5～11mm。

16）角膜露出率：为 80% 左右。平视时上睑遮盖角膜 2mm（角膜上部 1/5），下睑缘恰与角膜下缘相切。

17）瞳孔大小：直径变化在 2.44～5.82mm 之间，平均为 4.14mm。

18）眼球运动幅度：向内侧运动，瞳孔内缘达泪小点水平。向外侧运动，角膜外缘在外眦角水平。向上运动，角膜下缘位于内外眦连线上。向下运动，角膜上缘位于内外眦连线上。

三、鼻的美学参数

1）鼻长度：占面部长度的 1/3。

2）鼻宽度：两侧鼻翼最大距离相当鼻长 70%。

3）鼻高度：理想高度为鼻长度的 1/2。鼻根高男性为 12 mm 左右；女性为 11 mm 左右。鼻尖高男性为 26 mm 左右；女性为 23 mm 左右。

4）黄金点：鼻根部中线与两眼睑板上缘连线的交点为一凹陷点，称为美点或黄金点。

5）鼻唇角：鼻小柱与上唇人中的交角，90°～100°为理想角度。

6）鼻额角：鼻背与额骨鼻突的交角应为120°此角与鼻形的曲线美密切相关。

7）鼻翼宽度：两鼻翼外侧缘约在同侧内眦的垂线上。

8）鼻孔呈卵圆形，直径不超过鼻翼内侧角。

四、耳的美学参数

1）长度：为62～65mm，55mm以下为小耳，大于70mm为大耳。

2）宽度：男性为31～34mm，女性为29～33mm。

3）耳垂的高度：通常为16mm左右。

4）耳甲与颅侧壁之间成90度角。

5）耳轮的宽度：为外耳全长的15％～25％，亦即为5～8mm。

6）耳垂长度：为耳廓全长的20％～25％。

五、唇的美学参数

1）上唇（红）厚度：5～8mm（男性比女性厚2～3mm）

2）下唇（红）厚度：10～13mm

3）口裂宽度：男性45～55mm，女性40～50mm

六、牙的美学参数

1）牙齿数目：乳牙20颗，恒牙28～32颗；

2）上下前牙的咬合（超覆颌）关系：上切牙切缘与下切缘间的水平距离约为2～4mm，上切牙切缘与下切牙切缘间的垂直距离，应为浅覆颌，即上切牙盖住下切牙牙冠的1/3之内；

3）上前牙宽度与面部器官间距的比例关系：

上前牙总宽：为瞳孔间距或外眦间距的1/2；

4）上前牙高度：微笑时，上前牙切缘在上唇下显露2～4mm；

5）上前牙唇面形态：基本与牙弓形态及面形相符；

6）牙齿的颜色：浅白或浅黄色，有明亮光泽，女性较男性上颌前牙明亮，颜色较浅，40～50岁人群比10～30岁人群牙色偏暗，色彩偏深；

7）牙龈色红润，边缘呈弧形，龈乳头清晰。

（吴继聪　居　云）

第二篇 系统解剖

第一章 人体的基本结构

第一节 细 胞

细胞是人体结构，生理功能和生长发育的基本单位。人体细胞大小不一，形态各异，并与其生理功能相适应。人体细胞尽管千差万别，但它们都有共同的基本结构：细胞膜、细胞质和细胞核。

一、细胞膜

细胞膜包绕在细胞质外表面，又称质膜。质膜存在于所有细胞的表面，它不仅是细胞结构上的边界，使细胞具有一个相对稳定的内环境，也在细胞与周围环境进行物质交换，信息传递过程中起着至关重要的作用。

（一）细胞膜的结构

光镜下，我们见到细胞的边界呈深染的线状，它表示出质膜的位置，但并不能分辨其结构。高倍透射电镜下，可见质膜由两暗夹一明三层构成。暗层即电子致密层，明层表示电子透明层，每层厚约 2.5nm，全层厚 7.5nm。我们也把具有上述三层结构的膜称单位膜。

目前公认质膜的分子结构是液态镶嵌模型。即由类脂双分子层构成膜的支架，其中镶嵌着各种不同生理功能的球状蛋白质。类脂分子以磷脂为主，磷脂分子呈长杆状，分头尾两端。头端亲水称亲水端，尾端疏水称疏水端。双层类脂分子的亲水端分别朝向膜的内外表面，而疏水端相对，均伸入膜中央，形成特殊的类脂双分子层。

（二）细胞膜的功能

质膜的功能与其分子结构是密切相关的，主要表现为以下几点：①维持细胞外型和完整性；②具有屏障保护作用，限制细胞内外的某些物质进出细胞；③选择性地进行物质交换；④与细胞识别，粘附和运动有关。

二、细胞质

位于细胞膜与细胞质之间，由基质、细胞器和内含物组成。

（一）基质

呈无定形凝胶状。

（二）细胞器

是细胞内有一定形状，能执行一定功能的结构，它们包括：核糖体、粗面内质网、滑面内质网、线粒体、高尔基复合体、溶酶体、微体和中心粒。

1. **核糖体** 又称核蛋白体，呈颗粒状，由一个小亚单位和一个大亚单位组合而成。亚单位主要由 rRNA 和蛋白质构成。核糖体是细胞内合成蛋白质的基地。

2. **粗面内质网** 为相互连通的膜性扁平囊，其表面附有大量核糖体，看似粗糙而得名。粗面内质网协同核糖体合成膜包装的蛋白质。

3. **滑面内质网** 为相互连通的膜性小管或小泡。其表面无核糖体附着，光滑而得名。不同类型细胞的滑面内质网具有不同的功能。①在类固醇激素细胞与合成激素有关；②在肝细胞与药物解毒和肝糖元的合成有关；③在肌组织，通过贮存与释放钙，参与肌肉收缩与舒张活动。总之，滑面内质网是一种多功能的结构。

4. **线粒体** 光镜下线粒体呈杆状或粒状而得名。电镜下线粒体为长卵圆形，由两层单位膜组成。外膜光滑，内膜折叠而嵴，称线粒体嵴，为线粒体的特征性结构。线粒体的主要功能是合成 ATP，提供能量，供给细胞进行各种生命活动之用。故线粒体亦称细胞供能站。

5. **高尔基复合体** 高尔基复合体常位于细胞核的一侧，中心体附近。电镜下高尔基复合体由许多扁平膜性囊平行排列成一堆，并向一侧弯曲成盘状。扁平囊周围可见一些大小不等的膜性泡。

高尔基复合体将粗面内质网合成的部分蛋白质加工成膜包分泌颗粒。故高尔基复合体亦称细胞的加工厂。

6. **溶酶体** 是膜性的致密小体。依据其内容物的性质可将其分为三种：初级溶酶体，次级溶酶体和残余体。溶酶体因含水解酶，故有很强的消化分解物质的能力，故称细胞内消化器。

7. **微体** 是膜性球形或椭圆形小体。微体内含 20 多种酶，主要为过氧化氢酶，过氧化物酶和氧化酶等。其中尤以过氧化氢酶在各细胞的含量最高，故微体亦称过氧化氢酶体。

8. **中心粒** 是一对相互垂直的圆筒状小体。每个中心粒由 9 组 3 联微管构成。中心粒可发出微管，与细胞分裂有关。

（三）内含物

是暂时贮存在细胞内不参与细胞代谢活动的物质。如脂肪细胞内的脂滴，肝细胞内糖元，心肌细胞的脂褐素等。

三、细胞核

细胞核是细胞内最大的细胞器，是细胞遗传和代谢活动的调控中心。细胞核包括核膜、核仁、核质和染色质。

（一）核膜

包围在核表面，由双层单位膜组成。核膜上有小孔，称核孔，是胞核与胞质间进行物质交换的通道。

（二）核仁

虽无膜包绕，但其界限在光镜下清楚可见。核仁的化学成分为 RNA 和蛋白质，是合成核糖体的场所。

（三）核质

是核内液态胶状物

（四）染色质

是核内分布不甚均匀，易被碱性染料着色的物质。染色质分常染色质和异染色质。在光镜下常染色质因较稀疏而着色较淡，异染色质因较浓缩而染色较深。染色质的主要化学成分是 DNA 和蛋白质，故称遗传物质的载体，其主要作用是合成 RNA。

第二节　基本组织

个体发育过程中，一些形态相近、功能相关的细胞和细胞间质聚集在一起构成组织。归纳起来，人体有四大基本组织，即上皮组织、结缔组织、肌组织、神经组织，由它们有机结合再构成器官。

一、上皮组织

上皮组织简称上皮，有如下结构特点：①细胞多，排列紧密，细胞质少；②上皮组织具有极性，上皮的一面朝向腔面或体表与腔内容物或空气接触，称游离面，与游离面相对的另一面称基底面，此面借一层薄薄的基膜与深部的结缔组织相连；③上皮组织内一般无血管，其营养靠深部结缔组织内的血管供给；④上皮内分布有丰富的神经末梢。

上皮组织按形态和功能的不同可分为被覆上皮、腺上皮和特殊上皮。被覆上皮被覆于体表或内衬于体内各管、腔及囊的内表面。腺上皮是以分泌功能为主的上皮，腺上皮组成腺。某些部位的上皮能完成特殊的功能，称特殊上皮。

本章只讲被覆上皮和腺上皮，特殊上皮放入相应的章节介绍。

（一）被覆上皮

根据组成上皮的细胞层数及表层细胞形态，被覆上皮可分为多种类型：

1. 单层扁平上皮　　很薄，仅由一层扁平的上皮细胞组成。此上皮衬于心、血管、淋巴管腔面称内皮；被覆于体腔浆膜表面者称间皮。单层扁平上皮表面光滑，有利于接触物的移动。

2. 单层立方上皮　　由一层立方形细胞组成。此上皮围成肾小管和甲状腺滤泡等，有分泌和吸收功能。

3. 单层柱状上皮　　由一层棱柱状细胞所组成。细胞核椭圆形，与细胞长轴平行，靠近细胞基部。单层柱状上皮分布在胃、肠、子宫及输卵管腔面，具有保护、分泌、吸收等功能。

4. 假复层纤毛柱状上皮　　由柱状细胞、杯状细胞、棱形细胞、锥形细胞组成。每个细胞均坐落于基膜上，但只有前两种细胞伸达游离面，后两种细胞较矮而靠近上皮基底部。柱状细胞游离面有能摆动的纤毛。假复层纤毛柱状上皮分布于呼吸道腔面，有保护、分泌和排痰作用等。

5. 复层扁平上皮　　亦称复层磷状上皮，由多层细胞构成，表层细胞扁平，中间数层细胞呈多边形，基底一层细胞为立方形或矮柱状。基底层细胞较幼稚，它们分裂增殖向表层推移，补充表层衰老或损伤脱落的细胞。分布于皮肤表皮的复层扁平上皮，其表层细胞因角质化，胞质内充满角质蛋白，核消失，这种上皮称角化的复层扁平上皮。分布于口腔、食管等处的上皮，其表层细胞有核，角蛋白很少，这种上皮称非角化复层扁平上皮。

6. 变移上皮　又称移行上皮，主要分布于肾盂、肾盏、输尿管和膀胱。上皮的厚度、细胞形态可随器官的胀缩发生改变。当膀胱空虚时，上皮变厚，表层细胞呈大立方形，有1～2个核，中间层细胞呈倒置梨形，基底一层细胞为立方形或低柱状。当膀胱扩张时，上皮变薄，表层细胞变扁平。

（二）腺上皮

以分泌机能为主的上皮称腺上皮，以腺上皮为主要成分的器官称腺。

腺是由胚胎时期的原始被覆上皮向结缔组织内增生形成的上皮索分化发育而成。如果腺还留有导管与表面上皮相连通，其分泌物经导管排到身体表面或器官的腔内，这种腺称外分泌腺，亦称有管腺，如唾液腺、汗腺。如果腺没有导管与表面上皮相连通，腺细胞呈团、索状或滤泡状排列，细胞之间有丰富的毛细血管，腺的分泌物即激素直接进入血液运送到全身，这种腺称内分泌腺，亦称无管腺，如甲状腺、肾上腺。

（三）上皮组织的特殊结构

上皮组织为了与其功能相适应，在细胞的游离面、侧面、基底面形成各种特殊结构。

1. 游离面

（1）细胞衣：又称糖衣，是附着在质膜上的茸毛状多糖链。糖衣具粘着、识别及物质交换等功能。

（2）微绒毛：上皮细胞的细胞膜和细胞质向游离面伸出的细小指状突起。光镜下呈纵纹状称纹状缘，电镜下可见其内含微丝。微绒毛可扩大细胞的吸收面。

（3）纤毛：细胞膜及细胞质共同向游离面伸出的较大的指状突起。电镜见其内含微管。纤毛可以向一个方向摆动，从而将附于细胞表面的分泌物或细小异物排出。

2. 侧面

（1）紧密连接：相邻细胞侧面的顶部，细胞膜外层形成嵴状突起，两细胞的嵴与嵴相互溶合，间隙消失。紧密连接可阻此细胞外表面的大分子物质通过细胞间隙进入深部组织。

（2）中间连接：相邻细胞间有一小间隙，内含均质状物质，此连接区两则胞膜的胞质面有薄层致密物质，上附有许多平行排列的微丝。中间连接能加强细胞连接和保持细胞形状。

（3）桥粒：相邻细胞间有一较宽间隙，其内因丝状物质的交织出现一条深染的中间线，此连接区胞膜的胞质面有致密物质组成较厚的椭圆形附着板，有许多张力丝附着在板上。桥粒是最牢固的细胞连接。

（4）缝隙连接：相邻细胞侧面的深部，细胞间隙很小。有许多规则的小管穿行于两细胞之间，利于两细胞小分子物质和离子的交换及传递电冲动。

3. 基底面

（1）半桥粒：细胞与基膜形成桥粒结构的一半，以加强细胞膜与基膜的连接。

（2）质膜内褶：细胞膜向胞质内陷形成的褶，内褶之间含大量线粒体。增加基底面转运水、电解质的面积。

（3）基膜：其主要化学成分为蛋白多糖。基膜可加强上皮与结缔组织的连接，是半透膜。

二、结缔组织

结缔组织是体内分布最广泛，形式最多样的一种组织。广义的结缔组织包括柔软的固有结缔组织，液态的血液、以及固体状的软骨组织和骨组织等。狭义的结缔组织只指固有结缔组织。固有结缔组织根据其结构、功能特点又可分四种类型：疏松结缔组织、致密结缔组织、脂肪组织和网状组织。

（一）疏松结缔组织

疏松结缔组织又称蜂窝组织，其结构特点是细胞数量少，但种类多，细胞间质多，由基质和纤维组成。疏松结缔组织广泛地存在于人体各种组织之间、器官之间，甚至细胞之间，起连接、支持、营养、防御、保护、创伤修复等功能。

1. 基质　　基质是一种粘稠的均质性物质呈胶体状态。主要化学成分为蛋白多糖和水。蛋白多糖由蛋白质和多糖组成的大分子复合，多糖以透明质酸的含量最多。蛋白多糖以透明质酸为主链形成具有许多微孔的结构，称分子筛。气体及营养物质可以自由通过分子筛的小孔，而大分子物质如细菌则不能通过小孔。基质中除含上述蛋白多糖外，还含有大量的组织液。

组织液是从毛细血管动脉端渗出的部分血浆成分。组织液通过毛细血管静脉端或毛细淋巴管回流。组织液不断循环更新，起着给细胞运送营养物及运走废物的作用。

2. 纤维　　纤维分三种：胶原纤维、弹性纤维、网状纤维。

（1）胶原纤维：数量最多，新鲜时呈白色，故称白纤维。其呈波浪形，互相交织，HE染粉红色。胶原纤维韧性好，抗拉力强，弹性差。

（2）弹性纤维：数量较胶原纤维少，新鲜时呈黄色故又称黄纤维。此纤维较细，有分枝，交织成网，HE染浅红色。弹性纤维弹性好，韧性差。

（3）网状纤维：数量最少，最细，分枝多，交织呈网，HE不着色。网状纤维的物理特性介于前二者之间。

3. 细胞　　疏松结缔组织中存在下述七种细胞。

（1）成纤维细胞：是疏松结缔组织的主要细胞。胞体大，星形有突起，核较大，椭圆形，染色浅，胞质弱嗜碱性。成纤维细胞可合成三种纤维和基质。

（2）巨噬细胞：又称组织细胞。形态不规则，有短粗的突起称伪足，核小，圆，染色深，胞质嗜酸性。巨噬细胞的主要功能：①变形运动和趋化性；②吞噬外来异物和体内衰老变性的细胞；③能将处理过的抗原物质传递给免疫细胞引起免疫应答；④能合成和分泌一些生物活性物质如补体、干扰素等等。

巨噬细胞来源于血液中的单核细胞。

（3）肥大细胞：体积较大，圆或椭圆，核小而圆，胞质内充满粗大的异染颗粒。颗粒内含肝素、组胺，嗜酸性粒细胞趋化因子，颗粒外的胞质内含白三烯。组胺和白三烯可使毛细血管通透性增加，大量液体从血管渗出，造成局部组织水肿；并使细支气管平滑肌收缩。在皮肤表现为荨麻疹；发生在呼吸道则表现为哮喘。

（4）浆细胞：圆或卵圆，核圆，车轮状，偏于细胞一侧，胞质嗜碱性，有核旁浅染区。浆细胞能分泌免疫球蛋白即抗体，产生体液免疫。

（5）脂肪细胞：体积大，呈圆形。因胞质含一大脂滴，胞质被脂滴挤到细胞周缘呈很窄的一圈，核亦被挤成扁圆形位于细胞一侧。HE染色，脂滴被酒精溶解而呈空泡状。

（6）未分化间充质细胞：是成人结缔组织中的一种较原始的细胞，在炎症或创伤时可分化为各种结缔组织细胞。

（7）白细胞：结缔组织中还可见各种从血管渗出的白细胞，如中性粒细胞、淋巴细胞。

（二）致密结缔组织

致密结缔组织的结构与疏松结缔组织近似，二者的区别主要是：致密结缔组织的细胞主要是成纤维细胞；细胞间质中基质少，纤维多而排列密集，主要是胶原纤维或弹性纤维。致密结缔组织主要分布在腱、韧带、皮肤的真皮及器官被膜等处，起连接、支持、保护等作用。

（三）脂肪组织

脂肪组织是由大量脂肪细胞聚集而成，并被少量结缔组织分隔成许多小叶。脂肪组织多分布于皮下、大网膜、肠子膜、黄骨髓，乳房和臀部等处。它具有储存脂肪，保持体温等作用。

（四）网状组织

网状组织由网状细胞，网状纤维和基质构成。网状组织主要分布在骨髓及淋巴器官，淋巴组织等处，构成这些器官或组织的结构基础。

（五）软骨组织与软骨

软骨是由软骨组织与软骨膜构成。软骨膜是包在软骨组织表面的结缔组织。软骨组织由软骨细胞，基质和纤维构成。根据各种软骨所含纤维的不同可分为透明软骨，纤维软骨和弹性软骨三种。

1. 透明软骨　　新鲜时呈半透明而得名，分布于鼻、咽、喉、肋软骨和关节软骨。

（1）软骨细胞：位于软骨陷窝内。软骨陷窝是软骨基质内的小腔，生活状态被软骨细胞充满，分布在软骨周边的软骨细胞，呈扁椭圆形，较小，单个分布，位于软骨组织中央的软骨细胞则体积较大，圆形，常 2～8 个细胞成群分布。群聚的细胞是由一个细胞分裂增殖形成，故称同源软骨细胞群。

（2）基质：为凝胶状，化学成分为水和软骨粘蛋白。

（3）纤维：为胶原原纤维。因其折光性和基质一致，故 HE 染色标本不见其形状而呈半透明状。

2. 纤维软骨　　分布于椎间盘，耻骨联合及关节盘等处。结构特点是有大量平行或交叉排列的胶原纤维，故韧性强。

3. 弹性软骨　　分布在耳廓、咽喉及会厌等处。其结构特点是有大量交织分布的弹性纤维，故弹性好。

（六）骨组织与骨

骨由骨组织、骨膜、骨髓等组成。

1. 骨组织的结构　　骨组织由骨细胞和钙化的细胞间质构成。

（1）细胞间质：也称骨质，由有机成分和无机成分组成。有机成分由胶原纤维和基质组成。无机成分又称骨盐，含量多，主要为羟磷灰石结晶，呈细针状。胶原纤维平行排列成层，钙盐沿胶原纤维长轴规则排列并沉积在胶原纤维上，再由无定形的基质粘合而成的板状结构，称骨板。骨质即是由层层叠加的骨板排列构成。

（2）骨细胞：分布于骨板内或骨板间。胞体呈扁椭圆形，有许多细长突起，相邻骨细胞的突起相连接。骨细胞胞体在骨质内所在的空腔称骨陷窝，其突起所在的空隙称骨小管。相邻的骨陷窝的骨小管相连通。

2. 骨的结构

(1) 松质骨和密质骨：长骨两端的骨骺为松质骨，长骨干为密质骨。松质骨和密质骨均由骨板和骨细胞构成。松质骨是由不规则骨板组成的骨小梁交织而成，呈蜂窝状。而密质骨由规则骨板紧密结合而成。密质骨的骨板有四种排列方式，分别是外环骨板、内环骨板、骨单位和间骨板。

1) 外环骨板：由几层至十几层骨板依骨干表面平行排列构成。

2) 内环骨板：由几层不规则骨板依骨髓腔面平行排列构成。

3) 骨单位：又称哈佛系统，位于内外环骨板间。由 10～20 层骨板呈同心圆排列构成的长筒形结构，数量较多。骨单位中央有一条中央管。横穿内外环骨板或连通相邻的两条中央管之间的小管称穿通管。

4) 间骨板：位于骨单位之间的不规则骨板，是上一代骨单位被吸收后残留的遗迹。

(2) 骨膜：骨膜分骨内膜和骨外膜。骨内膜分布在骨髓腔、骨小梁、中央管和穿通管内。骨外膜包绕在骨的外表面。

(3) 骨髓：骨髓分红骨髓和黄骨髓。婴幼儿时期的骨髓都是红骨髓。成年人红骨髓只分布在扁骨，不规则骨和长骨骺的骨松质内，其他部位的骨髓被脂肪组织取代变为黄骨髓。

三、肌组织

肌组织由肌细胞构成，肌细胞间有少量结缔组织、血管、淋巴管及神经。肌细胞呈细长纤维状，故称肌纤维，其细胞膜称肌膜，细胞质称肌浆，胞浆内的滑面内质网称肌浆网。肌组织分骨骼肌、心肌、平滑肌，前二者属横纹肌。骨骼肌的收缩受意识控制，属随意肌；心肌和平滑肌的收缩不受意识控制，为不随意肌。

(一) 骨骼肌

骨骼肌分布在四肢、躯干、头部等处借肌腱附着于骨上。

1. 骨骼肌纤维的光镜结构　　骨骼肌纤维为细长圆柱状，核椭圆形，位于肌膜下方。一条骨骼肌纤维有几十至几百个核。肌浆内含有大量与细胞长轴平行排列的肌原纤维。肌纤维的横切面上，肌原纤维呈点降状分布。

肌原纤维呈细丝状，上有明暗相间的带。明带又称 I 带，暗带又称 A 带。I 带中央有一条染色深的 Z 线，A 带中央有一染色浅的 H 带，H 带中央又有一条染色深的 M 线。相邻两个 Z 线之间的肌原纤维称肌节，故一个肌节的组成：1/2I 带＋A 带＋1/2I 带。肌节是骨骼肌收缩和舒张的基本结构单位。一条骨骼肌纤维内所有的肌原纤维的明暗带都整齐地排列于同一水平，使整个骨骼肌纤维可见明暗相间的横纹。

2. 骼肌纤维的电镜结构

(1) 肌原纤维

肌原纤维由粗细两种肌丝规则排列构成。粗肌丝位于 A 带，中点固定在 M 线，两端游离；细肌丝一端固定在 Z 线，一端伸入 A 带的粗肌丝之间，止于 H 带外侧。当肌纤维收缩时，粗肌丝牵引细肌丝向 H 带方向滑，使 I 带与 H 带同步缩窄，肌节随之缩短，当肌纤维舒张时，细肌丝从粗肌丝中向外滑，肌节恢复到原来的宽度。

（2）肌膜与横小管

横小管是肌膜向肌浆内凹陷形成的小管，其走向与肌纤维的长轴垂直，亦称 T 小管，T 小管位于明暗带交界处。同一水平横小管的分枝相互吻合包绕在每条肌原纤维的外面。横小管可将肌膜的冲动迅速传递给每一条肌原纤维的每个肌节。

（3）肌浆网与纵小管

相邻的横小管之间肌浆网纵向包绕肌原纤维形成纵小管，亦称 L 小管。纵小管两端的肌浆网横向连通形成与横小管平行的小管，称终池，横小管与它两端的终池形成三联体，它们互不相通，但能传递冲动。肌浆网具有调节肌浆内 Ca^{+2} 浓度的作用。

（二）心肌

心肌分布于心及与心相连的大血管近端。心肌纤维之间有丰富的毛细血管。

1. 心肌纤维的光镜结构　　心肌纤维短柱状有分枝，分枝彼此连接成网，连接处呈深染的线状，称闰盘。核 1～2 个，椭圆形，居中。心肌纤维上亦有明暗相间的横纹，但不如骨骼肌明显。

2. 肌纤维的电镜结构

（1）闰盘　电镜下闰盘连接的横向部分是中间连接和桥粒，起牢固的连接作用；连接的纵向部分为缝隙连接。心肌纤维通过缝隙连接传递冲动，产生同步收缩。

（2）心肌纤维也有粗细肌丝，但只被线粒体分隔成肌丝束，并不形成界限清楚的肌原纤维。故横纹不如骨骼肌明显。

（3）肌浆网不发达，只形成二联体，贮 Ca^{2+} 能力差。

（4）横小管发达，位于 Z 线水平。

（三）平滑肌

平滑肌纤维分布于内脏器官和血管壁。其胞体呈长梭形，无横纹，核卵圆形或杆状，位于细胞中央。在横切面上，平滑肌呈大小不等的圆形，有的有核，有的无核。

四、神经组织

神经组织主要由神经细胞和神经胶质细胞组成。神经细胞又称神经元，能接受刺激，整合信息，传导兴奋。神经胶质细胞简称神经胶质，无接受刺激及传导兴奋的功能，但对神经元起到支持、营养、保护和绝缘的作用。

（一）神经元

1. 神经元的结构　　神经元形态多种多样，但都可分胞体和突起两部分。

（1）胞体：是神经元的营养和代谢中心，主要位于大小脑皮质，脑干和脊髓的灰质及神经节内。其形态多样，大小相当悬殊，但均由细胞膜，细胞核和细胞质构成。

1）细胞膜：是可兴奋膜，具有接受刺激，处理信息，传导冲动的功能。

2）细胞核：位于胞体中央，大而圆，核仁明显，大而圆。

3）细胞质：在光镜下，其特征性结构为尼氏体和神经原纤维。①尼氏体：强嗜碱性，呈小颗粒或斑块状。其合成蛋白质，包括合成神经递质。神经递质是神经元之间传递信息的载体。②神经元纤维：在银染的标本中呈棕黑色细丝，交错排列成网。神经丝具有支撑细胞及参与胞质内物质运输的作用。

（2）突起：有树突和轴突两种。

1）树突：每个神经元有一至多个，形如树枝状分枝多。树突的功能是接受刺激，传向胞体。

2）轴突：每个神经元只有一个轴突，形状细长，分支少。起始部呈圆锥形，称轴丘。轴突的膜称轴膜，轴突的胞质称轴质。轴质内含神经原纤维，无尼氏体。轴突功能是将神经冲动沿轴膜传向轴突末端。

2. 神经元的分类　　神经元的分类方法很多，下面只介绍两种分类法。

（1）按突起数目可分三类。①多极神经元：有一个轴突，多个树突。②双极神经元：有树突和轴突各一个。③假单极神经元：从胞体发出一个突起，但在不远处呈"T"形分两支，一支进入中枢神经系统称中枢突，一支进入周围的其它器官称周围突。

（2）按神经元的功能，可分三类。①感觉神经元：又称传入神经元，能感受各种刺激，传入中枢。②运动神经元：又称传出神经元，把神经冲动传到肌细胞或腺细胞，影响它们的活动。③中间神经元：位于前两种神经元之间，起信息加工和传递作用。

（二）突触

神经元之间或神经元与效应细胞之间传递信息的部位称突触。最常见的方式为一个神经元的轴突终末与另一个神经元的树突，树突棘或胞体接触分别形成轴—树突触，轴—棘突触或轴—体突触。

电镜下，突触由突融前成分，突触间隙、突触后成分三部分构成。突触前成分由轴突末端呈球形膨大构成，突触后成分是突触后一个神经元，与突触前成分相对应的树突或胞体。突触前后成分彼此相对应的细胞膜称突触前膜和突触后膜，它们均比一般细胞膜略厚。突触前、后膜之间有一狭小间隙，称突触间隙。

电镜下，突触前成分内含许多大小不等的突触小泡，小泡内含神经递质。突触后膜上有与神经递质结合的受体。一种受体只能与一种神经递质结合，不同的递质对突触后膜所起的作用不同。

当神经冲动沿轴膜传到轴突终末的突触前膜时，突触小泡与突触前膜结合，以出泡的方式释放小泡内神经递质到突触间隙，递质与突触后膜上特异性受体结合，膜内离子通道开放，改变后膜两侧离子的分布，使突触后神经元（式效应细胞）发生兴奋式抑制。

（三）神经胶质细胞

胶质细胞广泛分布在中枢和周围神经系统，是一种有很多突起的细胞，但无树突与轴突之分。

1. 中枢神经系统的神经胶质细胞　　可分为四种类型：①星形胶质的细胞，可分布在脑和脊髓的表面而形成胶质界膜，其突起还可膨大成脚板附着在毛细血管的外面形成神经胶质膜，与毛细血管内皮及基膜共同构成血—脑屏障，限制某些物质进入脑神经组织。②小突胶质细胞，其突起末端可包卷在轴突的表面形成髓鞘。③小胶质细胞，其功能如巨噬作用。④室管膜细胞，是位于脑室及脊髓中央管的腔面的一层细胞。

2. 周围神经系统的神经胶质细胞　　有两种类型：①神经膜细胞，包在轴突外面参与构成周围神经系统的神经纤维。②卫星细胞是包绕在神经节内的神经元周围的一层细胞。

（四）神经纤维和神经

1. 神经纤维　　神经纤维由神经元的长轴突及包在其外面的神经胶质细胞构成。根据神经胶质细胞是否形成髓鞘，可分为有髓神经纤维和无髓神经纤维两类。

（1）有髓神经纤维

1）周围神经系统的有髓神经纤维：其髓鞘呈节段性包裹轴突，每段髓鞘之间均有一无髓鞘处，此处较狭窄，轴膜裸露，称郎飞结或郎氏结。相邻两个郎氏结之间的一段神经纤维称结间体。每一结间体的髓鞘是由一个施万细胞无核处的胞膜融合，呈同心圆反复包卷轴突而形成的。

2）中枢神经系统的有髓神经纤维：其结构基本与周围神经系统有髓神经纤维相似。不同之处：①形成髓鞘的细胞是少突胶质细胞。②一个少突胶质细胞可伸出多个突起包卷多个轴突，其含核的胞体位于数条神经纤维之间。

有髓神经纤维的神经冲动必须通过郎飞结的轴膜传导，从一个郎飞结跳到下一个郎飞结，传导速度快。

（2）无髓神经纤维

1）周围神经系统的无髓神经纤维：施万细胞表面有多个深浅不同的纵行凹沟，纵沟内埋有轴突，不形成髓鞘，也无郎氏结。

2）中枢神经系统的无髓神经纤维：轴突外无胶质细胞包裹，轴突裸露行走于有髓神经纤维之间。

无髓神经纤维的神经冲动沿着轴膜连续传导，故传导速度慢。

2. 神经　　周围神经系统走行一致的神经纤维集合在一起构成神经，分布到身体各个器官和组织。

（五）神经末梢

神经末梢是周围神经系统神经纤维的终末部分，它们遍布全身，形成各种末梢装置，按功能可分感觉神经末梢和运动神经末梢两大类。

1. 感觉神经末梢　　是感觉神经元周围突的末端，它和周围的其它组织共同构成感受器。感受器能把感受到体内、外环境的各种刺激转化为神经冲动，传入中枢，产生感觉。

（1）游离神经末梢：有髓或无髓神经纤维的终末，其轴突裸露，发出许多细小分支分布在表皮，黏膜上皮，角膜上皮细胞之间及某些结缔组织内，能感受冷、热、轻触和痛的刺激。

（2）触觉小体：分布于皮肤、真皮乳头层、手指掌侧和脚底皮肤最为丰富。为椭圆形小体，裸露的轴突进入小体感受触觉。

（3）环层小体：广泛分布于皮下组织、腹膜、肠系膜、韧带和关节囊处。环层小体较大，卵圆形，外包结缔组织膜。裸露的轴突进入小体，能感受压觉和振动觉。

（4）肌梭：分布于骨骼肌内的梭形结构。表面有结缔组织包裹，内含若干条较细的骨骼肌纤维。裸露的轴突进入肌梭分成多支分别包绕梭内肌纤维的中段，感受肌纤维的舒缩状态，属本体感受器。

2. 运动神经末梢　　是运动神经元轴突的终末部分分布到肌组织或腺内支配肌纤维的收缩和腺的分泌。神经末梢与邻近组织共同组成效应器。可分为躯体运动神经末梢和内脏运动神经末梢两类。

（1）躯体运动神经末梢：分布到骨骼肌的运动神经纤维到达所支配骨骼肌时失去髓鞘，

裸露的轴突反复分支，每一分支形成葡萄终末，并与骨骼肌纤维建立突触连接，此连接处呈椭圆形板状隆起，称运动终板，又称神经肌连接。

（2）内脏运动神经末梢：分布于心肌、平滑肌和腺体等处，裸露的轴突分支末段呈串珠样膨大，贴附于肌纤维表面或穿行于腺细胞之间，与效应细胞建立突触。

（吴快英）

第二章 运动系统

运动系统由骨、骨连结和肌三部分组成。具有支持、保护体内器官和运动功能。骨和骨连结构成人体的支架，称骨骼。肌附于骨的表面，在神经系统的支配下，肌收缩牵引骨骼而产生运动。在运动过程中，骨是运动的杠杆，骨连结是运动的枢纽，肌是运动的动力。

人体某些部位的骨或肌，常在人体的表面形成比较明显的隆起或凹陷，有的位置虽然较深，但也可被触到。临床常利用这些在体表可被识别或触到的骨和肌的隆起或凹陷，作为确定深部器官的位置、判断血管和神经的走向、选择手术切口的部位、以及穿刺定位的依据。因些，对这些骨性或肌性标志，在学习时应结合活体，进行认真的观察和触摸。

第一节 骨

一、概述

骨是坚硬而富有弹性的器官。成人约有骨 206 块。每块骨都具有一定的形态和特有的血管、神经，它不但能生长发育，而且具有不断改建自身的结构和修复损伤的能力。

1. 骨的分类和形态（图 2.2-1）　根据骨在体内的部位，可分为躯干骨、颅骨和四肢骨三类；根据骨的外形，又可分为长骨、短骨、扁骨和不规则骨等。长骨呈长管状，其中部称为骨干或骨体，内部的空腔称髓腔；两端较膨大，称为骺，一般都具有光滑的关节面。长骨分布于四肢，如肱骨和股骨等。短骨短小，近似立方形，如腕骨和跗骨等。扁骨扁薄，如颅盖诸骨，以及胸骨和肋骨等。不规则骨外形不规则，如椎骨和颞骨等。

2. 骨的构造　骨主要由骨质、骨膜和骨髓等构成（图 2.2-2）。

（1）骨质：分骨密质和骨松质两类。骨密质致密坚硬，耐压性强，布于骨的表面。骨松质位于骨的内部，呈海绵状，结构疏松，由许多骨小梁构成。骨小梁的排列方向，多数都与该骨所承受压力的方向一致。

不同种类的骨，骨密质和骨松质的配布形式不同。长骨的骨干主要由骨密质构成，而两端骨密质很薄，骨松质很发达。短骨的构造与长骨的两端相似。扁骨为两层骨密质夹着一层骨松质构成。颅盖诸扁骨的内、外两层骨密质，分别称为内板和外板，中间的骨松质称板障。

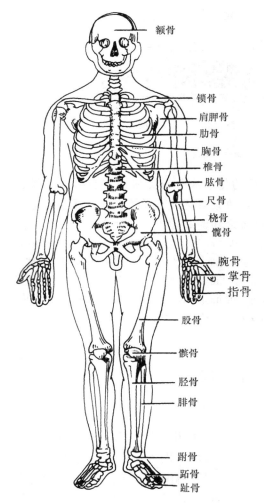

图 2.2-1 人体的骨骼

额骨
锁骨
肩胛骨
肋骨
胸骨
椎骨
肱骨
尺骨
桡骨
髋骨
腕骨
掌骨
指骨
股骨
髌骨
胫骨
腓骨
跗骨
跖骨
趾骨

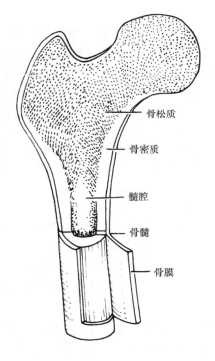

图 2.2-2 骨的构造

骨松质
骨密质
髓腔
骨髓
骨膜

（2）骨膜：骨的表面除关节面等处以外，都被有骨膜。骨膜由致密结缔组织构成，含有丰富的血管、神经和幼稚的成骨细胞，对骨的营养、生长和骨损伤后的修复，都具有十分重要的作用。

（3）骨髓：充填于骨髓腔和骨松质的间隙内，质地柔软，富含血管。骨髓分红骨髓和黄骨髓两种。红骨髓呈红色，主要由网状组织及充满其内，内含大量不同发育阶段的血细胞和少量脂肪细胞等构成，是造血的场所。从 6 岁前后开始，长骨内的红骨髓，造血细胞逐渐减少，脂肪细胞逐渐增多，到成年时，几乎都已转变成为黄骨髓。但髂骨、胸骨和椎骨等处的红骨髓，终生存在。因此临床或移植上，多在这些骨的某些部位进行穿刺，抽取骨髓进行检查。

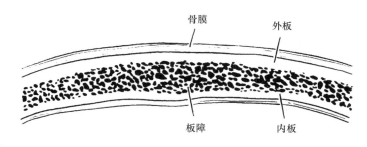

图 2.2-3 扁骨的构造

3.骨的化学成分和物理特性　骨的化学成分有无机质和有机质两类。有机质主要是胶原纤维和粘多糖蛋白，它使骨具有韧性和弹性；无机质主要是碱性磷酸钙及其它一些钙盐，沉积在胶原纤维之间的基质中，它使骨坚硬。

骨的化学成分可因年龄、营养状况等因素的影响而变化。新鲜的成人骨，有机质约占骨重的1/3，无机质约占2/3，骨不仅具有很大的坚硬性，而且又有一定的弹性和韧性，能承受较大的压力而不变形。幼儿的骨，有机质的比例较成人高，骨的弹性和韧性都较大，在外力的影响下易弯曲变形，而不易发生完全性骨折。因此幼年时，应注意养成良好的坐、立姿势，以避免骨的变形。老年人的骨无机质的比例较大，易因外力而引起粉碎性骨折。

二、全身骨

全身骨包括躯干骨、四肢骨和颅骨等三部分。

（一）躯干骨

躯干骨分为椎骨、肋和胸骨。

1.椎骨　椎骨包括颈椎7块，胸椎12块，腰椎5块，骶骨1块和尾骨1块。

（1）椎骨的一般形态：椎骨可分前、后两部（图2.2-4）。前部呈短圆柱状，称椎体，是承受压力的主要部位。椎体主要由骨松质构成，表面的骨密质很薄，故易因暴力引起压缩性骨折。后部呈半环状称椎弓，两端与椎体相连，共同围成椎孔。全部椎骨的椎孔连成椎管。管内容纳脊髓。椎弓的后部较宽薄，称椎弓板，前部较窄厚，称椎弓根。上、下相邻的椎弓根所围成的孔，称椎间孔，孔内有脊神经和血管通过。椎弓发出7个突起，向后方伸出的一个称棘突，在人体躯干背部正中可以触及，是计数椎骨序数的标志。向两侧伸出的一对称横突，向上方和下方各伸出的一对突起分别称上关节突和下关节突。

（2）各部的椎骨的特点

1）颈椎：主要形态特征是横突上有横突孔（图2.2-4）。

2）胸椎：在椎体的侧面和横突的末端有与肋相连的关节面，棘突较长，向后下方倾斜（图2.2-4）。

3）腰椎：椎体粗大，棘突呈板样向后平伸。

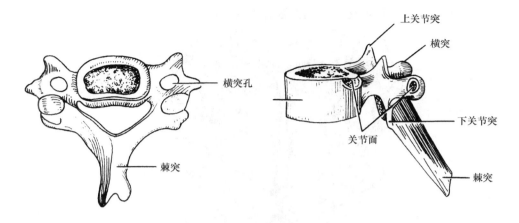

図 2.2－4　椎骨的形态（颈椎、胸椎）

4）骶骨：由 5 块骶椎融合而成，呈三角形（图 2.2－5，2.2－6），底朝上，与第 5 腰椎体相接，其前缘的中份向前突出，称岬。尖向下，接尾骨。骶骨的前面光滑而微凹，有 4 对骶前孔；后面粗糙隆凸，有 4 对骶后孔。骶骨两侧面的上部各有一个关节面，称耳状面。骶骨内的纵行管道称骶管。它构成椎管的下部与骶前、后孔相通。骶管的下口呈三角形，称骶管裂孔。骶管裂孔的两侧各有一个向下的突起，称骶角。骶角可在体表摸到，是骶管麻醉时确定进针部位的标志。

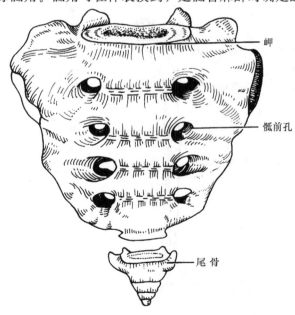

图 2.2－5　骶骨和尾骨（前面）

5）尾骨：由 4 块退化了的尾椎融合而成，略呈三角形（图 2.2-5，2.2-6）。

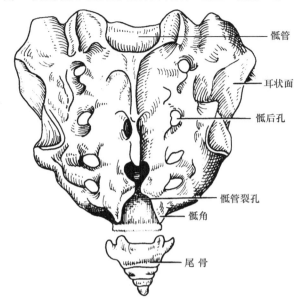

图 2.2-6　骶骨和尾骨（后面）

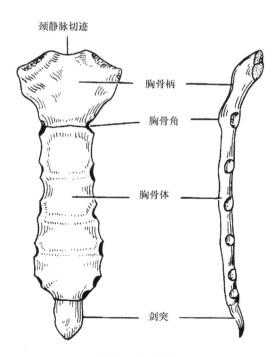

图 2.2-7　胸骨

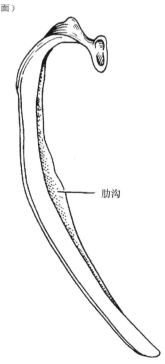

图 2.2-8　肋骨

2. 胸骨　　位于胸前壁正中，自上而下依次分为胸骨柄、胸骨体和剑突等三部分（图 2.2 - 7）。胸骨柄和胸骨体的连结部微向前凸，形成胸骨角，可在体表触及。它与第 2 肋平对，常作计数肋序数的标志。

3. 肋　　共 12 对，呈弓形，分后部是肋骨前部是肋软骨（图 2.2 - 8）。肋骨中部内面近下缘处有肋沟，沟内有肋间神经和血管走行。

（二）颅骨

成人颅一般由 23 块（3 对听小骨未计在内）颅骨组成。

1. 颅的组成　　颅分脑颅的面颅两部分（图 2.2 - 9）。脑颅位于颅的后上部，由 8 块颅骨构成，包括额骨、筛骨、蝶骨、枕骨各 1 块；顶骨、颞骨各 2 块。它们共同围成颅腔，支持和保护脑。颅腔的顶称颅盖，底称颅底。构成颅盖的骨自前向后，依次是额骨，左、右顶骨、枕骨，以及顶骨外下方的颞骨。其中额骨、枕骨和颞骨还分别从前、后和两侧弯向内下，参与颅底的构成。位于颅底中央的是蝶骨，蝶骨中部的前方是筛骨。

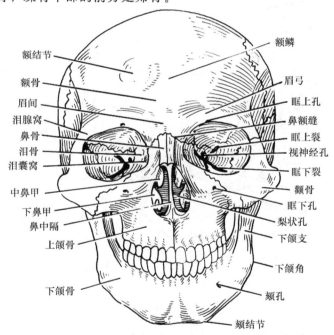

图 2.2 - 9　颅骨前面观

面颅位于颅的前下部，由 15 块颅骨构成，包括犁骨、下颌骨、舌骨各 1 块；上颌骨、鼻骨、泪骨、颧骨、腭骨、下鼻甲各 2 块。它们形成面部的骨性基础，支持和保护感觉器，以及消化管和呼吸道的起始部分。在全颅诸骨中，上颌骨位于一侧面颅骨的中心，在它的内上部，内侧是鼻骨，后方是泪骨。上颌骨的外上方是颧骨，后内方是腭骨。上颌骨的内侧面参与鼻腔外侧壁的构成，其下部连有下鼻甲。下鼻甲的内侧有犁骨，两侧上颌骨的下方是下颌骨。下颌骨的后下方是舌骨。

由于头部在人体具有无容置疑和绝对重要的作用，也是展现人体美最重要最关键的部位，因此，人们对于头部的保护、修饰打扮、美容整形等历来都给予特别的重视和关照，不惜花费巨大的精力、财力和时间，这是人类文明史不断发展的必然结果，也是人类向着更圣洁更高雅的文明奋进的体现。

2. 颅的整体观

（1）颅的侧面　中部有圆形孔称外耳门（图 2.2－10），外耳门后方向下突起称乳突。外耳门前方的弓形骨桥称颧弓。乳突和颧弓均可在体表摸到。颧弓的内上方有一浅而大的窝，称颞窝。

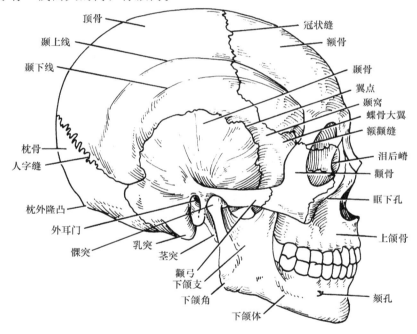

图 2.2－10　颅骨侧面观

1）颧弓　为耳屏上缘与眶下缘连线上的骨桥，颧弓平面将颅侧面分为上方的颞窝和下方的颞下窝。颧弓下缘与下颌切迹共同围成一凸边向下的半月形区，该区中心点为上、下颌神经阻滞麻醉的进针点。在开、闭口时，于颧弓后端下方可扪及下颌支的髁突。

2）颞上线　前端起自额、颧骨交处，弯向上后，先后行经额、顶骨转向后下达顶、枕、颞三骨相接之处的乳突根部，为一半环状的弧形骨嵴，为颞肌的起点和颞窝的上界。

3）翼点　位于颧弓中点上方 3.8cm 处，是额、顶、颞、蝶 4 骨相接之点，其骨缝多呈 H 形，加之骨质较薄，故易骨折；其内侧面有脑膜中动脉前支通过，骨折时如刺破此血管，则引起颅内出血而危及生命。

4）下颌角　为下颌骨下缘和下颌支后缘相移行处形成的角，其外侧面有粗糙的咬肌粗隆，为咬肌的止点。下颌角骨质薄弱，故易骨折。

5）乳突　位于耳垂后方，其根部的前内侧有茎乳孔。乳突根部的内面有乙状窦沟，容纳乙状窦。乳突的发育，男性较女性更明显。

（2）颅的前面　中部有骨性鼻腔。上外部的深窝，称为眶。

1）眶：容纳视器，略呈四棱锥形，可分为眶尖、眶口和四壁。

①眶尖：斜向内后，经视神经管与颅中窝相通。

②眶口：由四缘围成，除眶内侧缘外，骨质都较厚。在眶上缘的内、中 1/3 交界处有眶上切迹或眶上孔。在眶下缘中点的下方约 1cm 处有与眶相通的眶下孔。

③四壁：上壁薄而光滑，与颅前窝相邻；内侧壁极薄，它前部的纵形凹窝称泪囊窝，此窝向下经鼻泪管与鼻腔相通；下壁主要由上颌骨构成；外侧壁较厚，它与上、下壁交界处的后部，分别有眶上裂和眶下裂。

2）额鳞：是位于眶上方微向前凸的瓢形扁骨，构成额的支架。

3）眉弓：位于眶上缘上方 1.5cm 处，呈微向上凸的横行弧状隆嵴，发育明显者男性占 95%，女性仅为 12%。该处皮表有眉毛，骨内有额窦。

4）眉间：为两眉弓之间的平坦区，其正中矢状面上最突出的一点为眉间点。

5）额结节：为位于眉弓上方约 5cm 处最突出部，左右各一，二者连线的中点为额中点。

6）颏孔：多位于下颌第 2 前磨牙根下方，下颌体上、下缘连线的中点处，距正中线约 2.5cm 处，开口朝向后外上方，有颏血管和神经通过，是颏神经阻滞麻醉之处。

7）骨性鼻腔：位于面颅的中央。正中有骨鼻中隔，它将骨性鼻腔分为左、右两部，骨性鼻腔的外侧壁有三片卷曲向下的薄骨片，由上向下，依次称为上鼻甲、中鼻甲和下鼻甲。各鼻甲下方的间隙，分别称为上鼻道、中鼻道和下鼻道。

8）鼻旁窦：在鼻腔周围的颅骨内，有若干与鼻腔相通的含气空腔，这些空腔总称为鼻旁窦。共有四对，包括额窦、筛窦、蝶窦和上颌窦。

（三）四肢骨

四肢骨包括上肢骨和下肢骨。人类由于直立行走和生产劳动，四肢有了功能发生分化，它们的形态结构也发生相应的变化。上肢成为劳动的器官，故上肢的骨形体较小，下肢是支持和移动人体的器官，因而下肢的骨粗壮坚实。

1. 上肢骨　　每侧共32块。

（1）锁骨：位于颈、胸交界处，略呈～形，全长都可摸到（图 2.2－11）。锁骨的内侧端钝圆称胸骨端，与胸骨柄组成胸锁关节；外侧端扁平称肩峰端，与肩胛骨的肩峰组成肩锁关节。

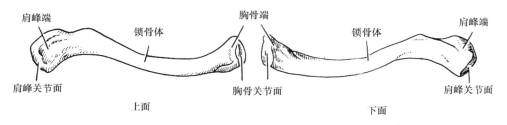

图 2.2－11　锁骨（右侧）

（2）肩胛骨：位于胸廓后面的外上方，略呈三角形，可分二面、三面和三缘（图 2.2－12）。肩胛骨前面微凹，称肩胛下窝；后面有一斜向外上的高嵴，称肩胛冈。其外侧端扁平游离，称肩峰，是肩部的最高点。肩胛冈将肩胛骨后面分为上、下两部，分别称冈上窝和冈下窝。肩胛骨的上角和下角分别平对第2肋和第7肋，可在体表摸到，常作为背部计数肋和肋间隙的标志；外侧角肥大，有一朝向外侧的浅凹，称关节盂。肩胛骨的内侧缘较薄；外侧缘肥厚；上缘最短，近外侧角处有一弯向前外方的突起称喙突。

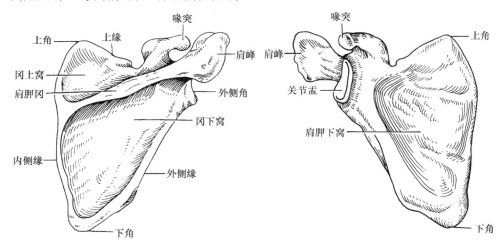

图 2.2－12
肩胛骨（右侧、后面）

（3）肱骨：位于臂部，是典型的长骨，分体及上、下两端（图 2.2－13，2.2－14）。上端膨大，其内上部呈半球状，称肱骨头，与关节盂相关节。肱骨头的前外侧有两个隆起，在前方的一个较小，称小结节；外侧的一个较大，称大结节。大结节是肩部最外侧的一个骨点。上端与体交界处较缩细，称外科颈，是肱骨较易发生骨折的部位，肱骨体中部的前外侧面有一粗糙微隆区，称三角肌粗隆。三角肌粗隆的后下方有一条自内上斜向外下方的浅沟，称桡神经沟。肱骨的下端较宽扁。其内、外侧各形成一个突起，分别称内上髁和外上髁，均可在体表摸到。下端的远侧面有两个光滑区，外侧的呈球状，称肱骨小头；内侧的呈滑车状，称肱骨滑车。

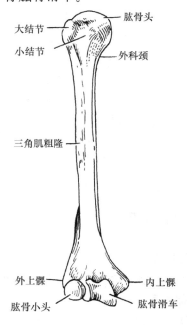

图 2.2－13　肱骨（右侧、前面）

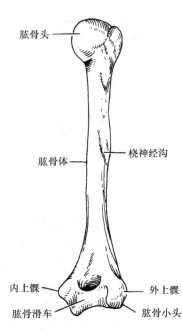

图 2.2－14　肱骨（右侧、后面）

（4）前臂骨：包括桡骨和尺骨，两骨并列，桡骨居外侧，尺骨在内侧，两骨都分上端、体和下端三部分（图 2.2－15，2.2－16）。

1）桡骨：桡骨的上端呈短柱状，称桡骨头。桡骨头的上面微凹，与肱骨小头相关节。桡骨下端的下面光滑，与腕骨相关节；内侧面有一弧形凹面，称尺切迹；外侧面粗糙，并向下突起形成茎突，可在体表摸到。

2）尺骨：尺骨上端的前面有一半月形切迹，表面光滑，称滑车切迹，与肱骨滑车相关节。滑车切迹后上方的突起，称鹰嘴，可在体表摸到；前下方的突起称冠突。冠突的外侧面有一凹面，称桡切迹，与桡骨头相关节。尺骨下端呈小球状，称尺骨头，与桡骨的尺切迹相关节。尺骨头的内后侧，向下伸出的短小突

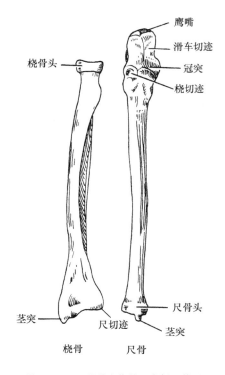

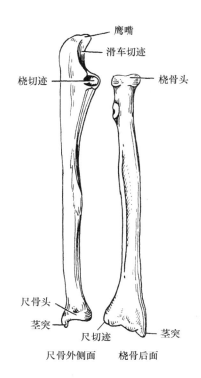

图 2.2 - 15　尺骨和桡骨（右侧、前面）　　　图 2.2 - 16　尺骨和桡骨（右侧、后面）

起，称茎突。尺骨体以及鹰嘴、尺骨头等都可在体表摸到。

（5）手骨：包括腕骨、掌骨和指骨（图 2.2 - 17）

1）腕骨：共 8 块，排成远、近两列。由外侧向内侧，近侧列依次是手舟骨、月骨、三角骨和豌豆骨；远侧列依次是大多角骨、小多角骨、头状骨和钩骨。

2）掌骨：共 5 块，由外侧向内侧，依次称为第 1、第 2、第 3、第 4 和第 5 掌骨。掌骨的近侧端较粗大，与邻腕骨相关节；远侧端圆而光滑，与指骨相关节。

3）指骨：共 14 块，除拇指 2 块外，其余各指都为 3 块，由近侧向远侧，分别称为近节指骨、中节指骨和远节指骨。

2. 下肢骨　　每侧 31 块。

（1）髋骨：位于盆部。在 16 岁左、右时，它由髂骨、耻骨和坐骨融合而成。髂骨构成髋骨的上部、耻骨和坐骨分别构成髋骨的前部和后下部。三骨融合部的外侧面，有一深窝，称髋臼（图 2.2 - 18），髋臼前下方的卵圆形大孔称闭孔。

髋骨的上部扁而宽阔，其上缘厚钝，称髂嵴。两侧髂嵴的最高点的连线，平对第 4 腰椎的棘突，是腰椎穿刺时确定穿刺部位的标志。髂嵴前、后端的突出部，分别称为髂前上棘和髂后上棘。在髂前上棘的后上方，髂嵴向外侧突出，形

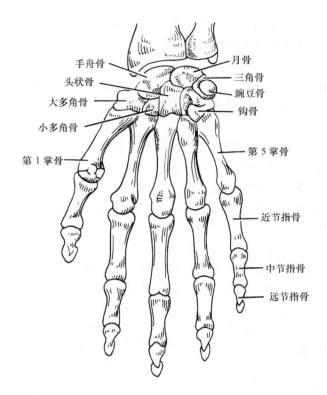

图 2.2－17　手骨（右侧、前面）

手舟骨　月骨　头状骨　三角骨　大多角骨　豌豆骨　小多角骨　钩骨　第1掌骨　第5掌骨　近节指骨　中节指骨　远节指骨

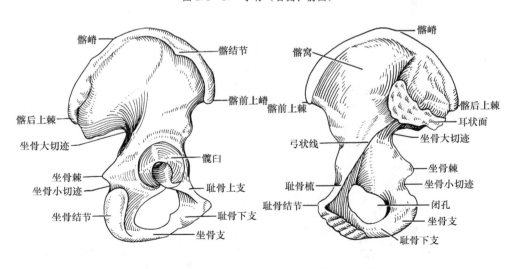

髂嵴　髂结节　髂前上嵴　髂前上棘　髂后上棘　坐骨大切迹　坐骨棘　坐骨小切迹　坐骨结节　髋臼　耻骨上支　耻骨下支　坐骨支

髋骨（右侧、外面）

髂嵴　髂窝　髂后上棘　耳状面　坐骨大切迹　弓状线　坐骨棘　坐骨小切迹　耻骨梳　闭孔　耻骨结节　坐骨支　耻骨下支

髋骨（右侧、内面）

图 2.2－18

成髂结节。髂骨上部的内面,前上区光滑而微凹,称髂窝;后下区粗糙,有耳状面,与骶骨的耳状面形成骶髂关节。髂窝的下界为一圆钝的弓形隆起,称弓状线。

髂骨的前部主要由耻骨上支和耻骨下支构成。耻骨上支的上缘较锐,称耻骨梳,耻骨梳的后端与弓状线相续,前端终于圆形的耻骨结节。耻骨上、下支都是髋骨骨折的易发部位。

髋骨的后部肥厚,其最低部有粗糙的坐骨结节。坐骨结节后上方的三角形突起称坐骨棘,在坐骨棘的上、下方各有一切迹,分别称为坐骨大切迹和坐骨小切迹。坐骨结节向前延伸为坐骨支。

髂嵴、髂前上棘、髂后上棘、髂结节、耻骨结节和坐骨结节等都可在体表摸到,是重要的骨性标志。

(2)股骨:位于股部。股骨分体及上、下两端(图 2.2 - 19,2.2 - 20)。上端弯向内上方,呈球状称股骨头,与髋臼相关节。股骨头外下方较缩细的部分称股骨颈。股骨颈以下为股骨体。股骨颈与股骨体的交接部有两个突起:外上方的

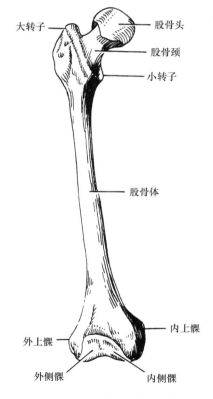

图 2.2 - 19 股骨(右侧、前面)

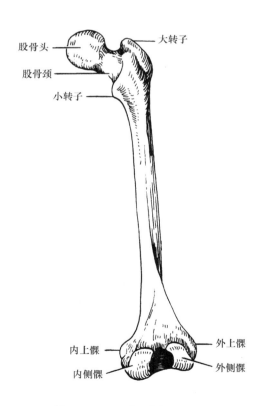

图 2.2 - 20 股骨(右侧、后面)

较大，称大转子，可在体表摸到；内下方的较小，称小转子。股骨下端膨大，并向后方突出，形成内侧髁和外侧髁。内、外侧髁向侧方的最突出部，分别称为内上髁和外上髁，都可在体表摸到。

（3）髌骨：位于股骨下端的前方。略呈底向上，尖向下的三角形（图 2.2－21）。

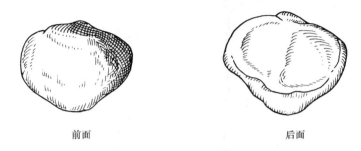

前面　　　　　　　　　　　　　后面

图 2.2－21　髌骨（右侧）

（4）小腿骨：包括胫骨和腓骨，两骨并列，胫骨在内侧，腓骨在外侧。两骨都分体及上、下两端（图 2.2－22，2.2－23）。

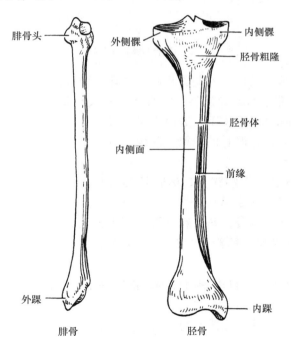

图 2.2－22　胫骨和腓骨（右侧、前面）

1）胫骨：上端膨大，向后方和两侧突起，形成内侧髁和外侧髁，两髁的上

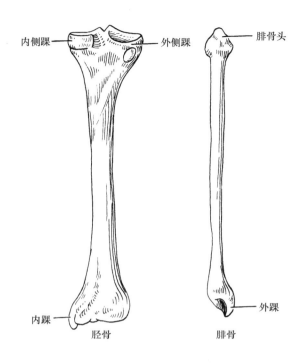

内侧髁　　　　外侧髁　　　　　　　腓骨头

内踝　　　　　　　　　　　　　　　外踝

胫骨　　　　　　　　腓骨

图 2.2 - 23　胫骨和腓骨（右侧、后面）

面微凹，分别与股骨的内、外侧髁相对。胫骨上端与胫骨体移行部的前面，有一个三角形的粗糙部，称胫骨粗隆。胫骨体呈三棱柱形，其前缘锐利，内侧面平坦。前缘和内侧面都浅居皮下，表面无肌覆盖。胫骨的下端较膨大，它的内侧部向下突起，形成内踝。胫骨的内踝、前缘、内侧面、胫骨粗隆，内侧髁和外侧髁等都可在体表摸到。

2）腓骨：细长，上端膨大，称腓骨头；下端膨大部略呈三角形，称外踝。外踝和腓骨头都可在体表摸到。

（5）足骨：包括跗骨、跖骨和趾骨（图2.2 - 24）。

1）跗骨：共 7 块，即距骨、跟骨、足舟骨、3 块楔骨和骰骨。距骨位于小腿骨的下方。

2）跖骨：共 5 块，自内侧向外侧，依次是第 1、第 2、第 3、第 4、第 5 跖骨。

3）趾骨：共 14 块，除姆趾为 2 块外，其余各趾都是 3 块，趾骨的命名原则与指骨相同。

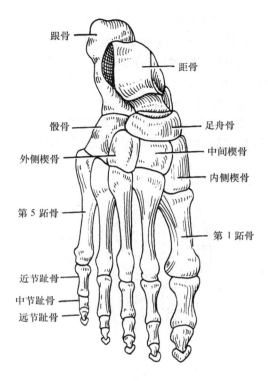

跟骨
距骨
骰骨
足舟骨
外侧楔骨
中间楔骨
内侧楔骨
第 5 跖骨
第 1 跖骨
近节趾骨
中节趾骨
远节趾骨

图 2.2－24　足骨（右侧、上面）

第二节　骨　连　结

一、概述

（一）骨连结的概念和分类

骨与骨之间的连结装置称骨连结。根据骨连结的构造形式，可分直接连结和间接连结两类。

1. 直接连结　　骨与骨之间借致密结缔组织、软骨或骨直接相连，其间没有腔隙。这类连结，运动性能很小或完全不能运动。如颅骨之间的缝，椎骨之间的椎间盘等。

2. 间接连结　　又称滑膜关节或关节，是骨与骨之间借膜性的结缔组织囊相连，在相对的骨面之间具有腔隙。这类连结，具有不同程度的运动，是人体骨连接的主要形式。

（二）关节的结构和功能

1. 关节的构造　　人体各部关节的构造虽不尽相同，但每个关节都具有关节面、关节囊和关节腔等基本结构成分（图 2.2 - 25）。

（1）关节面：是构成关节相对应的骨邻接面，其表面覆盖有一层具有弹性的软骨，称关节软骨。关节软骨多数由透明软骨构成，游离面光滑，可减少关节运动时的磨擦和缓冲外力的冲击。

（2）关节囊：是由结缔组织构成的膜性囊，附于关节面的周缘或其附近的骨面上。它分内、外两层：外层为纤维膜，厚而坚韧；内层为滑膜，薄而柔软。滑膜能产生滑液，滑液具有润滑关节和营养关节软骨等作用。

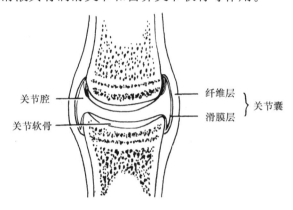

图 2.2 - 25 关节的构造（模式图）

（3）关节腔：是关节囊的滑膜和关节软骨所围成的密闭腔隙，内含少量滑液。腔内为负压，有助于关节的稳固性。

关节除上述基本结构外，还可有韧带、关节盘或半月板等辅助性结构。

2．关节的运动　　主要有以下几种形式：

（1）屈和伸：是骨绕关节冠状轴进行的运动。两骨之间角度变小的动作为屈；角度变大的动作为伸。

（2）内收和外展：是骨绕关节矢状轴进行的运动。骨向正中矢状面靠拢的动作称内收；远离正中矢状面的动作称外展。

（3）旋转：是骨绕关节垂直轴进行的运动。骨的前面转向内侧的运动叫旋内；转向外侧的运动称旋外。

（4）环转：是屈、外展、伸和内收四种动作的连续运动。运动时，骨的近侧端在原位转动，远侧端作圆周运动。

二、躯干骨的连结

躯干骨借骨连结构成脊柱和胸廓。

（一）脊柱　位于躯干后壁的正中，由 33 块椎骨借骨连结构成。脊柱参与构成胸廓、腹后壁和骨盆，具有支持体重、运动和保护内部器官等功能。

1. 脊柱整体观

1）前面观：可见脊柱的椎体自上而下逐渐增大，从骶骨耳状面以下又迅速缩小，椎体大小的这种变化，与脊柱承受重力的变化密切相关。

2）侧面观：可见脊柱有4个生理性弯曲（图2.2-26），即颈曲、腰曲凸向前，胸曲、骶曲凸向后。脊柱的生长发育过程中所形成的4个生理弯曲，不但扩大了胸腔和盆腔的容积，而且使人体的重心下移，使得人的整体显得更加和谐、协调和稳定，同时也构成侧观上蜿蜒的曲线美。脊柱腰曲作为胸廓和骨盆两个膨大部分之间的缩细而灵活的过渡装置，既起着支撑和减少震荡的作用，又使腰部具有柔韧性和灵活性，从而使人体的躯干和上半身获得了极大的活动自由，这是赋予人体动态美的先决和基本条件，是人类躯体能力区别于其他灵长目动物的一个重要标志，显示出人类在生命活动方面的优越性，而生物进化过程中的优越性便是美文化的结晶和人类文明的进一步升华。相对胸廓和骨盆而言，脊柱腰段就显示得更加纤细，这种粗细上的极大反差又为躯干哑铃状的曲线美奠定了美容解

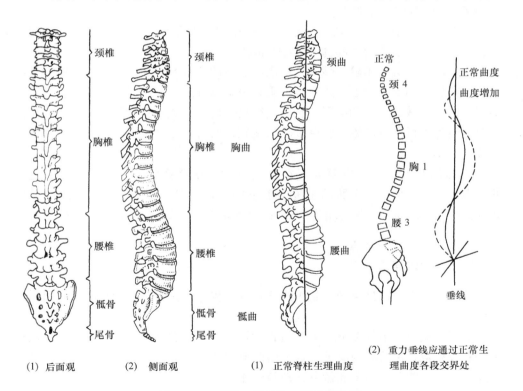

(1) 后面观   (2) 侧面观   (1) 正常脊柱生理曲度   (2) 重力垂线应通过正常生理曲度各段交界处

图 2.2-26 脊柱（侧面观、正常生理曲线）

剖学上的结构基础。

3）后面观：可见棘突纵行排列成一条直线。其中第 7 颈椎的棘突水平伸向后方，且明显高出其他颈椎的棘突；胸椎的棘突斜向后下方，呈叠瓦状，排列较紧密；腰椎的棘突水平向后伸出，棘突间的距离也较大。在医疗工作中，应切记棘突排列的这些特征。

2. 脊柱的运动　　脊柱在相邻两个椎骨之间的运动幅度很小，但由于脊柱运动时是许多椎骨连结同时运动，故运动幅度相当大。脊柱的主要运动有前屈、后伸、侧屈和旋转等四类。脊柱的损伤也以这两处较为多见。

（二）胸廓

由 12 块胸椎、12 对肋和 1 块胸骨连结而成，具有支持和保护胸、腹腔内的脏器和参与呼吸运动等功能。

1. 肋的连结　　肋后端与胸椎构成关节，肋前端的连结形式不完全相同：第 1 肋与胸骨柄直接相连；第 2～7 肋分别与胸骨的外侧缘形成胸肋关节；第 8～10 肋依次连于上位肋软骨的下缘，因而形成一条连续的软骨缘，即肋弓；第 11 和第 12 肋游离于腹肌内。

2. 胸廓的整体观　　成人胸廓呈前后略扁的圆锥体形，上窄下宽。胸廓有上、下二口。相邻两肋之间的间隙称肋间隙。

胸廓的外形可因年龄、性别和健康状况不同而有所差异。新生儿的胸廓呈圆桶状，前后径和横径相近；成年人的胸廓呈扁圆锥形，前后径小于横径；老年人则因肋的弹性减退，运动减弱，胸廓变得更扁而长；成年女性的胸廓较男性略圆而短；经常进行体育锻炼，胸廓多较为宽阔，而身体瘦弱的人，胸廓往往扁平而狭长。

3. 胸廓的运动　　主要表现在呼吸运动。在呼吸肌的作用下，可引起肋的前端上升或下降。由于肋的位置向前下倾斜，所以，肋上升时，胸廓向两侧和前方扩大，胸廓的容积也相应增大；肋下降时，胸廓恢复原状，容积也随着缩小。

三、颅骨的连结

颅骨之间多数以致密结缔组织或软骨直接相连，只有下颌骨与颞骨之间以颞下颌关节相连。

颞下颌关节（下颌关节）由下颌骨的髁突与颞骨的下颌窝和关节结节组成，关节囊较松弛，关节腔内有关节盘。两侧颞下颌关节必须同时运动，可作下颌骨上提、下降、前移、后退和侧方运动等动作。

四、四肢骨的连结

四肢骨的连结,可分为上肢骨的连结和下肢骨的连结。由于上下肢的功能不同,上下肢骨的连结,在形态结构上各有特点。上肢骨连结较灵活,而下肢骨连结较稳固。

(一)上肢骨的连结

1. 肩关节 由关节盂和肱骨头连结而成。肩关节的形态特点是:肱骨头大,关节盂浅小,两关节面大小差别较大;关节囊松弛,所以肩关节不仅运动灵活,而且运动幅度也较大。肩关节囊内有肱二头肌长头腱加强,而下壁薄弱,成为肩关节最常见的脱位部位。

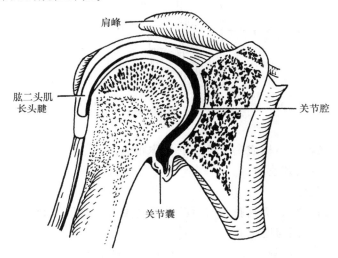

图 2.2－27 肩关节(右侧、冠状切面)

肩关节是人体运动幅度最大的关节,可作屈、伸、内收、外展、旋内、旋外和环转运动。

2. 肘关节 由肱骨下端和桡、尺骨的上端连结而成。关节囊的前、后壁都较薄而松弛,但内、外侧壁都较紧张,并有韧带增强。关节囊的下部有桡骨环状韧带,该韧带呈半环状,从前方、外侧和后方环包桡骨头,其两端分别附于尺骨桡切迹的前、后缘,它与尺骨的桡切迹共同形成一个下口较上口稍小的短筒状结构,容纳和固定桡骨头。小儿的桡骨头发育尚未完成。所以,突然用力向前牵引小儿手或前臂时,桡骨头可部分从下方脱出,致成桡骨半脱位。肘关节可作屈、伸运动。

3. 手关节 包括桡腕关节、腕骨间关节、腕掌关节、掌指关节和指骨间

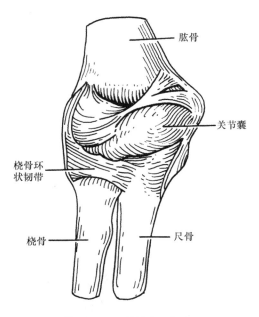

图 2.2 - 28　肘关节（前面）

关节各关节的名称均与构成关节各骨的名称相应。

（二）下肢骨及其连结

1. 下肢骨的连结

（1）髋骨的连结：两侧髋骨的后部借骶髂关节、韧带与骶骨相连；前部借耻骨联合互相连结它们与尾骨共同构成骨盆。

1）耻骨联合：两侧髋骨的前部借耻骨联合相连结。耻骨联合主要由纤维软骨构成，软骨内有一极窄的纵行裂隙。女性在妊娠期，耻骨联合稍有活动性。

2）骨盆：由骶、尾骨和左、右髋骨连结而成，具有保护骨盆腔内的器官和传递重力等功能。

骨盆可分上、下两部，即上方的大骨盆和下方的小骨盆。两部以界线分界，界线由后向前依次是骶骨的岬、弓状线、耻骨梳和耻骨联合的上缘连成。小骨盆有上、下二口，上口由界线围成，下口由尾骨、骶结节韧带、坐骨结节、坐骨支、耻骨下支和耻骨联合的下缘共同围成，两侧的坐骨支和耻骨下支连成耻骨弓，其间的夹角称耻骨下角。大骨盆的内腔是腹腔的一部分，小骨盆的内腔称骨盆腔，容纳消化系统、泌尿系统和生殖系统的部分器官。女性的骨盆腔也是胎儿娩出的产道。

从青春期开始，骨盆的形态出现性差。女性骨盆的形态特点与妊娠和分娩有关。它与男性骨盆有主要差别。

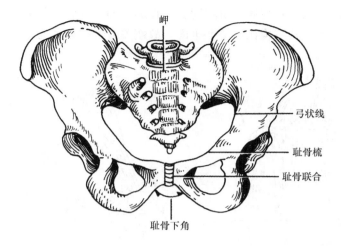

图 2.2 - 29　骨盆（前上观）

（2）髋关节：由髋臼和股骨头组成（图 2.2 - 30）。

髋臼深陷，股骨头全部纳入髋臼内，关节囊厚而坚韧，股骨颈除其后面的外侧部之外，都被包入囊内，故股骨颈骨折，有囊内和囊外之分。关节囊表面有韧带增强，其中位于囊前壁的髂股韧带最为强大，它限制髋关节过度后伸，对维持人体直立有一定的作用。关节囊内有股骨头韧带，它的一端连于股骨头，另一端连于髋臼下部的边缘附近，内有营养股骨头的血管通过。

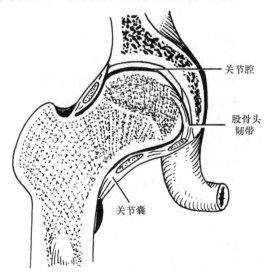

图 2.2 - 30　髋关节（右侧、冠状切面）

髋关节的运动形式与肩关节相同，可作屈、伸、内收、外展、旋内、旋外和环转运动。但由于其结构比肩关节牢固，故髋关节各类运动的幅度，都较肩关节为小。

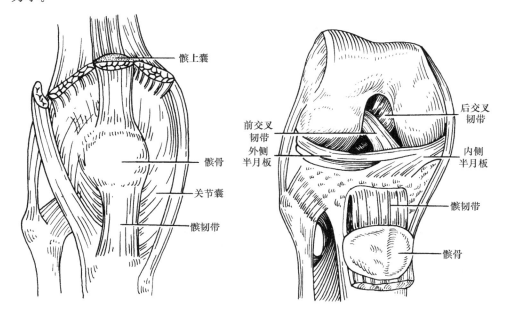

图 2.2 - 31　膝关节（右侧、前面）

（3）膝关节：由股骨内、外侧髁和胫骨内、外侧髁以及前方的髌骨组成（图 2.2 - 31）。关节囊宽阔而松弛，韧带发达，其中位于关节囊前壁的韧带尤为强大。在关节囊内（图 2.2 - 31），膝交叉韧带和关节半月板。膝交叉韧带连结股骨和胫骨，分前交叉韧带和后交叉韧带。前交叉韧带可阻止胫骨向前移位；后交叉韧带可限制胫骨向后移位。关节半月板，由纤维软骨构成，共有两块，内侧半月板呈 C 形，外侧半月板呈 O 形，内、外侧半月板分别位于股骨和胫骨的同名髁之间。半月板的上面微凹，下面平坦，可使股、胫两骨的关节面更为适应，从而增强关节的灵活性和稳固性。

膝关节可作屈、伸运动；当膝关节处于半屈位时，还可作轻度的旋内和旋外运动。

（4）足关节：包括距小腿关节，跗骨间关节、跗跖关节、趾跖关节和趾骨间关节，均由与关节名称相应的骨组成。

（5）足弓：足骨借关节和韧带紧密相连，在纵、横方向上都形成凸向上方的弓形，称足弓（图 2.2 - 32）。足弓具有弹性，在行走、跑跳和负重时，可缓冲地面对人体的冲击力，借以保护体内的器官。此外，足弓还有使足底的血管、神经免受压迫等功能。

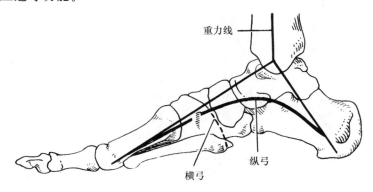

图 2.2 – 32　足弓

　　足弓主要凭借足底的韧带、肌和腱等结构来维持。当这些软组织发育不良，或因慢性劳损引起韧带松弛或骨折时，均可导致足弓低平或消失，成为扁平足。

第三节　肌

一、概述

　　运动系统的肌均属骨骼肌，每一块肌都有一定的形态结构和功能，有丰富的血管分布和一定的神经分配。若肌的血液供应阻断，或支配肌的神经遭受损伤，可分别引起肌的坏死和瘫痪。

　　（一）肌的分类

　　肌有多种分类方法。肌的形态多种多样，其分类方法也较多。根据肌的外形，可分长肌、短肌、扁肌和轮匝肌（图 2.2 – 33）。长肌呈长梭形或带状，多分布于四肢，收缩时可产生较大幅度的运动。短肌短小，主要分布于躯干深部，收缩时运动幅度较小。扁肌扁薄宽阔，多分布于躯干浅部，除运动外，还有保护和支持腔内器官的作用。轮匝肌呈环形，位于孔、裂的周围，收缩时可关闭孔、裂。

　　根据肌的作用，肌可分为屈肌、伸肌、内收肌、外展肌、旋内肌和旋外肌等。

　　（二）肌的构造

　　肌由肌腹和腱（肌腱）构成。肌腹位于肌的中部，腱位于肌的两端，肌借腱附于骨骼。肌腹主要由大量的骨骼肌纤维构成，许多骨骼肌纤维聚集成肌束，许多肌束合成肌腹。肌腹具有收缩功能。腱由致密结缔组织构成，呈银白色，非常强韧。长肌的腱多呈索状，扁肌的腱多薄而宽阔，形成腱膜。腱无收缩功能，只起力的传递作用。

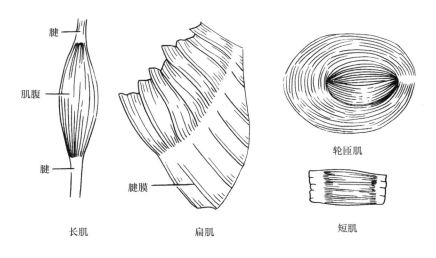

图 2.2 - 33　肌的形态

腱

肌腹

腱

腱膜

轮匝肌

长肌　　　　　　扁肌　　　　　　短肌

（三）肌的起止点和作用

肌通常都越过一个或多个关节，其两端分别附于一块或数块骨的表面。肌收缩时，其中一骨的位置相对固定，另一骨则因受到肌的牵引而发生位置的移动。肌在固定骨上的附着点称为起点，在移动骨上的附着点称为止点。在一般情况下，肌收缩时，止点向起点方向移动。全身的肌，起止点的确定，都有一定的规律：即躯干肌通常以其靠近正中矢状面的附着点为起点，远离正中矢状面的为止点；四肢肌的起点在四肢的近侧端或靠近躯干侧的部位，止点则在四肢的远侧端或远离躯干侧的部位。

根据肌的起止点，肌束的排列方向，以及肌与关节运动轴的位置关系，便可大致判定该肌的作用。例如起自肱骨，向下经过肘关节运动轴的前方，止于前臂骨的肌，即具屈曲肘的作用；反之，经过肘关节运动轴后方的肌，则具有伸肘的作用。

（四）肌的配布

大多数肌都成群配布在关节的周围，它的配布形式，与关节的运动轴密切相关，即在每一个运动轴的两侧，都配布有作用相反的两群肌。例如：具有一个冠状运动轴的肘关节，在它的运动轴的前、后方，分别配布有屈肌和伸肌；具有两个运动轴的桡腕关节，除其前、后方分别配布有屈肌和伸肌外，两侧还分别配布有内收肌和外展肌等。通常把配布在运动轴的同一侧，完成同一运动的肌或肌群，称协同肌。它与配布在运动轴对侧、作用完全相反的肌或肌群，互称拮抗肌。在神经系统调节下，拮抗肌在功能上既相互拮抗，又相互协调。例如屈肌收缩时，伸肌必须同时相应地舒张，才能产生屈；反之，伸肌收缩时，屈肌也必须适当地舒张，才能完成伸。人体各种准确动作的完成，都必须有赖于肌的这种协调关系。

（五）肌的辅助结构

有筋膜、滑膜囊和滑膜鞘等。

1. 筋膜　　分浅筋膜和深筋膜两类

（1）浅筋膜：位于皮肤的深面，又称皮下筋膜。它主要由疏松结缔组织构成，内含脂肪、血管和神经等。脂肪含量的多少，可随人体的部位、性别和营养状况等而有差别。浅筋膜对深部组织具有保护作用。

（2）深筋膜：又称固有筋膜，由致密结缔组织构成。它位于浅筋膜的深面，同时也进入深部，呈鞘状包裹各肌或肌群，以及血管和神经。深筋膜除有保护和约束肌的作用外，还有利于肌或肌群的独立活动。

2. 滑膜囊　　为结缔组织构成的密闭小囊，形扁壁薄，内含少量滑液，多存在于肌、韧带与皮肤或骨面之间，具有减少相邻结构之间磨擦的作用。

3. 滑膜鞘　　呈双层套管状，分为内、外两层，内层包绕于腱的周围；外层与周围的结缔组织相连。内、外两层在鞘的两端相互移行，形成一个封闭的腔隙，其内含有少量的滑液。当肌收缩时，滑膜鞘可减少腱与骨的磨擦。

二、躯干肌

躯干肌包括背肌、颈肌、胸肌、膈、腹肌和会阴肌。

（一）背肌

位于躯干背侧面，分浅、深两群。

1. 浅群　　是连于躯干和上肢的肌，主要有：

（1）斜方肌：位于项部和背上部，为三角形扁肌，左、右侧相合成斜方形。斜方肌起自枕骨、项韧带和全部胸椎棘突，肌束分上、中、下三部分，分别行向外上、外侧和外下，止于锁骨和肩胛冈等处。斜方肌的上部肌束收缩可上提肩胛骨；下部肌束收缩可使肩胛骨下降；整肌收缩，可使肩胛骨向脊柱靠拢。如肩胛骨固定，两侧斜方肌同时收缩时，则可使头后仰。

（2）背阔肌：位于背下部。它起自下部胸椎和全部腰椎棘突，以及髂嵴等处。肌束向外上方集中，止于肱骨小结节的下方。该肌收缩，可使臂内收、旋内和后伸；上肢固定时，可上提躯干，如引体向上。

2. 深群　　位于棘突两侧，可分数层：浅层是长肌，深层都是短肌。

（二）颈肌

位于颅和胸廓之间

1. 颈阔肌　　位于颈前部两侧浅筋膜内，是一对非常薄的扁肌（图2.2-34），有紧张颈部皮肤和下拉口角等作用。

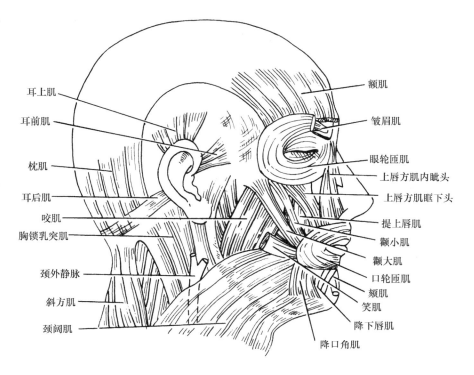

图 2.2 - 34　面部表情肌

2. 胸锁乳突肌　　位于颈的外侧部（图 2.2 - 34），对于颈部的美容整形、治疗先天性斜颈等都有重要的作用。它起自胸骨柄和锁骨的内侧端，肌束斜向后上，止于乳突。一侧胸锁乳突肌缩，使头向同侧倾斜，面部转向对侧；两侧同时收缩，使头后仰。

3. 舌骨上肌群　　位于下颌骨和舌骨之间，参与构成口腔的底。它们收缩时，可上提舌骨；若舌骨固定，则可下降下颌骨。

4. 舌骨下肌群　　位于舌骨和胸骨柄之间，在前正中线两侧覆盖喉和气管等结构。它们可下降舌骨和使喉向上、下活动，协助完成吞咽运动。

（三）胸肌

参与构成胸壁，包括胸大肌、胸小肌、前锯肌和肋间肌等（图 2.2 - 35）。

1. 胸大肌　　位于胸前壁的上部。它起自锁骨、胸骨和上部数肋软骨的前面，肌束向外上方集中，止于肱骨大结节的下方。此肌可使臂内收和旋内；当上肢固定时，胸大肌收缩可上提躯干；也可提肋以扩大胸廓，协助吸气。

2. 前锯肌　　位于胸外侧壁。它起自上位 8 条肋的外面，肌束向后内经过肩胛骨的前方，止于肩胛骨的内侧缘和下角。此肌的上部肌束收缩时拉肩胛骨向前；下部肌束收缩拉肩胛骨的下角外旋，助臂上举。

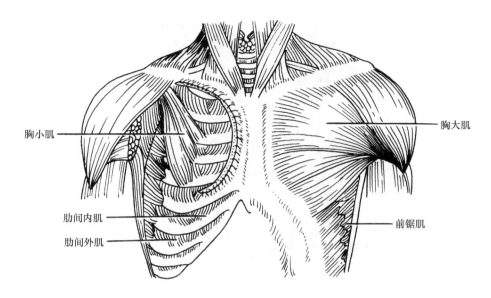

图 2.2 - 35　胸肌

左侧标注（从上到下）：胸小肌、肋间内肌、肋间外肌
右侧标注（从上到下）：胸大肌、前锯肌

3. 肋间肌　　位于肋间隙内，分浅、深两层（图 2.2 - 35）：浅层的称肋间外肌，肌束行向前下，收缩时，可提肋以助吸气。深层称肋间内肌，肌束方向与肋间外肌相反，收缩时可降肋以助呼气。

（四）膈

分隔胸腔和腹腔，为一块向上膨隆的扁肌。中央部为腱膜，称中心腱。膈有三个裂孔，紧位于脊柱前方的称主动脉裂孔；主动脉裂孔的左前方有食管裂孔；在食管裂孔的右前方，位于中心腱内的是腔静脉孔。上述三孔分别有主动脉、食管和下腔静脉通过。

膈是重要的呼吸肌。它收缩时，膈的膨隆下降，胸腔容积扩大，引起吸气；舒张时，膈的膨隆上升，胸腔容积缩小，引起呼气。

（五）腹肌

位于胸廓下部和骨盆上缘之间，是腹壁的主要组成部分，包括位于腹前外侧壁的三块扁肌和腹直肌（图 2.2 - 36）以及位于腹后壁的腰方肌。

1. 腹外斜肌　　是腹前外侧壁最浅层的扁肌。除其后部肌束止于髂嵴外，大部分肌束都斜向前下方，移行为广阔的腱膜。腱膜下部增厚，形成腹股沟韧带。腹股沟韧带紧张于髂前上棘和耻骨结节之间。在耻骨结节的外上方，腱膜有一个略呈三角形的裂孔，称腹股沟管浅环（腹股沟管皮下环）。

2. 腹内斜肌　　位于腹外斜肌的深面，肌束自后向前呈扇形散开，大部分肌束在腹直肌的外侧缘附近移为腱膜。

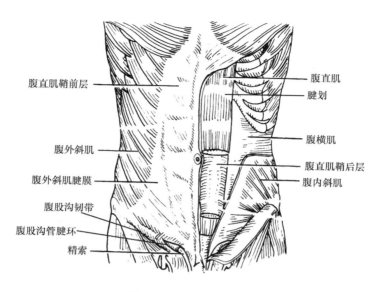

图 2.2－36　腹前外侧壁肌

3. 腹横肌　　　位于腹内斜肌的深面，肌束横向内侧，在腹直肌的外侧缘附近移行为腱膜。

4. 腹直肌　　　呈带状，位于腹前壁正中线的两侧。周围包有上述三对扁肌腱膜形成的腹直肌鞘。腹直肌的肌束上下纵行，其前部有 3～4 条横行的腱性结构，称为腱划。

5. 腰方肌　　　位于腹后壁腰椎两侧。

腹壁大部分肌的肌束排列方向相互交错，可增加腹壁张力，有利于保护和支持腹腔内部器官。腹肌收缩时，可降肋，助呼气；也可使脊柱作前屈、侧屈和旋转运动。腹肌与膈共同收缩时，可增加腹压，有助于排便、排尿、呕吐和分娩。

（六）会阴肌

位于小骨盆下口附近，其中最重要的是肛提肌、会阴深横肌和尿道膜部括约肌等。

1. 肛提肌　　　起自小骨盆前外侧壁的内面，肌束行向后内下方，其中小部分肌束到达直肠壁，大部分止于尾骨及其附近的结构，并与对侧同名肌在中线相互会合，封闭小骨盆下口的大部分。两侧肛提肌以及覆盖它们上、下面的筋膜，构成盆膈。其中部有直肠穿过。肛提肌有承托盆腔器官和协助肛门括约肌紧缩肛门等作用。

2. 会阴深横肌　　　位于小骨盆下口的前下部。会阴深横肌和尿道括约肌以及覆盖它们上、下面的筋膜，构成尿生殖膈，其中部有尿道穿过，在女性尿道后方，尚有阴道穿过。

3. 尿道括约肌　　位于会阴深横肌的前方。围绕尿道阴道，此肌有紧缩尿道和阴道的作用。

三、头肌

（一）面肌

位于面部和颅顶，收缩时，可改变面部皮肤的外形，显示种种表情，故又称表情肌（见局解）。

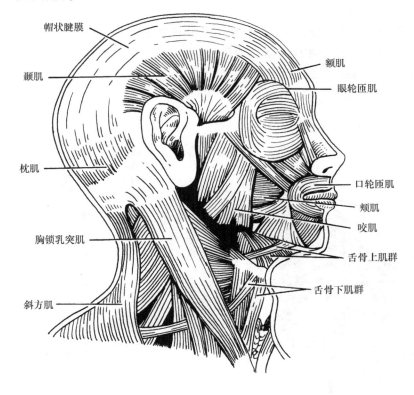

图 2.2-37　头颈肌

（二）咀嚼肌（图 2.2-37）

咀嚼肌是起于颅骨或颧弓，止于下颌骨的肌群。主要围绕下颌支而存在，是运动颞下颌关节而实现闭合运动和侧向运动以完成咀嚼功能的成对肌，主要有咬肌、颞肌。

1. 咬肌　　位于下颌支的外侧，呈长方形板状。起于颧弓的下缘和深面，止于下颌角和下颌支的外侧面。作用是上提下颌骨和使下颌骨移向前。

2. 颞肌   大部分位于颞窝，呈扇形，起于颞线所环绕的骨面，全部肌纤维集中经颧弓深面下降，止于下颌支的侧面和冠突。主要作用是上提下颌，可协助侧向运动下颌骨。

四、四肢肌

四肢肌分上肢肌和下肢肌。由于上肢和下肢的功能不同，肌的形态和配布也各有特点，上肢肌比较细小，数目较多，适于上肢的复杂劳动。下肢肌与支持体重和行走有关，肌都比较粗大有力。

（一）上肢肌

按其所在部位，分为肩肌、臂肌、前臂肌和手肌。

1. 肩肌   配布在肩关节的周围（图 2.2－38）。能运动肩关节，并可增加肩关节运动时的稳固性。

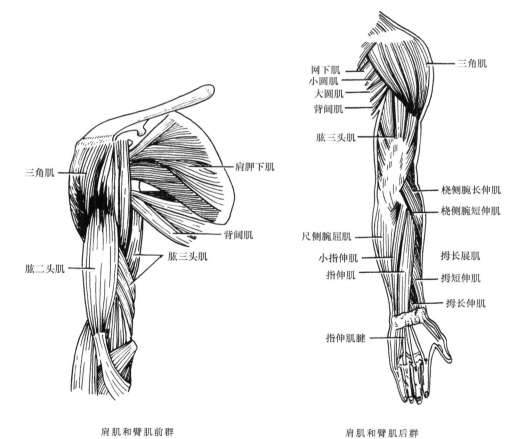

肩肌和臂肌前群   肩肌和臂肌后群

图 2.2－38

三角肌：略呈三角形，起自于锁骨的外侧份、肩峰和肩胛冈，肌束从前、后和外侧三面包围肩关节，集中止于肱骨的三角肌粗隆。它与肱骨大结节共同形成肩部圆隆的外形，在肩关节脱位时，此圆隆即消失。此肌收缩，可使肩关节外展。

三角肌的外上1/3部，肌质丰厚，且无重要的血管、神经经过，是临床经常选用的肌肉注射的部位。

2. 臂肌　覆盖在肱骨周围，主要作用于肘关节。它分前、后群：前群是屈肌；后群是伸肌。

（1）前群：主要有肱二头肌。

肱二头肌位于臂前部浅层。它有长、短二头：长头起自关节盂的上方，经肩关节囊内下降；短头起自喙突。二头向下合成肌腹，在臂前面的中部形成明显的隆起，下端以扁腱止于桡骨上端的内侧面。肱二头肌的主要作用是屈肘关节，同时也有屈肩关节和使前臂旋后的作用。

（2）后群（图2.2-38）：主要有肱三头肌

肱三头肌位于臂的后部。它起自关节盂的下方和肱骨的后面，止于尺骨鹰嘴。它是肘关节的主要伸肌。

3. 前臂肌　位于桡、尺骨的周围，多数起于肱骨的下端，少数起自桡、尺骨及前臂骨间膜；除少数外，多数肌的肌腹，位于前臂的近侧部，向远侧移行为细长的腱，止于腕骨或掌、指骨。

前臂肌分前、后两群。前群主要是屈肌和旋前肌；后群主要是伸肌和旋后肌。各肌的作用大致与其名称相一致。前臂肌的前、后群，都分为浅、深层，每层内各肌的位置由桡侧向尺侧依次是：

（1）前群（图2.2-38）

1）浅层：肱桡肌、旋前圆肌、桡侧腕屈肌、掌长肌、指浅屈肌、尺侧腕屈肌。在前臂远侧部，各长肌的腱均可触及。

2）深层：有三块肌。

（2）后群（图2.2-39）

1）浅层：桡侧腕长伸肌、桡侧腕短伸肌、指伸肌、小指伸肌、尺侧腕伸肌。

2）深层：有五块肌。

4. 手肌　位于手掌，由运动指的许多小肌组成。分为外侧、内侧和中间三群。外侧群位于手掌的外侧部，较发达，它们共同形成的丰满隆起称鱼际。此群肌可使拇指作内收、外展、屈和对掌运动（拇指指腹与其他各指指腹相对的动作称对掌）。内侧群位于手的内侧部，它们共同形成小鱼际，其主要作用是屈小指和使小指外展。中间群包括蚓状肌和骨间肌，它们分别位于掌心和掌骨之间，

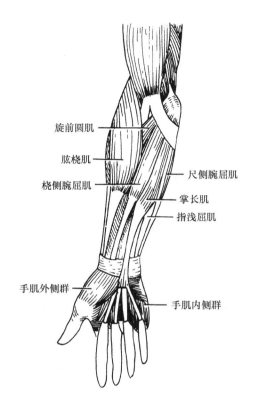

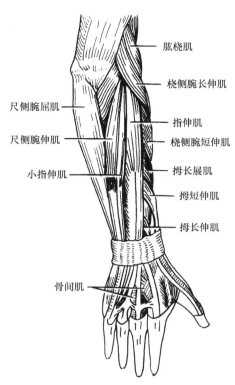

旋前圆肌

肱桡肌

桡侧腕屈肌

尺侧腕屈肌

掌长肌

指浅屈肌

手肌外侧群

手肌内侧群

前臂肌前群和手肌（浅层）

肱桡肌

桡侧腕长伸肌

尺侧腕屈肌

指伸肌

尺侧腕伸肌

桡侧腕短伸肌

小指伸肌

拇长展肌

拇短伸肌

拇长伸肌

骨间肌

前臂肌后群（浅层）

图 2.2－39

蚓状肌作用是屈掌指关节，伸指关节。骨间肌可使第 2、3、4 等指作内收和外展等运动（指向中指正中面靠拢的动作称内收；反之称外展）。

（二）下肢肌

按部位分为髋肌、股肌、小腿肌和足肌。

1. 髋肌　　起自骨盆，跨过髋关节，止于股骨的上部，主要运动髋关节。髋肌分前、后两群。

（1）前群：主要有髂腰肌。

由髂肌和腰大肌合成（图 2.2－40）。髂肌起自髂窝，腰大肌起自腰椎体侧面及横突，两肌会合向下，经腹股沟韧带的后方，止于股骨的小转子，髂腰肌收缩可使髋关节前屈和旋外，若下肢固定，则可使躯干前屈。

（2）后群：主要有臀大肌　（图 2.2－41）。

臀大肌：位于臀部浅层，略呈四边形，大而肥厚，起自髂骨和骶骨的后面，肌束斜向外下，止于股骨上部的后面。该肌收缩，可使大腿后伸并旋外；下肢固

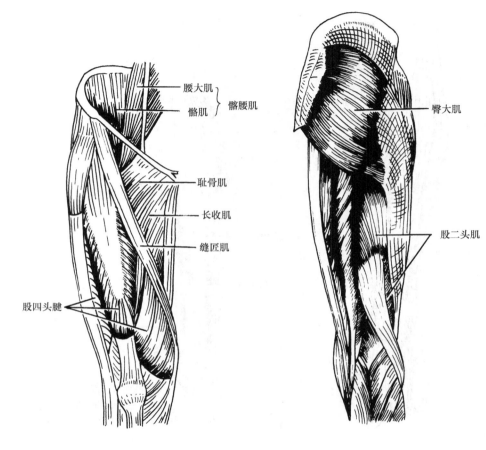

图 2.2-40　髋肌和股肌前群　　　　　　图 2.2-41　髋肌和股肌后群

定时，则可制止骨盆前倾，对维持人体直立有重要作用。臀大肌位置表浅，肌质厚实，其外上部无重要的神经和血管，为肌内注射的常选部位。

　　2. 股肌　　位于股骨周围，分前群、内侧群和后群

　　（1）前群：位于股前部，有缝匠肌和股四头肌。

　　1）缝匠肌：呈长带关，起自髂前上棘，斜向内下方，止于胫骨上部的内侧面，可屈髋关节和膝关节。

　　2）股四头肌：是股前部最强大的肌。以四腱起自髂骨和股骨，肌束向下附着于髌骨的周缘和前面，并下延成髌韧带，止于胫骨粗隆，股四头肌的主要作用是伸膝关节。

　　（2）内侧群：位于股的内侧部。

　　（3）后群：位于股后部，其中位于外侧的叫股二头肌。后群各肌都经过髋关

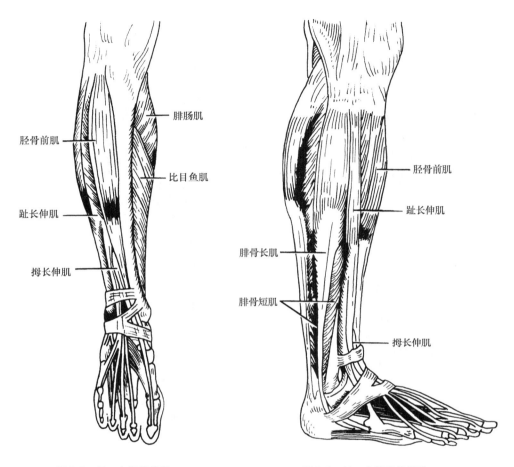

胫骨前肌

腓肠肌

比目鱼肌

趾长伸肌

拇长伸肌

胫骨前肌

趾长伸肌

腓骨长肌

腓骨短肌

拇长伸肌

图 2.2-42　小腿肌前群　　　　　　　　图 2.2-43　小腿肌外侧群

节和膝关节的后方，因而都有伸髋关节和屈膝关节的作用。

3. 小腿肌　　位于小腿骨的周围，分前群、外侧群和后群。

（1）前群：位于小腿前面，共有三块肌（图 2.2-42）：紧贴胫骨外侧面的叫胫骨前肌，胫骨前肌的外侧，上方有趾长伸肌，下方有拇长伸肌。它们的腱都经过距小腿关节的前方到达足背，止于足骨。故三块肌都可伸距小腿关节。

（2）外侧群：位于腓骨的外侧，由浅层的腓骨长肌和深层的腓骨短肌组成（图 2.2-43）。两肌的腱都经外踝的后方，绕过足的外侧缘到足底，止于足骨。外侧群肌能屈距小腿关节和使足外翻。

（3）后群：位于小腿后部，分浅、深两层。

浅层有小腿三头肌，它由浅面的腓肠肌和其深处的比目鱼肌合成（图 2.2-42）。其肌腹膨大，形成小腿后部的丰隆外形，俗称"小腿肚"。腱粗壮，称跟腱，

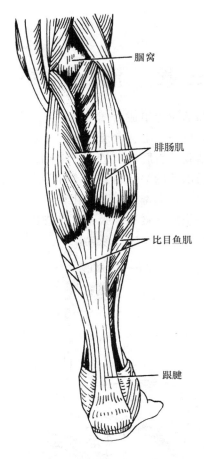

图 2.2 - 44　小腿肌后群（浅层）

経距小腿关节的后方，止于跟骨。小腿三头肌可使距小腿关节跖屈。

4. 足肌　　主要位于足底，有屈趾骨间关节和支持足弓等作用。

（赵承颖）

第三章　消 化 系 统

消化系统由消化管和消化腺组成（图2.3-1）。消化管自口腔至肛门。是一条长而迂曲的管道，包括口腔、咽、食管、胃、小肠（十二指肠、空肠和回肠）和大肠（盲肠、阑尾、结肠、直肠和肛管）。临床常把从口腔到十二指肠这段消化管称为上消化道，空肠以下的消化管称为下消化道。消化腺包括口腔腺、肝、胰及消化管壁内的小腺体，它们都开口于消化管。

消化系统的主要功能是消化食物，吸收营养物质和排出粪便。

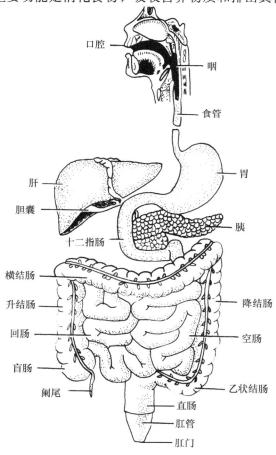

口腔　咽　食管　胃　肝　胆囊　胰　十二指肠　横结肠　升结肠　回肠　盲肠　阑尾　降结肠　空肠　乙状结肠　直肠　肛管　肛门

图 2.3-1　消化系统概况

为了便于描述各器官的位置和体表投影，通常在胸、腹部体表确定若干标志线，将腹部分成若干区。常用的标志线和分区如（图 2.3 - 2）。

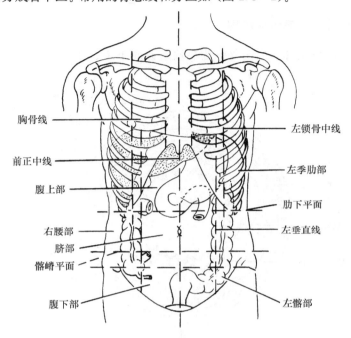

图 2.3 - 2　胸部标志线和腹部分区

1. 胸部的标志线

（1）前正中线：沿人体前面正中所作的垂线。

（2）胸骨线：通过胸骨外侧缘最宽处的垂线。

（3）锁骨中线：通过锁骨中点的垂线。

（4）腋前线：通过腋前襞的垂线。

（5）腋后线：通过腋后襞的垂线。

（6）腋中线：通过腋前、后线之间中点的垂线。

（7）肩胛线：通过肩胛骨下角的垂线。

（8）后正中线：沿人体后面正中所作的垂线。

2. 腹部的分区　　通常用两条横线和两条纵线，将腹部分为 9 个区。两条横线分别是两侧肋弓最低点连线和两侧髂结节的连线；两条纵线是分别通过左、右腹股沟韧带中点的垂线。以此将腹部分成 9 个区，即：左季肋区、腹上区、右季肋区、左腹外侧区、脐区、右腹外侧区、左腹股沟区、耻区和右腹股沟区。

临床工作中常用四分法，即以前正中线和通过脐的水平线，将腹部分为左上腹部、右上腹部、左下腹部、右下腹部 4 个区。

第一节 消 化 管

一、消化管的一般组织结构

除口腔外，消化管由内向外分为黏膜、黏膜下层、肌层与外膜四层。

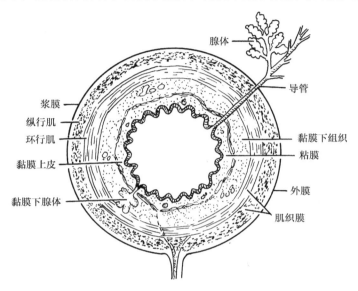

图 2.3-3 消化管的构造模式图

（一）黏膜

位于管壁的最内层，由上皮、固有层和黏膜肌层组成。是消化管各段结构差异最大，也是消化管进行消化、吸收的重要结构。

（二）黏膜下层

由疏松结缔组织构成，内含较大的血管、淋巴管和黏膜下神经丛。在食管及十二指肠的黏膜下层内分别有食管腺和十二指肠腺。黏膜下神经丛调节腺体的分泌及黏膜肌层的收缩。在消化管的某些部位，黏膜与黏膜下层共同向管腔内突起，形成纵行或环行的皱襞，扩大了黏膜的表面积。

（三）肌层

除口腔、咽、食管上段与肛门外括约肌为骨骼肌外，其余大部分均为平滑肌。肌层一般分内环、外纵两层。肌层间有肌间神经丛，可调节肌层运动。

（四）外膜

在咽、食管和直肠下部等处的外膜由薄层结缔组织构成，称纤维膜；其他部位的外膜由结缔组织与间皮共同构成，称浆膜，其表面光滑利于器官活动。

二、口腔

口腔是消化管的起始部，前借口裂与外界相通，后经咽峡与咽相续。口腔的顶是腭，与鼻腔分界，底为肌性结构，前壁是口唇，侧壁为颊。口腔以上、下牙弓为界分为前外侧方的口腔前庭和后内侧方的固有口腔。

（一）口唇

分为上唇和下唇，上、下两唇的游离缘，上皮较薄，呈红色，当机体缺氧时，可变为暗红色至紫色，临床称紫绀。

（二）腭

呈穹窿状，是口腔的顶，鼻腔的底。腭的前 2/3 以骨腭为基础，称硬腭；后 1/3 以肌和腱为主，称软腭。软腭的后缘游离，其中央部向下的乳头状突起，称腭垂（悬雍垂）。腭垂两侧各有一对黏膜皱襞；前方的向下续于舌根两侧，称腭舌弓；后方的向下移行于咽侧壁，称腭咽弓。

腭垂、两侧的腭舌弓和舌根共同围成咽峡，它是口腔与咽的分界。

（三）舌

位于口腔底上方，具有搅拌食物、协助吞咽、感受味觉和辅助发音等功能。

1. 舌的形态　　舌分为前 2/3 的舌体和后 1/3 的舌根。舌体的前端较狭窄，称舌尖。舌的上面，称舌背。

2. 舌黏膜　　呈淡红色。舌体背面的黏膜形成许多小突起，称舌乳头。部分舌乳头浅层的上皮细胞不断角化脱落，脱落的上皮细胞与唾液、食物残渣、细菌等混杂在一起，附于黏膜表面，形成淡薄的白色舌苔。舌苔的厚薄和色泽可反映人体的健康与疾病状况。

舌根的黏膜表面有许多丘状隆起，其深部有淋巴滤泡组成的结节，称舌扁桃体。

（四）牙

牙是人体最坚硬的器官，分别镶嵌在上、下颌骨的牙槽内，有切断、磨碎食物和辅助发音等功能。

1. 牙的形态和构造　　牙分三部分：1）牙冠：露于口腔内；2）牙根：嵌于牙槽内；3）牙颈：介于牙冠和牙根之间（图 2.3－4）。

牙主要由釉质、牙质和牙骨质构成。牙质构成牙的主体。在牙冠，牙质的表面覆有釉质；在牙颈和牙根，牙质的表面包有牙骨质。牙的中央有一空腔，称牙腔，腔内容纳牙髓。牙髓由结缔组织、神经、血管和淋巴管组成。贯穿牙根的小管，称为牙根管。牙腔借牙根管经牙根尖端的小孔与牙槽相通。

2. 牙的名称和排列　　人的一生有两组牙列，按萌出先后，分乳牙和恒牙。按牙的形态和功能，乳牙分为切牙、尖牙和磨牙，共 20 个；恒牙分为切牙、尖

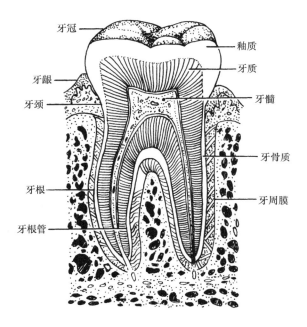

图 2.3-4 牙的纵切面

牙、前磨牙和磨牙，共 32 个。一般乳牙的牙位用罗马数字表示，恒牙的牙位用阿拉伯数字表示。

临床上记录牙的位置，常以被检查者的方位为准，以"十"记号划分四区，表示上、下颌左、右侧和磨牙，且以罗马数字 I～V 表示乳牙，用阿拉伯数字 1～8 标示恒牙，如"Ⅰ|"表示左上颌第一乳牙；"4|"则表示右下颌第四恒牙。

3. 牙的萌出　　乳牙一般在出生后 6 个月开始萌出，至 1 周岁时萌出 8 个左右，3 周岁前出齐。6～13 岁期间，乳牙陆续脱落，恒牙先后萌出。在 6～7 岁第 1 磨牙最先萌出，大部分恒牙在 12～13 岁时出齐。第 3 磨牙，又称迟牙，一般在 17～25 岁才萌出，有的人可能萌出时间更迟甚至终生不出。

4. 牙周组织　　包括牙槽骨、牙周膜和牙龈。牙槽骨即构成牙槽的骨质。牙周膜也称牙槽骨膜，是牙根与牙槽骨之间的致密结缔组织，使牙根牢固地固定于牙槽内。牙龈是覆盖在牙槽弓和牙颈表面的口腔黏膜，富含血管，色淡红，坚韧而有弹性，牙周组织对牙具有保护、支持和固定的作用。

（五）口腔腺

又称唾液腺，主要有腮腺、下颌下腺、舌下腺。口腔腺分泌唾液，排入口腔，具有湿润口腔黏膜、帮助消化等作用。

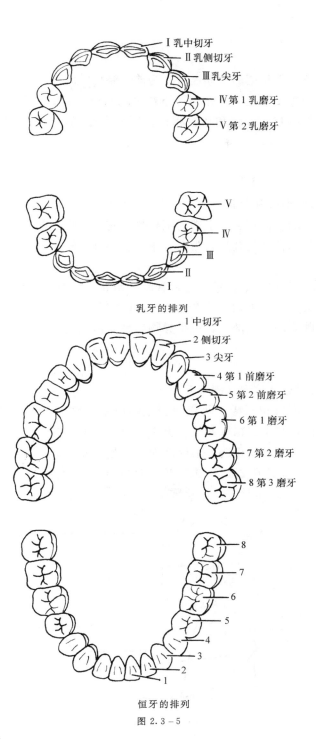

乳牙的排列

恒牙的排列

图 2.3 - 5

三、咽

咽是呼吸道和消化道的共同通道。为前后略扁的漏斗形肌性管道，位于颈椎前方，上附于颅底，下在第 6 颈椎体下缘处与食管相续，长约 12cm。咽的前壁不完整，分别与鼻腔、口腔和喉腔相通，因而咽腔相应地分为鼻咽、口咽和喉咽。

四、食管

（一）食管的形态和位置

食管为扁长的肌性管道，上端与咽相接，向下沿脊柱的前面下降，经胸廓上口入胸腔，穿膈的食管裂孔进入腹腔，末端在第 11 胸椎体的左侧与胃的贲门相连，长约 25cm。

（二）食管全长有三处狭窄：①食管的起始处，距中切牙约 15cm；②食管与左主支气管交叉处，距中切牙约 25cm；③食管穿经膈处，距中切牙约 40cm。这些狭窄是食管肿瘤的好发部位，也是异物较易滞留之处。

五、胃

（一）胃的形态和分部（图 2.3－6）

胃有两壁、两口和两缘。两壁即前壁和后壁，胃的入口称贲门，与食管相续；出口称幽门，与十二指肠相接。上缘凹而短，朝向右上方，称胃小弯，其最低处，形成一切迹，称角切迹；下缘凸而长，朝向左下方，称胃大弯。胃可分四部：①贲门部，在贲门附近，与其他部无明显界限；②胃底，指贲门平面以上，

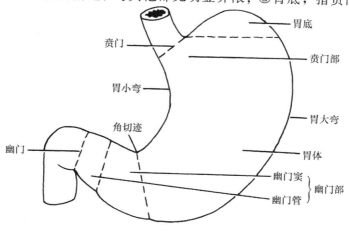

图 2.3－6　胃的形态

凸向膈穹的部分；③胃体，系指胃底与角切迹之间的部分；④幽门部，自角切迹向右至幽门，临床常称此部为胃窦。幽门部的大弯侧有一不明显的浅沟，把幽门部又分为左侧的幽门窦和右侧的幽门管。

（二）胃的位置

胃的位置随体位、胃的充盈程度和体型不同而有所变化。在卧位和中等充盈时，胃大部分位于左季肋区，小部分位于腹上区。

（三）胃壁的形态和组织结构

胃壁由黏膜、黏膜下层、肌层和浆膜组成。其主要结构特点是黏膜具有分泌功能的上皮和大量的胃腺。

六、小肠

小肠为消化管中最长的一段，平均长 5～7m。它盘曲在腹腔的中、下部，上接幽门，下续盲肠，从上向下依次分为十二指肠、空肠和回肠三部分。

（一）十二指肠

为小肠的首段，上接胃，下连空肠，长约 25cm。十二指肠除其起始部分和终端外，其余部分都紧贴腹后壁。十二指肠呈蹄铁形，从右侧包绕胰头，它分为上部、降部、水平部和升部。十二指肠降部的后内侧壁上有一纵行皱襞，其下端的突起称十二指肠大乳头，是胆总管和胰管的共同开口处。

（二）空肠和回肠

空肠和回肠迂回盘曲于腹腔的中、下部。通常空肠约占空、回肠全长近侧的 2/5，位于腹腔的左上部；回肠大约为 3/5，位于腹腔的右下部。

（三）小肠壁的组织结构

小肠壁的结构特点是肠腔面有环形皱襞；黏膜表面有许多细小的肠绒毛；上皮细胞游离面还有大量的微绒毛。黏膜内有大量肠液。这三种结构扩大了小肠内的吸收表面积，利于营养物质的消化和吸收。

七、大肠

大肠的起始段与回肠相接，末端终于肛门，长约 1.5cm，分为盲肠、阑尾、结肠、直肠和肛管五部分。

（一）盲肠

位于右髂窝内，呈囊袋状，长 6～8cm。盲肠上续结肠，左接回肠。

（二）阑尾

为一蚓状盲管，开口于盲肠末端的后内侧壁，末端游离，一般长 6～8cm。阑尾多位于右髂窝内，末端的位置个体间变化较大，但根部的位置较恒定。阑尾根部的体表投影，约在脐与右髂前上棘连线的中、外 1/3 交点处，此点称为麦氏

（Mc Burney）点，急性阑尾炎时，此处常有明显的压痛。

（三）结肠

结肠的位置和分部　　结肠呈向下开放的方框状，围绕在空、回肠的周围，分为升结肠、横结肠、降结肠和乙状结肠四部分。升结肠是盲肠的直接延续，在右腹外侧区上升至肝右叶下方，弯向左前方移行于横结肠，弯曲部称结肠右曲。横结肠向左行至左季肋区，在脾的下方，以锐角与降结肠相连，弯曲部称结肠左曲。横结肠的活动度较大，常下垂成弓形，其最低点可达脐平面或脐下方。降结肠在左腹外侧区下降，至左髂嵴处续于乙状结肠。乙状结肠在左髂区内，呈乙字形弯曲，活动度较大，向下至第3骶椎平面，移行于直肠。

（四）直肠

位于骨盆腔内，长 10～14cm。它沿骶、尾骨的前面下行，至尾骨末端的稍下方穿过盆膈，与肛管相连。

（五）肛管

上续直肠，末端终于肛门，长 3～4cm。

第二节　消　化　腺

消化腺除口腔腺和胃腺、肠腺等外，还有肝和胰。消化腺的主要功能是分泌消化液，参与食物的消化。

一、肝

肝是人体最大的腺体。肝细胞产生胆汁，从胆管输入十二指肠，参与脂类物质的消化；肝还具有代谢、解毒、防御等功能。

（一）肝的形态和位置

肝通常分为前、后两缘和上、下两面。肝前缘锐利，后缘钝圆。肝的上面膨隆，与膈相对，称为膈面。由镰状韧带分为大而厚的右叶和小而薄的左叶。肝的下面凹陷，邻接腹腔器官称为脏面（图2.3－7）。脏面有三条互连成 H 形的沟，即两条矢状位的纵沟和位于纵沟之间的横沟。横沟称肝门，是肝管、肝固有动脉、肝门静脉和神经等出入肝的部位。以肝门为界，左、右纵沟均可分为前、后两部。右纵沟的前部为一浅窝，容纳胆囊，称胆囊窝；后部有下腔静脉通过。左纵沟的前部有肝圆韧带，后部内有静脉韧带。

肝大部分位于右季肋区和腹上区，小部分位于左季肋区。

（二）肝的组织结构

肝表面被覆致密结缔组织被膜。肝门部的结缔组织随门静脉、肝动脉、肝静脉和肝管的分支伸入肝内，将肝实质隔成许多肝小叶，主要由肝细胞构成。

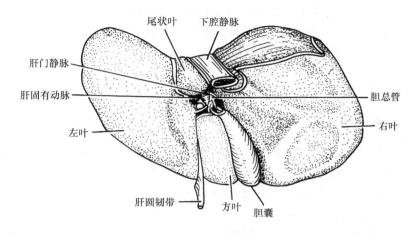

图 2.3 - 7 肝的脏面

（三）胆囊和输胆管道

1. 胆囊　　位于胆囊窝内，胆囊有贮存和浓缩胆汁的作用。

胆囊呈梨形，可分为四部分：前端圆钝，称胆囊底；与胆囊底相连的膨大部分为胆囊体；后部稍细为胆囊颈；颈移行于胆囊管。胆囊底常露出于肝的前缘，与腹前壁相贴，其体表投影在右锁骨中线与右肋弓交点处的稍下方。胆囊炎时，此处常有明显的压痛。

2. 输胆管道　　简称胆道，是将胆汁输送至十二指肠的管道，胆道分肝内和肝外两部分。肝内部分在肝门处形成肝左管和肝右管，两管出肝门后合成肝总管，肝总管下行与胆囊管汇合成胆总管。肝外部分由肝左管、肝右管、肝总管、胆囊和胆总管组成。

二、胰

（一）胰的位置和形态

胰位于胃的后方，在第1、2腰椎水平横贴于腹后壁，其前面被有腹膜。胰质软，色灰红，分头、体、尾三部分：胰的右端膨大，称胰头，被十二指肠环抱；中部呈棱柱状，为胰体；左端较细，伸向脾门，称胰尾。

在胰的实质内，有一条贯穿胰全长的排泄管，称胰管，它沿途收集许多支管，与胆总管汇合后，共同开口于十二指肠大乳头。

（二）胰的组织结构

胰表面覆以薄层结缔组织被膜，腺实质由外分泌部和内分泌部（胰岛）组成。

外分泌部　　为浆液性复管泡状腺，由腺泡和导管组成。胰的外分泌部分分泌胰液，胰液经导管排入十二指肠，参与糖、蛋白质、脂肪的消化。

内分泌部　又称胰岛。是由内分泌细胞组成的球形细胞团，散在于腺泡之间。成人胰腺约 100 万个胰岛。胰岛细胞呈团索状分布，细胞间有丰富的有孔毛细血管，细胞合成的激素由此释放入血。

第三节　腹　　膜

一、腹膜和腹膜腔(图 2.3－8)

腹膜由浆膜构成，薄而光滑，其衬于腹壁和盆壁内面的部分称壁腹膜；覆于器官外面的部分称脏腹膜。脏腹膜和壁腹膜相互移行所围成的潜在性间隙，称腹膜腔。男性的腹膜腔是封闭的，女性的由于输卵管开口于腹膜腔，故可借输卵管、子宫和阴道与体外相通。

正常腹膜分泌少量浆液，起润滑作用，可减少器官在运动时相互摩擦。

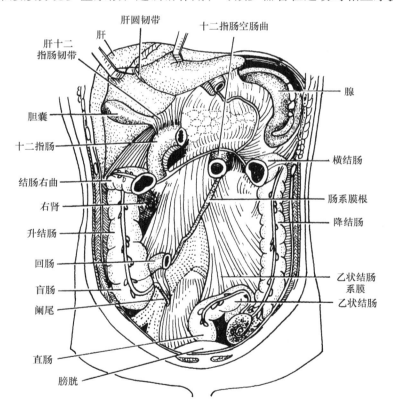

图 2.3－8　腹膜（正中矢状切面）

二、腹膜与器官的关系

根据器官被腹膜包被的程度，可将腹、盆腔器官分为三种类型：①器官表面几乎都包被腹膜的，称腹膜内位器官；这类器官活动性较大，如胃、空肠、回肠、盲肠、阑尾、横结肠、乙状结肠和脾等。②大部分或三面包有腹膜的器官称腹膜间位器官；这类器官活动性较小，如升结肠、降结肠、肝、膀胱和子宫等。③只有一面被腹膜覆盖者，称腹膜外位器官；其位置固定，几乎不能活动，如十二指肠降部和水平部、胰、肾、肾上腺和输尿管等。

三、腹膜形成的结构

腹膜在器官与腹壁或盆壁之间，以及器官与器官之间，互相移行，形成韧带、系膜、网膜等结构。

（一）韧带

是由壁腹膜与脏腹膜之间或相邻脏器的腹膜之间相互移行形成的结构。

如连于腹前壁与肝的上面之间的双层腹膜皱襞镰状韧带。连于肝和膈之间冠状韧带等。

（二）系膜

主要是指将肠管连于腹后壁的双层腹膜结构。如将空、回肠连于腹后壁的小肠系膜。连于横结肠与腹后壁之间的横结肠系膜。将乙状结肠连于盆壁的乙状结肠系膜。阑尾与回肠末端之间呈三角形腹膜皱襞的阑尾系膜。

（三）网膜及网膜囊

网膜包括大网膜和小网膜。

1. 小网膜　　是肝门至胃小弯和十二指肠上部的双层腹膜。它分为肝胃韧带和肝十二指肠韧带，肝十二指肠韧带右缘游离，内有肝固有动脉、胆总管和肝门静脉通过。

2. 大网膜　　是连于胃大弯和横结肠之间的腹膜结构，呈围裙状悬垂于横结肠和小肠的前方，内有脂肪、血管和淋巴管等。大网膜有重要的防御功能，当腹腔器官有炎症时，可向病变处移动，并将病灶包裹，以限制炎症蔓延。

（四）陷凹

盆腔的腹膜在器官之间，形成深浅不等的陷凹。男性在膀胱与直肠之间，有直肠膀胱陷凹；女性有子宫前方的膀胱子宫陷凹和子宫后方的直肠子宫陷凹。这些陷凹是腹膜腔的最低部位，腹膜腔内如有积液时易在这些陷凹内积存。

（赵承颖　吴快英）

第四章 呼吸系统

呼吸系统由呼吸道和肺组成（图2.4-1）。呼吸道包括鼻、咽、喉、气管和左、右主支气管等器官。临床上通常以喉为界，将鼻、咽、喉三部分称为上呼吸道，而气管、左、右主支气管及其在肺内的分支称为下呼吸道。肺由肺泡及肺内各级支气管组成。呼吸道是传送气体的管道；肺是气体交换的器官。

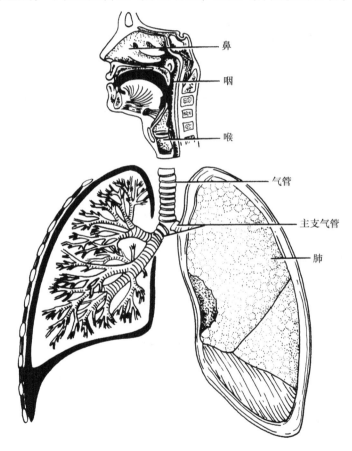

鼻

咽

喉

气管

主支气管

肺

图2.4-1 呼吸系统概况

呼吸系统主要功能是：在呼吸过程中人体通过呼吸系统不断地由外界吸入新的空气，呼出体内在新陈代谢过程中所产生的二氧化碳。此外，鼻还是嗅觉器官，喉兼有发音功能。

第一节　呼　吸　道

一、鼻

鼻既是气体的通道，又是嗅觉器官，并辅助发音。鼻可分为外鼻、鼻腔和鼻旁窦三部分。

（一）外鼻（详见第三篇局部解剖）

（二）鼻腔（图2.4-2）

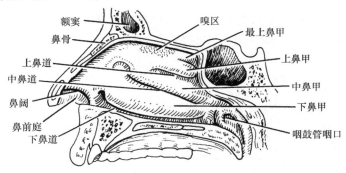

图2.4-2　鼻腔的外侧壁

是以骨和软骨为基础，内衬黏膜和皮肤构成的。鼻腔被一矢状位的鼻中隔分为左、右两腔。鼻中隔的前下份是软骨部，可被推动；其它部分为骨性部。鼻腔借鼻孔与外界相通；向后经鼻后孔通鼻咽，每侧鼻腔又可分为两部分：

1. 前庭　　位于鼻腔的前下部，大致为鼻翼所遮盖的部分，内衬皮肤，生有鼻毛，可滤过空气和阻挡异物。鼻前庭是疖肿的好发部位。

2. 固有鼻腔　　位于鼻腔的上部，是鼻腔的主要部分，临床称之为鼻腔。固有鼻腔主要由骨性鼻腔内衬黏膜构成，因此其形态与骨性鼻腔相似，外侧壁自上而下有上、中、下三个鼻甲；各鼻甲的下方，分别为上、中、下鼻道。

固有鼻腔的黏膜，依其结构和功能分为两区：

（1）嗅区　位于上鼻甲和鼻中隔的上部，黏膜色泽淡黄，内含嗅细胞，能感受气味的刺激。

（2）呼吸区　系指嗅区以外的黏膜，呈淡红色，富含血管和混合腺，表层为假复层纤毛柱状上皮，对吸入的空气有加温，加湿和净化作用。鼻中隔前下部的黏膜较薄，含有丰富的毛细血管网，是鼻出血的易发部位，临床称为出血区。

（三）鼻旁窦

又称副鼻窦。由骨性鼻旁窦内衬黏膜构成，共4对均开口于鼻腔。

二、咽（见消化系统）

三、喉

（一）喉的位置

喉位于颈前部正中，上通咽，下连气管。喉不仅是呼吸道的一部分，同时也是发音器官。成人的喉相当于第5～6颈椎的高度。

喉的上部借韧带和肌与舌骨相连，下与气管相续，后与喉咽紧密相连接，故喉除可随吞咽和发音时上、下移动外，当头部转动时，喉和咽均可左、右移动。

（二）喉的构造

喉由喉软骨连成支架，附有喉肌，内衬黏膜构成。

1. 喉软骨　　喉软骨主要有甲状软骨、环状软骨、杓状软骨和会厌软骨等（图2.4-3）。

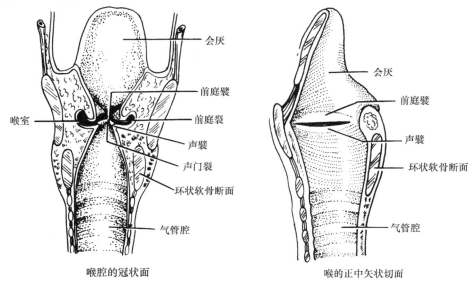

| 喉腔的冠状面 | 喉的正中矢状切面 |

图 2.4-3

（1）甲状软骨：位于舌骨的下方，甲状软骨由左、右两块略呈方形的软骨板，在前缘处相互愈着而成，并向前方突向体表，称喉结，成年男性尤为明显。

（2）环状软骨：位于甲状软骨的下方，下与气管相连。环状软骨呈环状，前部窄低，后部宽高。它与第6颈椎平对，其前部可被触及是重要的体表标志。

（3）杓状软骨：左、右各一，位于环状软骨后部的上方。杓状软骨略呈锥形，尖向上；底向下，与环状软骨后部的上缘构成环杓关节。关节可调节声门裂的大小。

（4）会厌软骨：形如树叶，吞咽时，可将喉口封闭，防止异物进入喉腔。

2. 喉肌　　是骨骼肌，分为两组。一组可开大或缩小声门裂，一组可使声带紧张或松弛。调节音调的高低和音量的大小。

3. 喉腔　　向上经喉口与喉咽相通，向下至环状软骨的下缘与气管腔相续。喉腔中部的侧壁有两对矢状位的黏膜皱襞（图2.4-3），上方的一对前庭襞，呈淡红色，下方的一对称声襞，呈苍白色。声襞紧覆声韧带，是喉癌的易发部位。两侧前庭襞之间的窄隙，称前庭裂，两侧声襞之间的窄隙，称声门裂，声门裂是喉腔最狭窄的部位，气流通过时使声襞及其深部的声韧带发生振动，产生声音。

喉腔可分三部：①喉前庭，是前庭裂平面以上的部分。②喉中间腔，是前庭裂与声门裂两平面之间的部分。它向两侧突出的棱形隐窝，称喉室。③声门下腔，是声门裂平面以下的部分。此部的黏膜下层发达，结构疏松，易因炎症而发生水肿，引起呼吸困难。

三、气管和主支气管

气管和左、右主支气管是相连喉和两肺的管道。气管和主支气管均由若干"C"形气管软骨借韧带相连而成，气管软骨的缺口向后，由膜壁封闭，不完整的软骨环和膜壁，使气管和主支气管在吸气时可有轻度的扩张，在吞咽时，也适于食管内的食团在气管的后方通过。

（一）气管

气管上端连于环状软骨的下缘，向下至胸骨角平面，分为左、右主支气管。

气管位于颈前部正中，位置表浅，可在体表触到。颈部的前方除有皮肤、舌骨下肌群等覆盖外，在第2～4气管软骨的前面还有甲状腺峡横过。颈部的两侧有颈部的大血管和甲状腺的左、右叶，后方与食管相邻。临床作气管切开时，常选取第3～4或第4～5气管软骨，沿中线切开。

（二）主支气管

左、右各一，分别经左、右肺门入左、右肺。左主支气管细而长，走行方向近似水平；右主支气管粗而短，走行方向较垂直，近似气管的直接延续，所以气管异物，多坠入右主支气管。

（三）气管与主支气管的组织结构

气管与主支气管的管壁由内向外依次分为黏膜、黏膜下层和外膜三层。

第二节　肺

一、肺的位置和形态

肺左、右各一，位于胸腔内纵隔的两侧。肺质软而轻，呈海绵状，富有弹性。肺形似纵切的半个圆锥形，有一尖，一底、两面和两缘。内侧面中份有椭圆形凹陷，称肺门。它是主支气管、血管、淋巴管和神经出入肺的部位。这些出入肺的结构被结缔组织连在一起，并由胸膜包绕成束，称肺根。左肺前缘的下部有一弧形切迹，称左肺心切迹。

每侧肺都有深入肺内的裂隙，肺借此分成肺叶。左肺被自后上斜向前下的斜裂分为上、下两叶；右肺除有与左肺相应的斜裂外，还有一条起自斜裂，向前呈水平走向的水平裂，因此右肺被斜裂和水平裂，分为上、中、下三叶。

二、肺的组织结构

肺表面被覆浆膜（胸膜脏层）。肺组织分实质和间质两部分。间质为结缔组织、血管、淋巴管及神经等。实质即肺内支气管各级分支及其终末的大量肺泡。主支气管经肺门入肺内，顺序分支为肺叶支气管、肺段支气管、小支气管、细支气管（内径小于 1mm）、终末细支气管（内径小于 0.5mm）、呼吸性细支气管、肺泡囊、肺泡管和肺泡。支气管以下的这种分支管道，在肺内反复分支呈树枝状，称支气管树。从肺叶支气管至终末细支气管为肺内的导气部，终末细支气管以下的分支为肺的呼吸部。每个细支气管连同其各级分支和所属的肺泡，组成一个肺小叶。肺小叶呈锥形，尖朝向肺门，底向肺表面，小叶之间有结缔组织间隔。临床上称仅累若干肺小叶的炎症为小叶性肺炎。

第三节　胸　　膜

胸膜属浆膜，分脏胸膜和壁胸膜两部分。脏胸膜紧贴于肺的表面，不易分离，并陷入斜裂及水平裂；壁胸膜按部位可分为四部分（图 2.4－4）：肋胸膜，

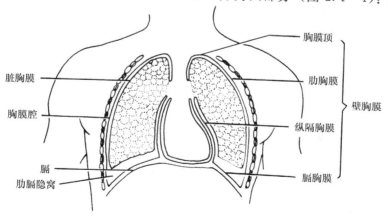

图 2.4－4　胸膜和胸膜腔（示意图）

膈胸膜，纵隔胸膜和胸膜顶，壁胸膜的各部相互连接，并在肺根部与脏胸膜相互移行，因而脏胸膜和壁胸膜共同形成一个封闭的囊腔，称胸膜腔。胸膜腔左右各一，互不相通，腔内呈负压，含有少量浆液，呼吸时可减少脏胸膜与壁胸膜之间的磨擦。由于腔内是负压，因此脏胸膜与壁胸膜相互贴附在一起，所以胸膜腔实际上是两个潜在性的腔隙。

胸膜腔在肋胸膜和膈胸膜的反折处，形成一个半环形深隙，即使在深吸气时，肺也不能伸入其中，称肋膈隐窝（肋膈窦）。肋膈隐窝是胸膜腔最低的部分，胸膜炎的渗出物常积于此。

第四节　纵　　隔

一、纵隔的概念和境界

纵隔是两侧纵隔胸膜之间的所有器官和组织的总称。前界是胸骨，后是脊柱的胸部，两侧界为纵隔胸膜，上界是胸廓上口，下界是膈。

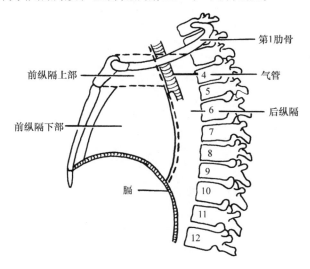

图 2.4－5　纵隔的区分

二、纵隔的分部和内容（图 2.4－5）。

纵隔可以通过胸骨角的平面分为上纵隔和下纵隔两部分。

（一）上纵隔　　主要有胸腺、出入心的大血管、迷走神经、膈神经、气管、食管及胸导管等。

（二）下纵隔　　以心包为界又分为三部分：

1. 前纵隔：位于胸骨与心包之间内有疏松的结缔组织、淋巴结等。

2. 中纵隔：被心、心包、连心的大血管及主支气管的起始部所占据。

3. 后纵隔：位于心包的后方，内有食管、胸主动脉、奇静脉、迷走神经、交感干胸导管及淋巴结等。

（赵承颖　吴快英）

第五章 泌尿系统

泌尿系统由肾、输尿管、膀胱和尿道组成（图 2.5-1）。肾是泌尿系统中最重要的器官，其主要功能是形成尿。肾通过尿的形成，清除血液中的废物以及多余的水和无机盐，对保持人体内环境的相对恒定有重要作用。肾的泌尿功能障碍或丧失，可以危及生命。尿生成后，经输尿管输送到膀胱暂存，最后经尿道排出体外。

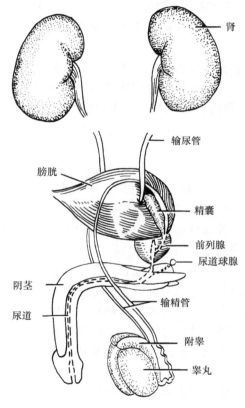

图 2.5-1 男性泌尿器官概况

第一节 肾

一、肾的形态和位置

肾是成对的实质性器官，左右各一，位于腹腔后上部。一般男性肾略大于女性肾。正常成年男性肾平均长约 11.5cm，宽约 5.5cm，厚约 3～4cm，平均重量约 120～150g。肾上端宽而薄，下端宽而厚。肾的前面较凸，朝向前外侧；肾的后面较平，紧贴腹后壁。外侧缘凸起；内侧缘中部凹陷，称肾门，肾血管、淋巴、神经和肾盂经此出入。它们聚集成束，组成肾蒂。肾蒂主要结构的排列是这样的：由前向后依次为肾静脉、肾动脉及肾盂；从上到下依次为肾动脉、肾静脉及肾盂。右侧肾蒂较左侧为短，故临床上右肾手术较为困难。肾门向肾内续于一个较大的腔，叫肾窦，由肾实质围成，窦内含有肾动脉、静脉的主要分支、肾小盏、肾大盏、肾盂和脂肪组织等。

肾位于脊柱的两侧的腹膜后间隙内，是腹膜外位器官。左肾上端通常与第 11 胸椎的下缘平齐，下端平第 2 腰椎体下缘。第 12 肋斜过左肾后方的中份，右肾由于受肝的影响，位置较左肾约低半个椎体。因此，第 12 肋斜过右肾后方的上份。

肾的位置有个体差异。女性略低于男性，儿童低于成人，新生儿肾的位置最低。成人的肾门约平第 1 腰椎体。肾门在腹后壁的体表投影，一般在竖脊肌外侧缘与第 12 肋所成的夹角内，临床称此区为肾区。当肾患某些疾病时，触压或叩击此区常有疼痛。

二、肾的被膜

肾的表面自内向外有三层被膜包绕。①纤维囊：贴在肾实质的表面，薄而坚韧，由致密结缔组织构成。正常状态下，容易与肾实质剥离。病变时则多与肾实质粘连。在肾破裂或肾部分切除时，要缝合此膜。②脂肪囊：位于纤维囊的外面，为肾周围囊状的脂肪层，在肾的边缘处脂肪较多，并与肾窦内的脂肪相延续。脂肪囊对肾起着保护作用。③肾筋膜：位于脂肪囊的外面，由腹膜下筋膜形成。肾筋膜分前、后两层，包绕肾和肾上腺。向上、向外侧，两层互相融合。向下两层互相分离，其间有输尿管通过。肾筋膜向内侧，前层延至腹主动脉和下腔静脉的前面，与大血管周围的结缔组织及对侧肾筋膜前层相延续；后层与腰大肌筋膜相融合。自肾筋膜深面还发出许多结缔组织小束，穿过脂肪囊连至纤维囊，对肾起固定作用。

肾主要靠肾筋膜、脂肪囊及邻近器官来维持其正常位置，肾血管、腹膜及腹内压对肾也有固定作用。正常时，肾可随呼吸上下稍微移动。如肾被膜发育不良或其他原因，肾可向下移位造成肾下垂或游走肾。

三、肾的剖面结构

在肾的额状面上，肾实质分浅、深两部，浅层为肾皮质，深层主要为肾髓质（图 2.5－2）。肾皮质富含血管，其深入肾髓质内的部分称肾柱。肾髓质由

15～20个肾锥体组成。肾锥体呈圆锥形，其底稍向外凸，并与皮质相连；尖端钝圆，稍伸入肾小盏，称肾乳头。肾乳头的尖端有许多乳头管的开口。肾乳头被漏斗状的膜性短管的肾小盏包绕。每2～3个肾小盏汇合成一个肾大盏。每侧肾约有2～3个肾大盏。它们共同汇合成肾盂。肾盂呈略扁的漏斗状，出肾门后逐渐缩细，弯行向下，移行为输尿管。

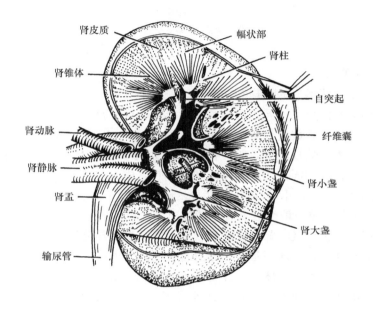

图 2.5-2 肾（左 冠状前面）

四、肾的组织结构

肾表面被膜的结缔组织同血管、神经、淋巴管一起从肾门伸入肾内，构成肾的间质。

构成髓质的肾锥体，其底部与皮质相接处发出许多放射状伸入皮质的细线，称髓放线。位于髓放线之间的肾皮质称皮质迷路，每个髓放线及其周围的皮质迷路组成一个肾小叶。伸入相邻的两个肾锥体之间皮质称肾柱。一个肾锥体与其邻近的皮质组成一个肾叶。

肾实质由大量泌尿小管组成。泌尿小管包括肾单位和集合小管两部分，其组成如下页表所示。

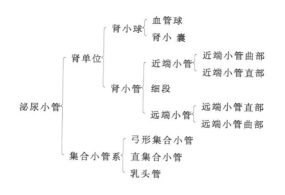

（一）肾单位

肾单位是尿液形成的结构和功能单位，每个肾约有 100 万个以上。根据肾单位在皮质内的深浅位置不同，可分浅表肾单位和近髓肾单位。浅表肾单位位于皮质浅部，体积较小，数量较多，约占肾单位总数的 85%。近髓肾单位位于皮质深部，体积较大，数量较少，约占肾单位总数的 15%。尽管两种肾单位有上述差异，但基本结构相同，均由肾小体和肾小管组成。

1. 肾小体　　肾小体位于肾皮质，形近球状，亦称肾小球。其直径约为 $200\mu m$。每个肾小体有两个极：有小动脉出入的端称血管极，与其相对的另一端与肾小管相连，称尿极。肾小体由血管球和肾小囊两部分组成。

（1）血管球：血管球即是肾小体血管极处的出入球小动脉之间的一团毛细血管。入球小动脉进入肾小体后，分支成 4～5 支，每支再分支形成若干条毛细血管，然后毛细血管又逐渐汇合成出球小动脉，从血管极处离开肾小体。在电镜下，毛细血管属有孔型。毛细血管之间还有血管系膜支持，因其位于血管球内，故称球内系膜。球内系膜由基质和球内系膜细胞组成。球内系膜细胞呈星形，核小，染色深，光镜下与内皮细胞不易区分，电镜下，细胞突起可以伸入内皮与基膜之间，甚至经内皮细胞之间伸入毛细血管腔内。目前认为该细胞可能有合成基质，吞噬血管内皮基膜上的大分子物质，参与基膜的更新和修复，控制血管球血流量等功能。

（2）肾小囊：又称 Bowman 囊，是包在血管球外面的双层囊，形似杯状。肾小囊外层（或称壁层）为单层扁平上皮，在尿极与肾小管上皮相连续，在血管极处反折为肾小囊的内层（或称脏层），两层之间的狭小腔隙称肾小囊腔。脏层的上皮细胞称足细胞。光镜下，不易将足细胞与球内系膜区分。电镜下，足细胞胞体较大，从胞体伸出几个较大的初级突起，初级突起再分支成许多指状的次级突起，足细胞自身的次级突起或与相邻足细胞的次级突起相互镶嵌，形成栅栏状紧包在毛细血管基膜外面。镶嵌的次级突起间有狭窄裂隙，称为裂孔，孔上覆有薄膜称裂孔膜。足细胞突起内有微丝，可调节裂孔的宽度。

当血液流经血管球的毛细血管时，血浆内部分物质通过毛细血管内皮，基膜和足细胞裂孔膜三层结构滤入肾小囊腔形成原尿，我们把这三层结构称滤过膜，亦称滤过屏障。原尿中除不含大分子蛋白质外，其成分与血浆相似。若滤过膜受损，则大分子物质如蛋白质，甚至红细胞亦能通过滤过膜，形成蛋白尿或血尿。

2. 肾小管　是单层上皮围成的小管，按肾小管的分布位置，形态结构和功能分成三部：近端小管，细段，远端小管。

（1）近端小管：与肾小囊相接，是肾小管的起始部分，也是肾小管中最粗最长的一段，约占肾小管总长的一半，约 14mm。按其行程和结构分为曲部和直部。

近端小管曲部　简称近曲小管，位于皮质迷路，在肾小体附近高度蟠曲。光镜下，管壁厚，腔小不规则。管壁为立方形或锥体形。细胞较大，细胞界限不清；核圆近基底部；胞质嗜酸性。细胞腔面有刷状缘，基部有纵纹。电镜下可见细胞腔面有大量密集的微绒毛；侧面有许多侧突；相邻细胞的侧突互相交错；基底面有发达的质膜内褶。微绒毛增加了细胞重吸收尿液的表面积，侧突和质膜内褶扩大了细胞侧面及基底面与间质之间物质交换的面积。

近端小管直部　简称近直小管，位于髓放线和肾锥体内，结构与曲部相似，但细胞较矮，微绒毛，侧突和质膜内褶等不如曲部发达。

近端小管是重吸收及排出某些废物的重要场所。原尿中几乎全部葡萄糖，氨基酸和蛋白质及大部分水、离子、尿素等均在此被重吸收，另外，近端小管还能向腔内分泌氢、氨、肌酐和马尿酸等物质。

（2）细段：细段位于髓放线和肾锥体内，管径很细，由单层扁平上皮围成，核突向管腔，胞质着色浅淡。细段与近直小管和远直小管共同构成"U"形的袢，称髓袢。

（3）远端小管：细段之后，管径突然增粗，形成远端小管，按其行程和结构分为曲部和直部。

远端小管直部　简称远直小管，位于肾锥体及髓放线内。管腔大而规则，由单层立方上皮组成。细胞分界清楚，核圆居中，胞质着色较淡。细胞腔面无刷状缘，基底纵纹明显。电镜下，细胞腔面微绒毛短少，基底部质膜内褶发达。

远端小管能不断地将管内的 Na^+ 泵入间质，但水不能通过，使小管内渗透压低于管外，这有利于集合小管浓缩尿液。

远端小管曲部　简称远曲小管，位于皮质迷路内。其结构与直部相似，但质膜内褶不如直部发达。

远曲小管是离子交换的重要部位，细胞可吸收水，Na^+ 和排出 K^+、H^+、NH_3 等功能，对维持血液的酸碱平衡有重要作用。

（二）集合小管

集合小管由弓形集合小管，直集合小管，乳头管组成。弓形集合小管与远曲小管相接，位于皮质迷路，呈弧形弯入髓放线后与直集合小管相连。直集合小管经髓放线直行向下，达肾锥体，行至乳头改称乳头管。整个集合小管的管径由细变粗，上皮细胞由单层立方形渐变为单层柱状，至乳头管处成为高柱状上皮。集合小管的细胞分界清楚，核圆，居中，着色深，胞质清亮。

集合小管也有吸收钠、水和排钾、氨的功能，同远曲小管一起受醛固酮和抗利尿激素的调节。

（三）肾的血液循环

肾血液循环与肾的泌尿功能密切相关，其特点是：1. 肾动脉起自腹主动脉，短而粗，血压高，血流量大。2. 肾小体的入球小动脉比出球小动脉粗，使血管球内血压高，有利于滤过形成原尿。3. 肾内血管通路中出现两次毛细血管，血管球毛细血管形成原尿，出球小动脉离开血管球再次形成毛细血管网分布在肾小管周围，有利于肾小管的重吸收和原尿的浓缩。4. 髓质内的直小血管祥与肾单位祥伴行，亦有利于肾小管的重吸收和原尿的浓缩。

第二节　输　尿　管

输尿管位于壁腹膜后方，起于肾盂、终于膀胱，是一对细长的肌性管道，左、右各一，长约 20～30cm，直径为 0.5～0.7cm，输尿管壁有较厚的平滑肌层，可作节律性蠕动，使尿液不断地流入膀胱。

形态结构：输尿管先位于腹部，后进入盆腔，最后斜穿膀胱壁开口于膀胱，临床上常将输尿管分为三段：腹段、盆段和壁内段。输尿管自肾盂起始后，沿腰大肌前面下降。在小骨盆入口处，右侧输尿管越过右髂外动脉起始部的前方。左侧输尿管越过左髂总动脉末端的前方。入盆腔后，先沿盆壁向后下，后转向前内侧而达膀胱底。在女子（图 2.5－3），输尿管过子宫颈的外侧而至膀胱底，在距子宫颈外侧缘约 2cm 处，有子宫动脉从外侧向内侧越过输尿管的前方。因此，在行子宫动脉结扎术时要尽量靠近子宫颈。以免损伤输尿管。在膀胱底外上角处，输尿管向内下斜穿膀胱壁，开口于膀胱内面的输尿管口，此部称壁内段，长约 1.5cm。当膀胱充盈时，膀胱内压力增高，将壁内段压扁，管腔闭合，可防止尿液逆流入输尿管。

三个狭窄：输尿管全长粗细不均，有三处较明显的生理性狭窄，分别位于输尿管的起始部、与髂血管交叉处和穿膀胱壁处。狭窄处是尿路结石下降时，易嵌顿于此。

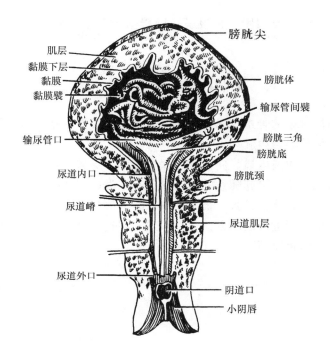

图 2.5-3　女性膀胱及尿道额状断面

第三节　膀　胱

膀胱是储存尿的肌性囊状器官，其大小、形状和位置均随尿液充盈的程度而异。一般正常成人膀胱的平均容量为 300～500ml，最大可达 800ml。新生儿约 50ml，老年人由于膀胱肌紧张力减低，容量增大。女性容量较男性小。

一、膀胱的形态

空虚的膀胱呈三棱锥体形，各部间的界限。顶端尖细、朝向前上方，称膀胱尖。底部呈三角形，朝向后下方，称膀胱底。尖、底之间的大部分，称膀胱体。膀胱的最下部，称膀胱颈，其下端有尿道内口，与尿道相接。充盈的膀胱呈卵圆形。切开膀胱前壁观察膀胱内面时，可见黏膜由于膀胱肌层的收缩而形成许多皱襞。当膀胱膨胀时，皱襞可全部消失。

二、膀胱的位置

成人排空的膀胱位于骨盆腔内，膀胱空虚时，其尖与耻骨联合的上缘平齐；充盈时，其上部可膨入腹腔，并与腹前壁相贴。膀胱空虚时，只有上面盖有腹膜，充盈时大部分盖有腹膜，且腹膜在膀胱与腹前壁之间的返折线，也随之上移。

第四节　尿　　道

尿道是向体排尿的管道（男性尿道与生殖系统关系密切，具有排尿和排精功能，故在男性生殖系统内叙述。）

女性尿道始于尿道内口，向前穿过尿生殖膈，穿尿生殖膈时有横纹肌形成的尿道阴道括约肌环绕，可起随意的括约作用，末端以尿道外口终于阴道前庭。女性尿道短、直、宽，易于扩张，长3～5cm直径0.6cm。仅有排尿功能。尿道外口呈矢状位，位于阴道口的前方。女性尿道与阴道、肛门相邻，易成为引起逆行性泌尿系统感染的重要因素。

（罗建国　赵承颖　吴快英）

第六章 生殖系统

生殖器官分男性和女性生殖器官，男、女生殖器又分为内、外生殖器官。内生殖器官位于体内，包括生殖腺、输送管道和附属腺体；外生殖器官位于体表。生殖器官主要功能是繁衍后代及分泌性激素以维持第二性征。

第一节 男性生殖器官

一、内生殖器

男性内生殖器由生殖腺（睾丸）、排精管道（附睾、输精管、射精管及男性尿道）和附属（精囊腺、前列腺、尿道球腺）组成（图 2.6-1）。

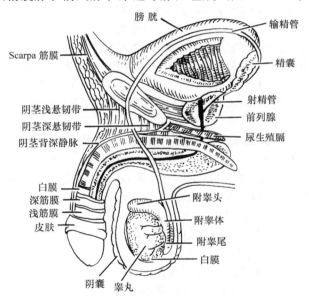

图 2.6-1 男性外生殖器

（一）睾丸

睾丸位于阴囊内，左右各一，重约 20～30g。一般左侧睾丸低于右侧睾丸。其功能是产生精子及男性激素。

1. 形态　睾丸是一对卵圆形的器官，表面光滑，分内、外侧面，前、后缘，上、下端。前缘游离。后缘附有系膜，血管、神经和淋巴管由此出入，并与附睾和输精管下段相接触。睾丸随性成熟迅速生长，至老年睾丸逐渐缩小。

2. 组织结构　睾丸表面有一层坚厚的纤维膜，叫白膜。白膜在睾丸后上方增厚形成睾丸纵隔，睾丸纵隔的纤维结缔组织又伸入睾丸实质内形成睾丸小隔，将睾丸分成约 250 个睾丸小叶。睾丸小叶由精曲小管盘曲而成。精曲小管的上皮能生成精子。小管之间的结缔组织内有分泌男性激素的细胞，叫间质细胞。精曲小管末端变直，成为精直小管，进入纵隔内，交织成睾丸网。从睾丸网发出 12～15 条睾丸输出小管，出睾丸后缘的上部进入附睾。

1）曲精小管

曲精管是一条长约 30～70cm 的细长管道，在小叶内高度弯曲。曲精小管的上皮由特殊的生精上皮组成，生精上皮外有基膜。基膜外有胶原纤维和一些梭形的肌样细胞，肌样细胞的收缩有助于精子的排出。

曲精小管的上皮由生精细胞和支持细胞组成。前者是形成精子的细胞，有多层；后者对前起支持和营养的作用，作单层排列。

①生精细胞与精子发生

生精细胞包括精原细胞、初级精母细胞、次级精母细胞、精子细胞、精子等一系列不同发育阶段的细胞。各级生精细胞镶嵌在支持细胞的侧面及腔面。从精原细胞发育成为精子的过程称为精子发生。精子发生可分三个阶段：a. 精原细胞分裂增殖形成精母细胞；b. 精母细胞经两次减数分裂形成精子细胞；c. 精子细胞变态成为精子。

精原细胞　是最幼稚的生精细胞，附着在基膜上。胞体圆，直径约 $12\mu m$，核圆，染色浅，核型为 46，xy（2n. DNA）。进入青春期后，精原细胞不断分裂，一部分体积增大，离开基膜向腔面移动，发育为初级精母细胞，另一部分仍留在基膜上保留继续分裂，产生新的精原细胞的能力。

初级精母细胞　位于精原细胞的内侧。胞体圆，体积较大，直径约为 $18\mu m$，核大而圆，呈丝球状，核型为 46，xy（4n. DNA）。由于初级精母细胞长时间停留于分裂前期（达 22 天），故在切片上明显可见。初级精母细胞完成第一次减数分裂后，形成两个次级精母细胞。

次级精母细胞　位于初级精母细胞内侧。胞体圆，体积较小，直径约 $12\mu m$，核圆，着色较深。核型为 23，x 或 23，y（2n. DNA）。由于次级精母细胞存在的时间短，很快就完成第二次成熟分裂，故在切片上不易见到。次级精母细胞完成第二次成熟分裂后，产生两个精子细胞。

精子细胞　位于曲精小管近腔面或腔面。胞体圆，体积小，直径约 $8\mu m$，核圆，着色深，核型为 23，x 或 23，y（in. DNA）。精子细胞不再分裂，经过复杂的形态演变发育成为精子。

精子　可分头尾两部。头部扁卵圆形，主要是浓缩的核，核的前 2/3 有顶体覆盖，为一扁平的囊，内含多种酶。在受精时，精子释放的顶体酶可溶解卵细胞周围的放射冠和透明带，进入卵细胞内完成受精。精子尾部又称鞭毛，为精子的运动装置，可分颈、中、主、末四段。颈段很短，主要是中心粒。中段，主段，末段均以中心粒发出的轴丝为中心。中段亦短，轴丝外包有线粒体鞘，主段较长，轴丝外包有纤维鞘，末段短，仅有轴丝。

②支持细胞

支持细胞有如下功能：a. 支持、保护、营养各级生精细胞；b. 吞噬精子形成过程脱落的胞质；c. 分泌雄激素结合蛋白，与雄激素结合，维持曲精小管内雄激素的含量，促进精子发生；d. 参与构成血—睾屏障，它是由毛细血管内皮及其基膜，疏松结缔组织，曲精小管的基膜和支持细胞的紧密连接组成。该屏障可阻止间质中大分子物质进入管腔，以保持生精过程在稳定的微环境下进行。该屏障还能阻止精子抗原物质逸出到小管外而产生自身免疫反应。

2）睾丸间质

睾丸间质为生精小管之间的疏松结缔组织，富含血管、淋巴管、神经及一种内分泌细胞，称间质细胞。该细胞常成群分布，体积较大，圆或多边形；核圆，染色浅，核仁明显；胞质嗜酸性。电镜下具有分泌固醇类激素细胞的典型特征。间质细胞分泌雄性激素，具有促进精子发生，促进男性生殖管道和附属腺的发育，激发男性第二性征和维持性功能的作用。

3）直精小管和睾丸网

生精小管后接直精小管，直精小管的管径细，管壁由单层立方或柱状细胞组成。睾丸网的管腔大而不规则，管壁由单层立方上皮组成。直精小管与睾丸网将生精小管产生的精子输送出睾丸。

（二）附睾

附睾紧贴睾丸的上端和后缘而略偏外侧，其作用为储存精子，分泌液体供给精子营养，促进精子继续达到成熟，并维持其活力。

形态：附睾是一对细长蟠曲的管状器官，分头、体、尾三部。上端膨大为附睾头，中间为附睾体，下端尖细为附睾尾。附睾尾向上弯曲移行为输精管。

结构：附睾头由睾丸输出小管盘曲而成，输出小管的末端汇合成一条附睾管。附睾管从头向尾盘曲延伸，构成附睾体和尾。管的末端急转向上，成为输精管。

（三）输精管和射精管

输精管是输送精液的管道，长约 50cm，管壁较厚，肌层较发达，而管腔细小。按其行程和部位可分为睾丸部、精索部、腹股沟部和盆部。睾丸部起于附睾尾端，沿睾丸后缘上行至睾丸上端。从睾丸上端至腹股沟浅环为精索部，在精索内位于内后方，于活体触摸时，有硬条索状感觉。因位置表浅，输精管结扎术常在此部进行。腹股沟部为腹股沟浅环至深环的一段。进入腹腔后，立即弯向内下进入小骨盆腔，即为盆部。初沿盆侧壁行向后下，后经输尿管末端的前上方至膀胱底后面。这时两侧输精管逐渐接近，并呈纺锤形膨大，称为输精管壶腹。其下端变细与精囊腺的排泄管汇合成射精管。射精管长约 2cm，穿经前列腺中叶，开口于尿道的前列腺部。

（四）前列腺

前列腺为一实质性器官，前后略扁，呈栗子形，位于膀胱与尿生殖膈之间，其上端宽大，称前列腺底，与膀胱底、精囊腺和输精管壶腹相邻接。下端尖细，称前列腺尖，朝向前下，与尿生殖膈相邻接。底与尖之间的部分，称前列腺体。体后面贴近直肠壶腹，较平坦，在正中线上有一纵行线沟，称前列腺沟。活体可经直肠触及前列腺后面。因此，常做肛查以确定有无前列腺肥大。

男性尿道在腺底近前缘处穿入前列腺，经腺实质前部，由前列腺尖穿出。近底的后缘处有一对射精管穿入前列腺，开口于尿道前列腺部。前列腺的排泄管开口于尿道前列腺部的后壁。

前列腺一般分为五叶，即前、右、左、中和后叶。前叶很小，左右叶分列两侧，体积最大。中叶位于尿道与射精管之间。

小儿前列腺甚小，至性成熟期迅速生长。老年人腺组织退化，多有腺内结缔组织增生，形成前列腺肥大，常压迫尿道引起排尿困难。

二、外生殖器

（一）阴囊

是由皮肤和肉膜构成的囊袋，位于阴茎的后下方。阴囊皮肤薄而柔软，有少量阴毛，色素沉着明显。肉膜是阴囊的浅筋膜，含有平滑肌纤维。平滑肌随外界温度呈反射性的舒缩，以调节阴囊内的温度，有利于精子的发育。肉膜在正中线向深部发出阴囊纵隔将阴囊腔分为左、右两部，分别容纳两侧的睾丸和附睾。

（二）阴茎

为男性外生殖器官的重要部分，内有男性尿道通过，具有排尿和排精两种功能。

1. 形态　　阴茎可分为头、体、根三部分。后端为阴茎根，藏于阴囊及会阴部皮肤的深面，固定于耻骨下支和坐骨支。中部为阴茎体，呈圆柱形，悬于耻骨联合的前下方，为可动部。阴茎前端膨大为阴茎头，其尖端处有尿道外口。头体之间稍细的部分为阴茎颈。

2. 结构　　阴茎主要由两个阴茎海绵体（图 2.6 - 2）和一个尿道海绵体构成，外面包以筋膜和皮肤。阴茎海绵体为两端尖细的圆柱体，左、右各一，位于阴茎的背侧。两者紧密结合，向前延伸，前端变细，嵌入阴茎头底面的凹陷内。阴茎海绵体的后端分离，叫阴茎脚，分别附于两侧的耻骨下支和坐骨支。尿道海绵体位于阴茎海绵体的腹侧，尿道贯穿其全长。其中部成圆柱形，前端膨大成阴茎头，后端膨大叫尿道球，位于两阴茎脚的中间，固定于尿生殖膈下筋膜上。

每个海绵体的外面，包有一层坚而厚的纤维膜，分别称阴茎海绵体白膜和尿道海绵体白膜。海绵体内部由许多海绵体小梁和腔隙组成，腔隙实际上是与血管相通的隙。当这些腔隙充血时，阴茎即变粗变硬而勃起。反之则变细变软。三个海绵体外面共同包有阴茎深筋膜（Buck 筋膜）、阴茎浅筋膜（Colles 筋膜）和皮肤。

阴茎的皮肤薄而柔软，富伸展性。在阴茎颈处向前，皮肤形成包绕阴茎头的环形皱襞，称阴茎包皮。包皮的游离缘围成包皮口，包皮与阴茎头之间称为包皮腔。在阴茎头腹侧中线上有一皮肤皱襞称为包皮系带，连接尿道外口与包皮。做包皮环切术时应注意勿伤及此系带。

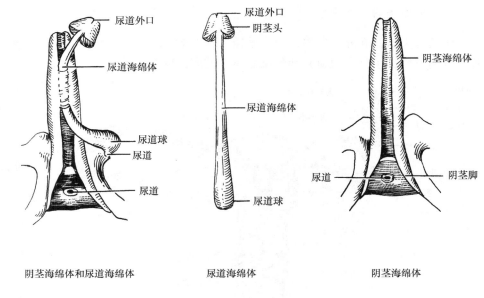

| 阴茎海绵体和尿道海绵体 | 尿道海绵体 | 阴茎海绵体 |

图 2.6－2　阴茎的海绵体

（三）男性尿道

起于膀胱的尿道内口，止于尿道外口，兼有排尿和排精的功能。成人男性尿道平均长 18cm，管径平均为 5～7mm。全长可分为三部：前列腺部、膜部和海绵体部。临床把前列腺部和膜部叫后尿道，海绵体部叫前尿道。前列腺部为尿道穿过前列腺的部分，管腔最宽。后壁上有一纵形隆起，称尿道嵴。嵴中部的小丘称精阜。精阜中央凹陷，为前列腺小囊，囊的两侧各有一个细小的射精管口和多个前列腺排泄管的开口。膜部为尿道穿过尿生殖膈的部分，周围有尿道膜部括约肌，管膜最为狭窄，且位置比较固定。海绵体部为尿道穿过尿道海绵体的部分。尿道球内的尿道较宽，叫尿道球部，有尿道球腺开口于此。在阴茎头处的尿道扩大成尿道舟状窝。

男性尿道在行程中，有三个狭窄、三个扩大和两个弯曲。三个狭窄分别在尿道内口、膜部和尿道外口。三个扩大在前列腺部、尿道球部和尿道舟状窝。一个弯曲为耻骨下弯，在耻骨联合下方 2cm 处，凹向上，包括前列腺部、膜部和海绵体部的起始段，阴茎位置变动时，此弯曲无变化。另一个弯曲为耻骨前弯，在耻骨联合前下方，凹向下，在阴茎根与体之间，如将阴茎向上提起，此弯曲可变直。这正是向尿道内插入器械的位置。

第二节　女性生殖器官

一、内生殖器

包括内生殖器和外生殖器。内生殖器（图2.6-3）由生殖腺（卵巢）、输送管道（输卵管、子宫、阴道）和附属腺体（前庭大腺）组成。

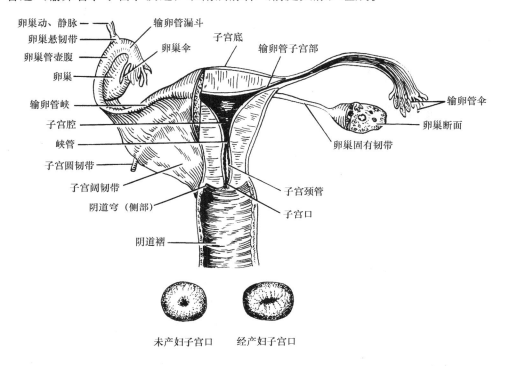

图 2.6-3　女性内生殖器

（一）卵巢

为女性生殖腺，功能是产生生殖细胞和分泌女性激素。

1. 位置和形态　　卵巢是位于盆腔内成对的实质性器官，呈扁卵圆形，略呈灰红色，卵巢的大小、形态可随年龄不同而不同，幼女的卵巢细长，表面光滑。性成熟期卵巢最大。此后，每排卵一次，卵巢表面遗留一疤痕（白体），故卵巢表面凹凸不平。

2. 卵巢的组织结构　　卵巢表面盖有一层立方或扁平上皮，上皮下有一层由致密结缔组织组成的白膜。卵巢的实质分皮质和髓质两部分。外周部分为皮质，由大量卵泡和结缔组织构成，结缔组织中有大量的梭形细胞；中央狭窄的部分为髓质由从门部伸入的结缔组织、血管、神经组成。

（1）卵泡的发育和成熟　卵泡的发育是一个连续的过程，可分四个时期。

1）原始卵泡　原始卵泡体积小，数目最多，位于皮质浅层。原始卵泡由一个初级卵母细胞和周围的单层扁平卵泡细胞构成。初级卵母细胞体积大，直径约 $30\sim40\mu m$，圆形；核大而圆，染色浅，核仁明显，胞质嗜酸性。初级卵母细胞可长时间停留于第一次成熟分裂前期，直至排卵前才完成第一次成熟分裂。卵泡细胞体积较小而扁平，其与周围结缔组织之间有一层基膜。原始卵泡发育可形成初级卵泡。

2）初级卵泡　初级卵泡由初级卵母细胞和周围的单层或多层立方形卵泡细胞构成。此时的卵母细胞体积增大，卵泡细胞由单层扁平变成立方，由一层变为多层。在卵泡细胞与卵母细胞之间形成一层较厚的嗜酸性膜，称透明带。透明带是由卵泡细胞和卵母细胞共同分泌产生。电镜下可见卵母细胞的微绒毛和卵泡的突起均伸入透明带并互相接触，以便卵泡细胞将营养输送给卵母细胞。结缔组织中的梭形细胞也逐渐聚到初级卵泡周围形成卵泡膜，卵泡膜内的梭形细胞改称膜细胞。初级卵泡继续发育可形成次级卵泡。

3）次级卵泡　当卵泡细胞增至 6 层以上时，卵泡细胞间出现一些大小不等的腔隙，小腔隙随着卵泡的发育逐渐合并成一个大的腔隙，称卵泡腔，内含卵泡液。由于卵泡液的增多，卵泡腔进一步扩大，将初级卵母细胞及其周围的卵泡细胞挤向卵泡腔的一侧，形成一个突向卵泡腔的丘状隆起，称卵丘。卵丘周围的卵泡细胞呈柱状并围绕卵细胞形成放射状排列，称放射冠。分布在卵泡腔周围的卵泡细胞构成卵泡壁的颗粒层，卵泡细胞改称颗粒细胞。此时的卵泡膜也分化为两层。内层含膜细胞及血管多，纤维少；外层纤维多，膜细胞和血管少，并有少量平滑肌纤维。次级卵泡继续发育可形成成熟卵泡。

4）成熟卵泡　成熟卵泡是卵泡发育的最后阶段，卵泡直径可达 20mm，并突向卵巢表面。卵泡腔的继续增大而使卵泡壁的颗粒层变薄，只有 2～3 层细胞。初级卵母细胞在排卵前的 36～48h 完成第一次成熟分裂，产生一个次级卵母细胞和一个很小的第一个极体。次级卵母细胞随着进入第二次成熟分裂并停留于分裂中期。

（2）排卵　成熟卵泡发育到一定阶段，卵泡液剧增，卵泡壁及突出部分的卵巢组织愈来愈薄，最后破裂。次级卵母细胞，透明带和放射冠随卵泡液自卵泡排出的过程，称排卵。

青春期开始后，即有卵泡成熟并排卵。排卵一般发生在月经中期，而且左右卵巢交替排卵，每月只排一个卵，偶尔也可同时排 2～3 个或多个卵细胞。

次级卵母细胞若在排出后的 24h 内未受精则退化，若受精则完成第二次成熟分裂而形成一个成熟的卵细胞和一个小的第二极体。卵细胞经过两次成熟分裂，卵细胞的染色体数目减半，核型变为 23，x （1n、DNA）。

（3）黄体　排卵后，卵泡壁塌陷，形成皱褶。颗粒层和卵泡膜在黄体生成素的作用下，共同发育成具有内分泌功能细胞团，新鲜时呈黄色，称叫黄体。此时，黄体内含两种细胞，一种叫粒黄体细胞，可分泌孕激素，是由颗粒层的颗粒细胞发育形成，其数量多，胞体大，染色浅，位于黄体中央；另一种叫膜黄体细胞，可分泌雌激素，是由卵泡膜的膜细胞发育形成，其数量少，体积小，染色深，常位于黄体的周边。

黄体的持续时间取决于排出的卵子是否受精，如果卵子未受精，黄体维持14天便开始退化，称月经黄体。如果卵细胞受精，则黄体可维持6个月，叫妊娠黄体。妊娠黄体可分泌松弛素，以维持妊娠。月经黄体与妊娠黄体退化后均由结缔组织取代，称为白体。

（4）闭锁卵泡　退化的卵泡称闭锁卵泡。卵泡闭锁可发生在卵泡发育的各个阶段。其形态特征是：卵母细胞形态不规则，核固缩，胞质溶解，可见残留的透明带，卵泡细胞变小且分散。晚期的次级卵泡闭锁后，卵泡膜细胞一度肥大，并有一定的分泌功能，称为间质腺。人卵巢的间质腺很少。

（二）输卵管

输卵管是输送卵子和进行受精过程的肌性管，细长而弯曲，长约 8～14cm。输卵管内侧与子宫角相通连，外端游离，而与卵巢相近。大致可分为四部分：

1. 子宫部　是位于子宫壁内的一段，以输卵管子宫口通子宫腔，狭窄而短，长约 1 cm。

2. 峡部　为间质部外侧的一段，管腔也较窄，长约 2～3cm。

3. 壶腹部　在峡部外侧，管腔较宽大，长约 5～8cm。卵子通常在此受精，若受精卵由于输卵管的病变未能移入子宫，而在输卵管内发育，即称宫外孕。

4. 漏斗部或伞部　为输卵管的末端，呈漏斗状，开口于腹腔，游离端有许多指状突起，名输卵管伞，覆盖于卵巢表面，其中最长的一条叫卵巢伞，连于卵巢表面。

（三）子宫

是胚胎发育和月经产生的场所

1. 形态　子宫呈一倒置的梨形，前面扁平，后面稍凸出。长约 7～8cm，宽 4～5cm，厚 2～3cm；子宫可分为三部：上端圆凸的部分为子宫底，在输卵管入口以上。下端狭窄的部分为子宫颈，为肿瘤的好发部位。底与颈之间的部分为子宫体。子宫颈在成人长约 2.5～3cm，其下端伸入阴道内的部分，称子宫颈阴道部；在阴道以上的部分，称子宫颈阴道上部。子宫颈阴道上部的上端向上与子宫体相连接的部分，稍狭细，称子宫峡。非妊娠期时，此部不明显，长约 1cm。妊娠期间，特别是中期以后子宫峡逐渐伸展变长，形成子宫下段。妊娠末期可延长至 7～11cm，峡壁逐渐变薄，容积逐渐增大。产科多在此部行剖腹取胎。

子宫内腔狭窄，容量约 5ml。可分为上、下两部。上部在子宫体内，称子宫腔，呈三角形前后扁的裂隙，其基底向上，两端通输卵管，尖向下通子宫颈管。子宫颈管为梭形，其下口通阴道，称子宫口。未产妇的子宫口为圆形，边缘光滑整齐。分娩后子宫口变为横裂状。

2. 位置　　子宫位于盆腔中央，在膀胱与直肠之间。下端接阴道，两侧有输卵管和卵巢。子宫底位于小骨盆入口平面以下，子宫颈的下端在坐骨棘平面的稍上方。成年女子，子宫的正常姿势是轻度前倾、前屈位。子宫的长轴与阴道部成向前开放的钝角。当人体直立时，子宫底伏于膀胱上，几乎与地平面平行。

子宫颈与膀胱底借疏松结缔组织相连，膀胱上面的腹膜由其后缘转折至子宫体的前面，形成膀胱子宫陷凹。子宫后面借直肠子宫凹与直肠前面相隔，腹膜由直肠前面经陷凹的底折至阴道后壁，向上至子宫颈和体的后面。膀胱和直肠的充盈程度可影响子宫的位置。当膀胱充盈、直肠空虚时，使子宫底向上而伸直；反之，可使子宫底向前移动；膀胱和直肠都充盈时则使子宫向上。子宫的正常位置主要依靠盆底肌的承托和韧带牵引固定。

子宫阔韧带：是一对翼形的腹膜皱襞。由子宫两侧开始，达到骨盆壁。其外侧端移行于卵巢悬韧带。阔韧带分为前后两叶，前叶覆盖子宫圆韧带，后叶包被卵巢和卵巢因有韧带。前、后叶间有血管、神经、淋巴管和结缔组织等。子宫阔韧带可限制子宫向两侧运动。

子宫圆韧带：为由平滑肌与结缔组织构成的圆囊，起于子宫双角的前面、输卵管近端的下方，然后向前下方伸展达两侧骨盆壁，再通过腹膜沟管终于大阴唇前端。其作用是使子宫底保持前倾位置。

子宫主韧带：为一对坚韧的平滑肌与结缔组织纤维束，在阔韧带的下部，横行于宫颈两侧和骨盆侧壁之间，防止子宫下垂。

骶子宫韧带：由平滑肌和结缔组织构成，从宫颈后面的上侧方，向两侧绕过直肠达第 2、3 骶椎前面的筋膜。韧带短而厚，表面有腹膜遮盖。此韧带保持子宫于前屈的主要结构。

3. 子宫组织结构　　子宫是一个肌性器官，由黏膜、肌层、外膜组成。其中外膜除宫颈处为纤维膜外，其余部位均为浆膜；肌层很厚，为平滑肌；黏膜又称子宫内膜。

（1）子宫内膜的一般结构　　子宫内膜由上皮和固有层组成。上皮由分泌细胞和少量纤毛细胞组成。固有层有大量单管状腺，丰富的血管及大量梭形的基质细胞。单管状腺由上皮下陷入固有层形成。

子宫内膜从功能上可分为深浅二层。浅层较厚称功能层，此层动脉呈螺旋形行走，称螺旋动脉。深部较薄的一层称基底层，此层动脉走行较直，称基底动脉。

（2）子宫内膜的周期性变化与卵巢再外周期性变化的关系　　自青春期开始，在卵巢激素的作用下，子宫内膜的功能层每隔 28 天出现一次剥脱和出血，并由基底层来修复增生，称为月经周期。子宫内膜的周期性变化一般分为三期。

①增生期：月经周期的 5～14 天。此时卵巢内部分卵泡生长发育，故亦称卵泡期。在卵泡分泌雌激素的作用下，剥脱的功能层由基底层增生修复。内膜上皮细胞和基质细胞数量增多；子宫腺增长变弯曲；螺旋动脉也增长变弯曲；到周期第 14 天内膜增厚至 1～3mm。随后卵巢内卵泡发育成熟并排卵，子宫内膜转入分泌期。

②分泌期：月经周期的第 15～28 天。此时卵巢内成熟卵泡排卵并开始形成黄体，故亦称黄体期。在黄体分泌的雌激素和孕酮的作用下，子宫腺更长更弯曲，腺腔扩大呈锯齿状，并出现分泌物；螺旋动脉更长更弯曲并伸达内膜浅层；基质细胞继续增多，于分泌晚期分化成两种细胞，一种细胞大而圆，称前蜕膜细胞，另一种细胞小而圆，称颗粒细胞；固有层内组织液增多，呈生理性水肿；至分泌晚期内膜厚度可达 5mm，若妊娠则内膜进一步增厚；若不妊娠，卵巢内黄体开始退化，孕、雌激素水平下降，内膜功能层于月经周期第 28 天脱落，转入月经期。

③月经期：月经周期的第 1～4 天。此时黄体退化，雌、孕激素含量骤然下降，引起内膜功能层螺旋动脉持续性收缩，使内膜缺血，子宫腺停止分泌，内膜脱水萎缩。经过一段时间，已收缩的螺旋动脉突然地扩张，毛细血管充血以致破裂，血液溢入内膜功能层，随着积血的增加，最后突破内膜上皮流入子宫腔，同脱落的子宫内膜自阴道流出，为月经。月经期历时 3～5 天。在月经停止前，残存于内膜基底层的子宫腺细胞迅速分裂增生，向内膜表面推进，上皮逐渐修复而转入增生期。

（四）阴道

是富有伸展性的肌性管道，连接子宫和外生殖器，为性交器官及月经血排出与胎儿娩出的通道。阴道位于真骨盆下部的中央，前壁与膀胱和尿道邻接，后壁与直肠贴近。阴道经常处于前后较扁的塌陷状态。阴道的下部较窄，下端以阴道口开口于阴道前庭。在处女，阴道口周围有处女膜（图 2.6 - 4）附着，处女膜可呈环形、半月形或伞状。膜的两面均为鳞状上皮所覆盖，其间含有结缔组织、血管和神经末梢，被撕裂时有少量出血和感觉疼痛。破裂后，在阴道口周围留有处女膜痕。

阴道上端较宽阔，包绕宫颈阴道部，二者之间形成环形凹陷，称阴道穹，可分为前、后、左、右四部分，后穹较深，其顶端与直肠子宫陷凹帖接，后者为腹腔的最低部分，当该陷凹有积液时，可经阴道穹后部进行穿刺或引流。

二、外生殖器

即女阴包括阴阜、大小阴唇、阴道前庭、阴蒂及前庭大腺（图2.6－4）。

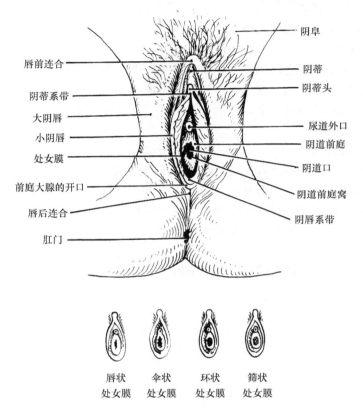

图 2.6－4　女性外生殖器及处女膜种类

（一）阴阜

为位于耻骨联合前面隆起的脂肪垫。性成熟期以后，皮面生有阴毛，分布呈尖端向下的三角形。

（二）大阴唇

为靠近两股内侧的一对隆起的皮肤皱襞。起于阴阜、止于会阴。大阴唇的前端左右互相连合，形成唇前连合和唇后连合。大阴唇外侧面与皮肤相同，皮层内有皮脂腺和汗腺，青春期长出阴毛；其内侧面皮肤湿润似黏膜。大阴唇有很厚的皮下脂肪层，其内含有丰富血管、淋巴管和神经。当局部受伤时，出血易形成大阴唇血肿。未婚妇女的两侧大阴唇自然合拢，遮盖阴道口及尿道口。

（三）小阴唇

为位于大阴唇内侧的一对薄皱襞。表面光滑无毛，富于神经末梢，故极敏感。两侧小阴唇后端彼此会合，形成阴唇系带。小阴唇的前端各形成两个小皱襞，外侧者在阴蒂背侧与对侧相连成为阴蒂包皮；内侧者在阴蒂下方与对侧相合，向上连于阴蒂，构成阴蒂系带。

（四）阴蒂

位于两侧小阴唇之间的顶端，成自两个阴蒂海绵体，相当于男性的阴茎海绵体，有勃起性。它分为三部分，前端为阴蒂头，中为阴蒂体，后部分为两个阴蒂脚，附着于两侧的耻骨支上，仅阴蒂头露见，其直径约为 6～8mm。阴蒂头富于神经末梢。极为敏感。

（五）阴道前庭

为位于两侧小阴唇之间的菱形区。其前为阴蒂，后为阴唇系带。在此区域内，前部有尿道外口，后部有阴道口。阴道口与阴唇系带之间有一浅窝，称舟状窝，又称阴道前庭窝。在小阴唇与处女膜之间的沟内，相当于小阴唇中 1/3 与后 1/3 交界处，左、右各有一前庭大腺的开口。

（六）前庭大腺

位于阴道口后外侧的深部，分泌黏液，其导管开口于处女膜与小阴唇之间的沟内。

（罗建国　吴快英）

第七章 循 环 系 统

循环系统是指体内一套封闭连续的管道系统，由心血管系统和淋巴系统组成。心血管系统包括：心脏、动脉、毛细血管和静脉，其内流动着血液；淋巴系统由淋巴管、淋巴器管、和淋巴组织组成，淋巴最终注入静脉。循环系统的主要功能是将消化吸收的营养物质和肺吸收的氧通过血液循环运送到全身的组织细胞，同时将组织细胞新陈代谢产生的废物及二氧化碳通过血液循环到肺、肾、皮肤等排泄器官排到体外。在神经体液调节下，血液在心血管系统内依次经动脉、毛细血管、静脉，最后返流回心脏，血液这种周而复始往返不止地流动的现象称为血液循环。血液循环根据其途径可分为两部分，即循行于心和全身的体循环和循行于心和肺之间的肺循环。体循环和肺循环经心的左、右房室口互相连续。

第一节 心血管系统

心血管系统包括：心脏、动脉、毛细血管和静脉，其内流动着血液；淋巴系统由淋巴管、淋巴器管、和淋巴组织组成，淋巴系统中流动着淋巴，淋巴最终注入静脉。循环系统的主要功能是运送物质；即将消化吸收的营养物质和肺吸收的氧通过血液循环运送到全身的组织细胞，同时将组织细胞新陈代谢产生的废物及二氧化碳通过血液循环到肺、肾、皮肤等排泄器官排到体外。

在神经体液调节下，血液在心血管系统内依次经动脉、毛细血管、静脉，最后返流回心脏，血液这种周而复始往返不止地流动的现象称为血液循环。血液循环根据其途径可分为两部分，即循行于心和全身的体循环和循行于心和肺之间的肺循环。体循环和肺循环经心的左、右房室口互相连续（图 2.7－1）体循环又称大循环，血液由左心室搏出，经主动脉及其各分支到达全身毛细血管，血液在此与周围的组织、细胞进行物质和气体交换，即将来自动脉血液的丰富的营养物质和氧气透过毛细血管进入组织、细胞，同时将组织、细胞的代谢产物透过毛细血管进入血液，再通过各级静脉，最后经上、下腔静脉及心冠状静脉返回右心房。体循环的主要特点是路程长，流经范围广，通过循环将含营养物质和氧气丰富的动脉血转变成含废物及二氧化碳丰富的静脉血。

肺循环又称小循环，血液由右心室搏出，经肺动脉及其各级分支到达肺泡壁毛细血管，在此进行气体交换，即将来自右心室的静脉血中二氧化碳透过肺泡壁毛细血管进入肺泡，同时肺泡内的氧气透过肺泡壁毛细血管壁进入血液，再经各

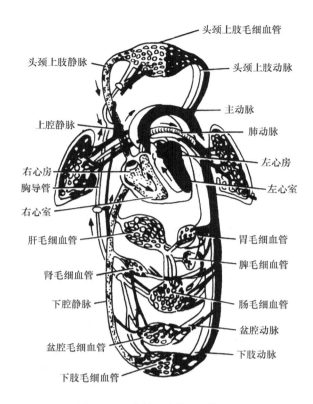

图 2.7-1 体循环肺循环（模式图）

级肺静脉，最后经左右肺静脉注入左心房。肺循环的特点是循环途径短，只通过肺，主要是使静脉血转变成氧饱和的动脉血。

一、心脏

心脏是由心肌构成的空腔器官，是连接动静脉的枢纽，心血管系统的动力装置。内部被房间隔和室间隔分为互不相通的左右两半，每半又分为心房和心室，故心脏有四个腔：即左、右心房和左、右心室，同侧心房和心室借房室口相通。心房接受静脉，心室发出动脉。在房室口和动脉口均有瓣膜附着，可顺流而开启，逆流则关闭，从而保证血液定向流通。

（一）心脏的位置和形态

心脏位胸腔的中纵隔内，约 2/3 位于身体正中面的左侧，1/3 位于正中面的右侧。心的前面大部分被肺和胸膜所覆盖，只有小部分与胸骨下份和左侧第 3～6 肋肋软骨相邻。心的后面有胸主动脉和食管。心的下方为膈的中心腱，上部有出入心脏的大血管。两侧为纵隔胸膜，与胸膜腔和肺相邻。

心脏呈前后稍偏的倒置的圆锥体形，大小约与本人的拳头相似，具有一底，一尖，两面，三缘，表面有四条沟。心底朝向右上后方，与出入心脏的大血管相连，大部分由左心房，小部分由右心房组成；上下腔静脉分别从上、下方注入右心房，左、右肺静脉分别从两侧注入左心房；心底后面隔心包与食管、胸主动脉及迷走神经相邻。心尖朝向左前下方，圆钝，游离，由左心室构成；在左侧第五肋间隙，左锁骨中线内侧 2cm 处可摸到心尖搏动。前面又称胸肋面，朝向胸骨体和肋软骨，约 3/4 由右心房和右心室，1/4 由左心室构成；该面大部分被肺和胸膜遮盖，小部分与胸骨体下部和左侧第 4～6 肋软骨相邻，故在左侧第 4 肋间隙傍胸骨左缘处进行心内注射，一般不会伤及胸膜和肺。下面又称膈面，呈水平位，与膈相对，该面 2/3 由左心室，1/3 由右心室构成。心的下缘较锐利，由右心室和心尖构成；右缘由右心房构成；左缘主要由左心室构成。心的表面有三条沟可作为四个心腔有分界。冠状沟呈额状位，近似环形，前方被肺动脉干所中断，该沟将右上方的心房与左下方的心室分开。在心室的胸肋面和膈面分别有前室间沟和后室间沟，从冠状沟走向心尖的右侧，它们分别与室间隔的前、下缘一致，是左、右心室在心表面的分界。前后室间沟在心尖右侧的会合处稍凹陷，称心尖切迹。在心底，右上、下肺静脉与右心房交界处的浅沟称房间沟，与房间隔后缘一致，是左右心房在心表面的分界，房间沟后室间沟与冠状沟的交点称房室交点，是解剖和临床常用的一个标志（图 2.7－2，2.7－3）。

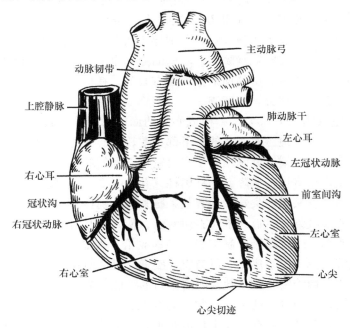

图 2.7－2　心的外形（前面）

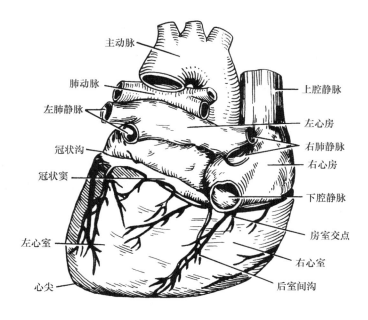

图 2.7-3 心的外形（后面）

（二）心腔的形态和结构

1. 右心房　　构成心的右上部。表面有突向左前方的右心耳，其内面有许多平行的肌隆起，称梳状肌（图 2.7-4）。右心房有三个入口和一个出口：上壁有上腔静脉口，下壁有下腔静脉口，分别导入从上下半身回流的静脉血；在下腔静脉口与右房室口之间有冠状窦口，心壁的静脉血主要从此口回流入右心房；出口为右房室口，位于右心房的前下部，通右心室。在房间隔的下部有一浅窝，称卵圆窝，是胎儿时期卵圆孔的遗迹。

2. 右心室（图 2.7-5）　　构成心胸肋面的大部分。其室腔可分流入道和流出道两部分。流入道占右心室的右下部，壁较厚。右房室口的周缘有三片略呈三角形的瓣膜为房室瓣，其基底附于右房室口周围的纤维环上，尖端向下突入右心室。右心室内壁有许多肌隆起，称肉柱，其中有 3～4 个呈锥状隆起突入室腔，称乳头肌。每个乳头肌的尖端，均有数条腱索，分别连于相邻两片瓣膜游离缘及室腔面。当心室收缩时，血液推动右房室瓣，使其相互对合，封闭右房室口。由于乳头肌的收缩，通过腱索牵制瓣膜，使瓣膜恰好对紧，且不致于翻入右心房，从而防止血液返流入右心房。所以瓣膜、腱索、乳头肌在功能上是一个整体，任何部分损伤均可影响瓣膜有效地封闭房室口的功能。流出道位于右心室腔的左上方，内壁光滑，形似倒置的漏斗，称为动脉圆锥。动脉圆锥的末端为肺动脉口，通肺动脉。在肺动脉口处有三片半月形瓣膜，称肺动脉瓣。每片瓣膜的周缘附着

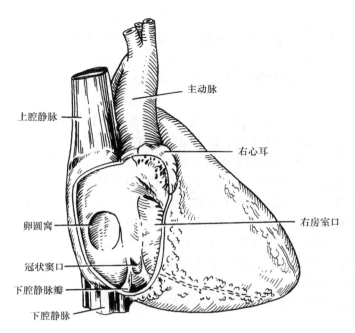

图 2.7-4　右心房（内面）

主动脉

上腔静脉

右心耳

卵圆窝

右房室口

冠状窦口

下腔静脉瓣

下腔静脉

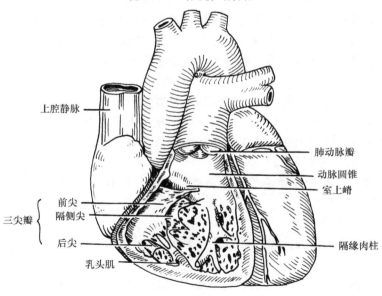

图 2.7-5　右心室（内面）

上腔静脉

肺动脉瓣

动脉圆锥

室上嵴

三尖瓣 { 前尖
隔侧尖

后尖

乳头肌

隔缘肉柱

于纤维环上，游离缘向上突入肺动脉干腔，肺动脉瓣与肺动脉干壁之间形成三个开口向上的袋状结构，当心室舒张时，由于肺动脉干内血液的回冲压力，使肺动脉瓣互相紧贴，关闭肺动脉口。

3. 左心房　　构成心底的大部，其表面向右前方突的部分称左心耳，其内面也有发达的梳状肌。左心房有四个入口，一个出口。入口位于左心房壁的外侧部，每侧各有两个入口，称肺静脉口，导入肺静脉回流的血液；出口为左房室口，与左心室相通。

4. 左心室　　大部分位于右心室的左后下方，其前下部构成心尖。左心室腔也分流入道和流出道两部分，流入道位于室腔的后外侧部，室壁较厚，肌隆起很发达。流入道的入口即左房室口，口的周缘有两片三角形的瓣膜称左房室瓣（二尖瓣），瓣膜的游离缘及其心室面借腱索与乳头肌相连。左房室瓣的功能与右房室瓣的功能相同。流出道位于室腔的前内侧部，室壁光滑，其出口位于左房室口的右前方称主动脉口，通主动脉。主动脉口处有主动脉瓣，其形态与功能与肺动脉相同。分隔左、右心室的间隔主要由心肌构成，但在接近心房处有一缺乏心肌的卵圆区域，称膜部，是临床上室间隔缺损的常见部位。

（三）心的血管

心壁的血液供应主要来自升主动脉的分支冠状动脉。大部分静脉血通过冠状窦返回右心房。

1. 动脉　　营养心壁的动脉是左、右冠状动脉。

（1）右冠状动脉：起自升主动脉根部的前壁，经肺主动脉与右心耳之间向前至心右缘转向心底，经冠状沟至房室交点后发出室间支，下行于后室间沟内。右冠状动脉主要分布于右心房、右心室、左心室后壁、室间隔的后下部，窦房结和房室结等处。

（2）左冠状动脉：起自主动脉根部的左后壁，向左前方行至冠状沟，分为前室间支和旋支，前室间支沿前室间沟下行，分支供应左心室前壁、右心室前壁的一小部分及室间隔前上部。旋支沿冠状沟行至心的膈面，主要分布于左心室的侧壁、后壁以及左心房等处。

2. 静脉　　心的静脉多与动脉伴行，大部分流到冠状窦内，以冠状窦口开口于右心房。

（四）心的体表投影

心在胸前壁的体表投影，在成人一般可用下列四点及其连线来表示。（图2.7－6）

1. 左上点　　左侧第二肋软骨下缘距胸骨左缘1.2厘米处。

2. 左下点　　左侧第五肋间隙距前正中线7～9厘米处。

3. 右上点　　右侧第三肋软骨上缘距胸骨右缘1厘米处。

4. 右下点　　右侧第六胸肋关节处。

用弧线连结上述四点即为心在胸前壁的体表投影。

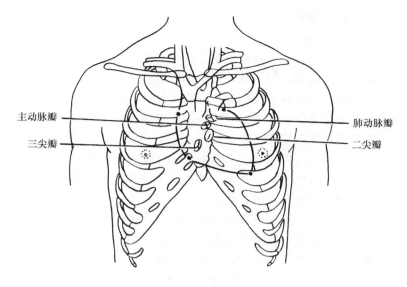

主动脉瓣

三尖瓣

肺动脉瓣

二尖瓣

图 2.7－6　心的体表投影

（五）心包

心包是指包在心和大血管根部周围的膜性囊，分纤维心包和浆膜心包两部分。纤维心包是坚韧的结缔组织囊，伸缩性很小，上部与出入心脏的大血管外膜相延续，下部附于膈的中心腱。浆膜心包位于纤维心包内，分脏、壁两层，脏层即心外膜，壁层衬于纤维心包的内面。脏、壁两层在出入心的大血管根部相互移行，两层之间的潜在性腔隙称心包腔，内有少量浆液，可减少心搏时两层心包之间的摩擦。

二、血管

人体的血管分为动脉、毛细血管和静脉。

动脉是导血离心的血管。始于心室，末端与毛细血管的动脉端相接。静脉是导血回心的血管，其始端和毛细血管的静脉端相连，另一端连于心房。毛细血管是位于小动脉和小静脉之间呈网状分布，遍及全身各处（角膜、软骨、毛发、牙釉质等除外）。

（一）肺循环的血管

1. 肺动脉干　　短而粗，起自右心室，向左上方斜行，经主动脉弓的下方，分为左、右肺动脉，分别经左、右肺门进入左、右肺。在肺内肺动脉经多次分支，最后在肺泡的周围形成肺泡壁毛细血管网。在肺动脉分叉处的稍左侧与主动脉弓下缘之间有一结缔组织索，称动脉韧带。是胎儿时期脉导管闭锁后的遗迹。

2. 肺静脉　　肺静脉起自肺泡周围的毛细血管网，在肺内逐级汇合，最后每侧肺各形成两条肺静脉，经肺门出肺，穿心包注入左心房。

（二）体循环的动脉

动脉的行径与配布规律：在动脉到达所供应的器官前，其行径和配布方面具有一定的规律，布于头颈、躯干和四肢的动脉都左、右对称；躯干分体壁和内脏器官，其分布的动脉也分脏支和壁支；分布于体壁和四肢的动脉常行于躯干或四肢的屈侧等较安全的部位；动脉常以最短的距离到达所供应的器官；动脉的配布形式与所供应的器官的功能相适应，如分布于关节有动脉，在关节的周围分支形成动脉网，由网发出分支供应关节；容积发生变化的器官其动脉先形成环状或弓状的血管吻合，然后由此发出分支进入该器官，以利于血液循环。

主动脉是体循环的动脉主干，从左心室发出，主动脉粗而长，先向右上行至右侧第二胸肋关节高度，继而以弓形弯向左后方至第四胸椎体下缘左侧，再沿脊柱下行，穿膈肌的主动脉裂孔进入腹腔，到第四腰椎体的下缘平面分为左右髂总动脉。主动脉以胸骨角平面分为三段，即升主动脉、主动脉弓、降主动脉。

升主动脉：起自左心室，在上腔静脉左侧，斜向右上方，行至右侧第二胸肋关节高度，移行为主动脉弓，其主要分支为其根部发出的左、右冠状动脉。

主动脉弓：由升主动脉延续而来，弓形弯向左后方，跨左肺根，在第四胸椎体下缘左侧移行为降主动脉。主要分支为主动脉弓凸侧发出的三大分支，从右向左依次为头臂干、左颈总动脉、左锁骨下动脉。

降主动脉：在第四胸椎体下缘左侧续于主动脉弓，沿脊柱左侧下降，穿膈的主动脉裂孔进入腹腔，在第四腰椎体下缘处分为左、右髂总动脉。降主动脉以膈的主动脉裂孔为界分为胸主动脉和主动脉。

1. 头颈部的动脉　　颈总动脉是头颈部的动脉主干之一，左侧直接发自主动脉弓，右侧起自头臂干。两侧均经胸锁关节的后方，沿气管、食管、喉的外侧上行至甲状软骨上缘高度分为颈外动脉和颈内动脉，在其分权处有两个重要结构，即颈动脉小球和颈动脉窦。

颈动脉小球是一扁椭圆形小体，借结缔组织连于颈动脉权的后方是化学感受器，可感受血液中二氧化碳分压、氧分压和氢离子浓度的变化。当血中氧分压降低或二氧化碳分压增高时，反射性地促使呼吸加深加快。

颈动脉窦是颈总动脉末端和颈内动脉起始部的膨大部分，是压力感受器，可感受血压的变化；当血压增高时，窦壁扩张，刺激压力感受器，可反射性地引起心跳减慢、末梢血管扩张，血压下降。

（1）颈外动脉（图2.7-7）：在颈内动脉内侧起于颈总动脉，向上穿腮腺至下颌颈处分为颞浅动脉与上颌动脉两个终支。主要分支有：

1）甲状腺上动脉：由颈外动脉起始处发出，向前下行至甲状腺侧叶上端，分支至甲状腺和喉。

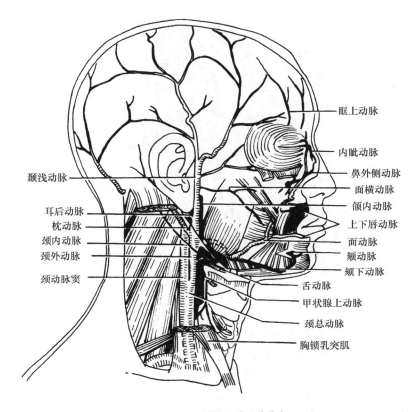

图 2.7-7 颈外动脉及其分支

2）舌动脉：在舌骨大角处起于颈外动脉，向前内经舌骨舌肌深面至舌，分为营养舌、口腔底结构和腭扁桃体。

3）面动脉：在下颌角高度起于颈外动脉，向前经下颌下腺深面，在咬肌前缘绕过下颌底至面部，分支营养面部组织。

4）颞浅动脉：是颈外动脉的终支之一，经外耳门前方、颧弓根部至颞部皮下，分布于腮腺、额、颞 、顶部的软组织。在外耳门前方位置表浅，可摸到搏动。

5）上颌动脉：发出后经下颌颈深面至入下颌窝，沿途发出许多分支分布于外耳道、鼓室、牙及牙龈、鼻腔、腭、硬脑膜等处。

（2）颈内动脉：由颈总动脉发出后，垂直行至颅底，经颈动脉管入颅分支分布于脑和视器。

2. 锁骨下动脉及上肢的动脉

（1）锁骨下动脉 （图 2.7-8）左侧起于主动脉弓，右侧起于头臂干。经胸锁关节后方斜向外至颈根部，呈弓状经胸膜顶前方，穿斜角肌间隙，至第一肋外缘延续为腋动脉。锁骨下动脉主要分支有：

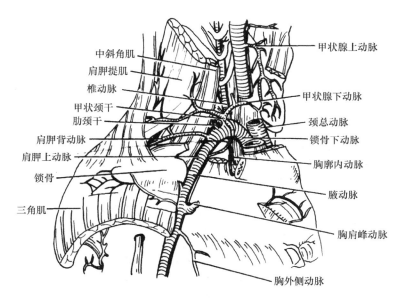

图 2.7-8 锁骨下动脉及其分支

中斜角肌
肩胛提肌
椎动脉
甲状颈干
肋颈干
肩胛背动脉
肩胛上动脉
锁骨
三角肌

甲状腺上动脉
甲状腺下动脉
颈总动脉
锁骨下动脉
胸廓内动脉
腋动脉
胸肩峰动脉
胸外侧动脉

1）椎动脉　在前斜角肌内侧起自锁骨下动脉，向上穿第1—6横突孔，经枕骨大孔入颅腔，分支营养脑和脊髓。

2）胸廓内动脉　与椎动脉的起始部相对，起于锁骨下动脉的下壁，经锁骨后面，胸膜顶前面进入胸腔，继而沿肋软骨后面下行至第六肋间隙处分为肌膈动脉和腹壁动脉二终支。胸廓内动脉分布于胸前壁心包、膈和乳房等处。

3）甲状颈干　是一短支在前斜角肌内侧起于锁骨下动脉，其主要分支有甲状腺下动脉，肩胛上动脉，颈横动脉。

（2）上肢的动脉

1）腋动脉（图2.7-9）　是锁骨下动脉的直接延续，向外上方穿经腋窝至背阔肌腱上缘移行为肱动脉。腋动脉分支较多，主要分布于肩部和胸前外侧壁；主要分支有：

①胸肩峰动脉　为一短干，发出后穿喙锁胸筋膜，分为四支：即三角肌支、肩峰支、胸肌支和锁骨支。

②胸外侧动脉　发出后沿胸小肌下缘走行，分布到前锯肌、胸大肌、胸小肌、乳房。

③肩胛下动脉　于肩胛下肌下缘附近起始，行向后内下，末端分为旋肩胛动脉和胸背动脉。

2）肱动脉　是腋动脉的延续，向下沿肱二头肌内侧沟至桡骨颈水平，分为桡动脉和尺动脉二分支。其主要分支（图2.7-10）有：

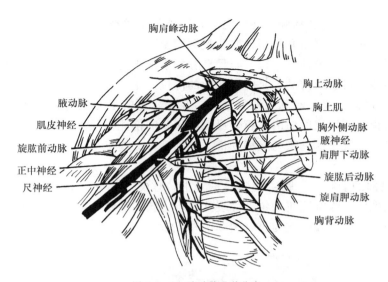

图 2.7-9 腋动脉及其分支

胸肩峰动脉

胸上动脉
胸上肌
胸外侧动脉
腋神经
肩胛下动脉
旋肱后动脉
旋肩胛动脉
胸背动脉

腋动脉
肌皮神经
旋肱前动脉
正中神经
尺神经

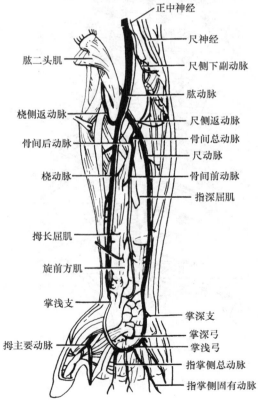

正中神经
尺神经
尺侧下副动脉
肱动脉
尺侧返动脉
骨间总动脉
尺动脉
骨间前动脉
指深屈肌

肱二头肌
桡侧返动脉
骨间后动脉
桡动脉
拇长屈肌
旋前方肌
掌浅支
拇主要动脉

掌深支
掌深弓
掌浅弓
指掌侧总动脉
指掌侧固有动脉

图 2.7-10 前臂的动脉（掌侧面）

3）桡动脉 是肱动脉的终支之一，向外下经肱桡肌和桡侧腕屈肌之间至桡骨下端，斜过拇长展肌和拇短伸肌肌腱深面至手背，穿第一背侧骨间肌的两头间至手掌，分出拇主要动脉，末支与尺动脉的掌深支吻合成掌深弓。桡动脉在腕上方位置表浅，可触及搏动，是临床切脉的部位。主要分支有：

4）尺动脉 是肱动脉的终支之一，在桡骨颈的下方发自肱动脉，经前臂指浅屈肌与指深屈肌之间向内下行至尺侧腕屈肌的桡侧与尺神经伴行，下行至豌豆骨的桡侧，经腕掌侧韧带与腕横韧带之间到手掌，终支与桡动脉的掌浅支吻合成掌浅弓。

3. 胸部的动脉　胸主动脉：是降主动脉的一部分，上接主动脉弓，下至第十二胸椎体下缘穿膈肌的主动脉裂孔移行为腹主动脉。胸主动脉的分支有脏支和壁支两种，脏支较壁支为小（图 2.7－11）。

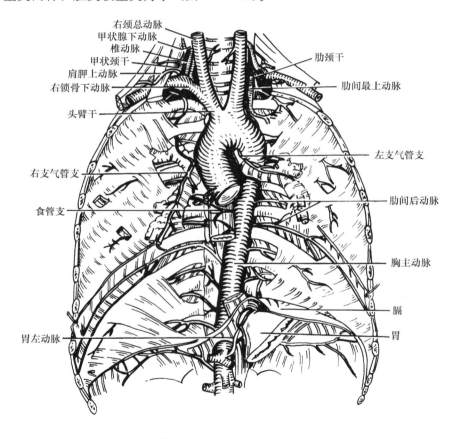

图 2.7－11　胸主动脉及其分支

脏支：有心包支，支气管动脉和食管动脉。分别自胸主动脉发出后到达相应的器官。

壁支

肋间动脉共九对，自胸主动脉发出后沿三至十一肋间走行，有肋间神经和肋间静脉伴行。

肋下动脉一对，自胸主动脉发出后，沿第十二肋下缘走行。

4. 腹部的动脉　　腹主动脉（图 2.7-12）：是胸主动脉的直接延续，起始于膈肌的主动脉裂孔，下行于第四腰椎体下缘处分为左、右髂总动脉。分支有脏支和壁支两种，但其脏支较粗壁支较细。

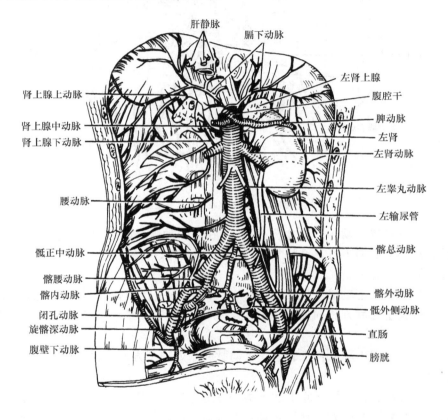

图 2.7-12　腹主动脉及其分支

壁支主要有 4 对腰动脉分布于腹后壁，脊髓及其被膜。

脏支可分为成对的和不成对的两种。不成对脏支：有腹腔干、肠系膜上动脉和肠系膜下动脉三支。成对脏支　肾上腺中动脉、肾动脉、睾丸动脉（卵巢动脉）。

（1）腹腔干（图 2.7-13）　是一短支，长仅 1—2cm，在主动脉裂孔稍下方，第十二胸椎体高度起于腹主动脉前壁，向前至胰和脾静脉的上缘分为三支：即胃左动脉、肝总动脉、脾动脉。分布食管下端、胃、十二指肠、肝、胆囊、脾及大网膜等处。

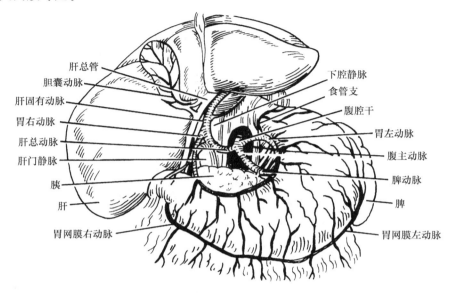

图 2.7 – 13 腹腔干及其分支

（2）肠系膜上动脉（图 2.7 – 14） 在腹腔动脉起始部的下方起于腹主动脉前壁，从胰的后面下行，经胰与十二指肠之间进入小肠系膜根，发出分支布于小肠和大肠的一部分。

（3）肠系膜下动脉（图 2.7 – 15） 约在第三腰椎体高度起于腹主动脉前壁，沿腹膜壁层后方斜向左下，其主要分支分布于左结肠、乙状结肠和直肠上部。

（4）肾上腺中动脉：于肠系膜上动脉起始处稍下方发自腹主动脉两侧，分布于肾上腺。

（5）肾动脉：在肠系膜上动脉稍下方呈直角发自腹主动脉两侧，向外越过膈脚的前方肾静脉的后方经肾门入肾。在肾动脉进入肾门前发出肾上腺下动脉。

（6）睾丸动脉（卵巢动脉）：此动脉在肾动脉稍下方起于腹主动脉前壁，沿腰大肌前面斜向外下，穿入腹股沟管，参与精索组成，分布至睾丸与附睾。在女性则为卵巢动脉，经卵巢悬韧带下行入盆腔，分布与卵巢与输卵管壶腹部。

5. 盆部及下肢的动脉 髂总动脉（图 2.7 – 16）：盆部的动脉主干为髂总动脉，左、右各一，在第 4 腰椎体下缘高度起于腹主动脉，斜向外下行于腰大肌内侧，至骶髂关节附近分为髂内动脉和髂外动脉。

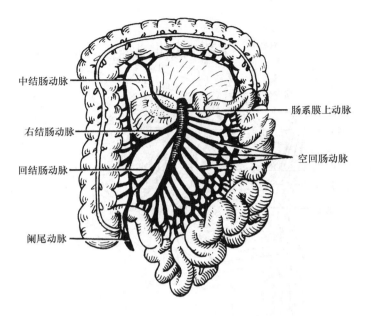

中结肠动脉

右结肠动脉

回结肠动脉

阑尾动脉

肠系膜上动脉

空回肠动脉

图 2.7-14　肠系膜上动脉及其分支

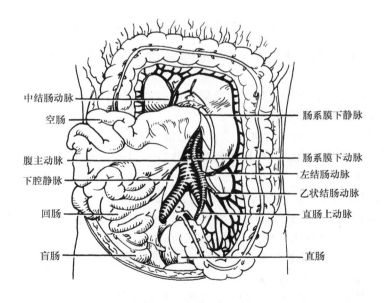

中结肠动脉

空肠

腹主动脉

下腔静脉

回肠

盲肠

肠系膜下静脉

肠系膜下动脉

左结肠动脉

乙状结肠动脉

直肠上动脉

直肠

图 2.7-15　肠系膜下动脉及其分支

　　（1）髂内动脉：从髂总动脉分出后，斜向内下进入小骨盆，在坐骨大孔上缘处分为前后两短干。分为壁支和脏支。

　　1）脏支：主要有膀胱下动脉、直肠下动脉、子宫动脉、阴部内动脉。

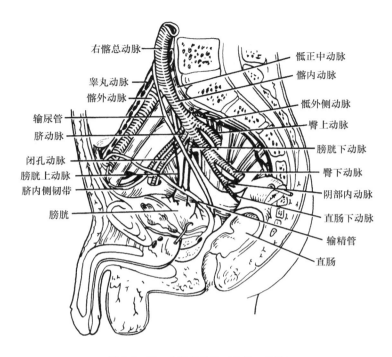

图 2.7-16　盆腔的动脉（右侧，男性）

膀胱下动脉：分布于膀胱下部及精囊腺、前列腺等部位。在女性则分布于膀胱和阴道。

直肠下动脉：分布于直肠下部及男性的前列腺和女性的阴道等。该动脉末端与直肠上动脉和肛动脉相互吻合。

子宫动脉 沿盆侧壁下行进入子宫阔韧带两层之间，在子宫颈外侧附近跨过输尿管前方，经子宫侧缘上行至子宫底。分布于阴道、子宫、输卵管、卵巢，末端与卵巢动脉吻合。

阴部内动脉：发出后穿梨状肌下孔，经坐骨小孔到坐骨直肠窝。分出肛动脉、会阴动脉和阴茎（蒂）动脉，营养肛门、会阴部与外生殖器等器官。

2）壁支：主要有闭孔动脉、臀上动脉和臀下动脉。

闭孔动脉：在盆内筋膜和壁腹膜之间，沿盆侧壁前行，穿闭膜孔至大腿内侧。营养大腿内侧肌群和髋关节。

臀上动脉和臀下动脉：分别经梨状肌上孔和梨状肌下孔到臀部，分支营养臀部肌肉和髋关节。

（2）髂外动脉：沿腰大肌内侧缘下行，穿腹股沟韧带中点下方深面进入股三角。主要分支有旋髂深动脉和腹壁下动脉。腹壁下动脉经腹股沟腹环内侧上行，进入腹直肌鞘与腹壁上动脉吻合。分布于腹直肌。

（3）下肢的动脉

1）股动脉（图 2.7 - 17）　为髂外动脉的直接延续。经股三角进入收肌管，穿收肌腱裂孔至腘窝，移行为腘动脉。其主要分支有股深动脉。

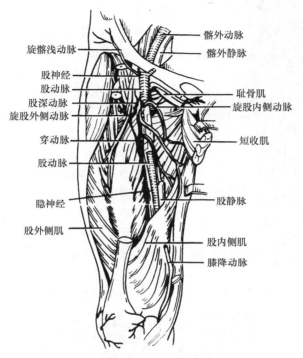

图 2.7 - 17　股动脉及其分支

2）腘动脉　为股动脉的延续，在腘窝与腘静脉、胫神经伴行至腘肌下缘分为胫前动脉和胫后动脉。腘动脉在行程中发出分支参与构成膝关节动脉网。

3）胫后动脉　在小腿后面浅、深层肌肉之间下行，经内踝后方到足底，分为足底内侧动脉和足底外侧动脉两终支。主要分支有腓动脉，沿腓骨内侧下行，分支分布于附近肌肉和胫、腓骨（图 2.7 - 18）。

4）胫前动脉　自腘动脉发出后穿小腿骨间膜到小腿前面，沿小腿前群肌之间下行到踝关节前方移行为足背动脉。

（三）体循环的静脉

静脉由于其功能与动脉不同，所以在结构与配布方面有与动脉不同的特点。静脉是由小支汇合成的，其管径比同名动脉大，管壁较薄，在管壁内面有许多半月形的向心开放的静脉瓣，以防止血液逆流。体循环的静脉分为浅、深两种。浅静脉位于皮下的浅筋膜内，又称皮下静脉。数量较多，不与动脉伴行，最后注入深静脉。浅静脉透过皮肤可见，是临床上静脉注射的常用部位。深静脉位于深筋

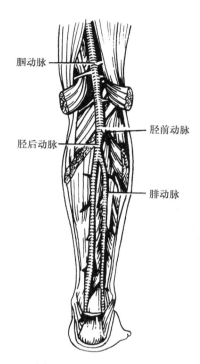

图 2.7-18　小腿后部动脉

膜深面。动脉伴行，又称并行静脉。在浅、深静脉间有丰富的交通支相连。在硬脑膜、颅骨内有些特殊结构的静脉分别称为硬脑膜窦和板障静脉。

体循环的静脉数量多，分布广，可分为上腔静脉系，下腔静脉系和心静脉系（见心血管）。

1. 上腔静脉系　　主干是上腔静脉（图 2.7-19），在第一胸肋关节后方由左、右头臂静脉合成，沿升主动脉右侧缘下行入右心房。其主要属支为奇静脉。

头臂静脉：左、右各一，在胸锁关节后面由同侧的颈内静脉和锁骨下静脉吻合而成。吻合处形成的夹角称为静脉角，分别有胸导管和右淋巴导管注入。

（1）头颈部的静脉（图 2.7-20）

1）颈内静脉：在颅底的颈静脉孔处由乙状窦延续而来。先后与颈内动脉和颈总动脉伴行，最后与锁骨下静脉会合成头臂静脉。由于

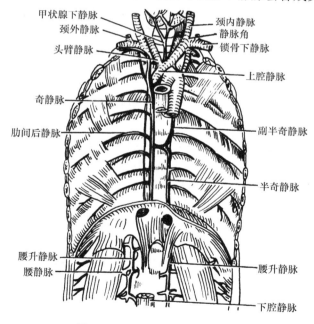

图 2.7-19　上腔静脉系及其属支

其壁薄且与周围组织紧密相连并受胸内负压影响，所以颈内静脉经常处于开放状态，损伤时空气易进入形成气栓，严重者可导致死亡。颈内静脉的属支较多，有颅内和颅外两种，收纳头面部，颈部的静脉血，在颅外其主要属支有面静脉。面静脉起于内眦静脉，与面动脉伴行至舌骨大角高度注入颈内静脉。由于面静脉在口角以上一般无静脉瓣，所以受压时血液易逆流经内眦静脉、眼静脉、到海绵窦。故面部化脓性感染时，其在鼻根至两侧口角的三角形区域即危险三角，挤压时易引起颅内感染。

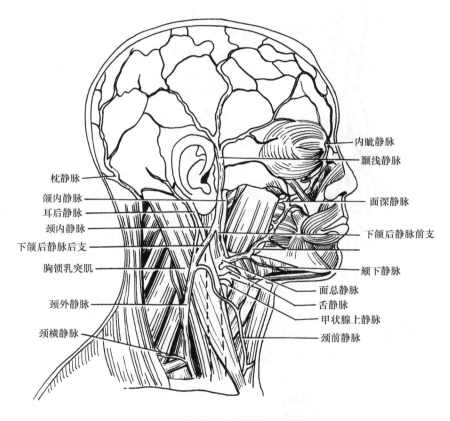

图 2.7-20　头颈部的静脉

2) 颈外静脉　是颈部最大的浅静、沿胸锁乳突肌表面下行，注入锁骨下静脉。

(2) 锁骨下静脉及上肢的静脉

1) 锁骨下静脉：在第一肋外缘由腋静脉移行而来，向内至胸锁关节后方与颈内静脉会合，锁骨下静脉位置固定，较表浅，管腔较大，且与周围的组织连接紧密，是临床上常用的输液和静脉插管的部位。锁骨下静脉的主要属支是颈外静

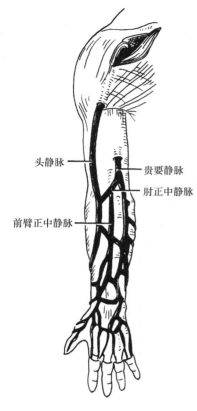

头静脉

贵要静脉

肘正中静脉

前臂正中静脉

图 2.7－21　上肢的浅静脉

脉。

2）上肢的静脉：有浅静脉和深静脉，

① 深静脉　与同名动脉伴行，最后在胸大肌下缘处会合成腋静脉。

② 浅静脉（图 2.7－21）

头静脉　起于手背静脉网的桡侧，经前臂的桡侧、前面上行，臂的肱二头肌外侧沟，最后上行至三角肌和胸大肌之间的沟内注入腋静脉。

贵要静脉　起于手背静脉网的尺侧，经前臂前面尺侧和臂的肱二头肌内侧沟上行至臂中部穿深筋膜注入肱静脉。

肘正中静脉　位于肘窝的前面，一般变异较多，是临床常用的采血及输液部位。

（3）胸部的静脉

奇静脉　是胸部的静脉主干，自右膈脚起于右腰升静脉，沿胸椎体右侧前面上行到第四胸椎体平面向前绕右肺根上方注入上腔静脉。沿途收纳右侧的肋间后静脉，食管静脉、支气管静脉、半奇静脉等处的静脉血。也是沟通上、下腔静脉的重要途径之一。

椎静脉丛　位于椎管内和脊柱的前后面纵母脊柱全长，它会集脊髓及椎骨等处的静脉血，注入邻近的椎静脉、腰静脉、肋间后静脉、骶外侧静脉，同时与颈、胸、腹、盆部的小静脉有广泛的交通。其上端还与颅的硬脑膜窦相交通。因此椎静脉丛是沟通上、下腔静脉系及颅内、外静脉的重要途径。

2. 下腔静脉系　　其静脉主干为下腔静脉，收纳人体下半身的静脉血。

下腔静脉　是人体最粗最大的静脉，在第五腰椎右侧由左、右髂总静脉汇合而成，沿脊柱前面右侧腹主动脉右侧上升，穿膈肌的腔静脉裂孔进入胸腔，经右心房下方注入右心房（图 2.7－22）。

（1）下肢及盆部的静脉

1）髂总静脉：左、右两条，是盆部的静脉主干，于骶髂关节的前方由同侧的髂内、外静脉吻合而成。斜向内上在第五腰椎体右侧与对侧的髂总静脉汇合成下腔静脉。主要属支有髂腰静脉和骶正中静脉。

髂内静脉：起于坐骨大孔的上缘，与同名动脉伴行，在骶髂关节的前方与髂

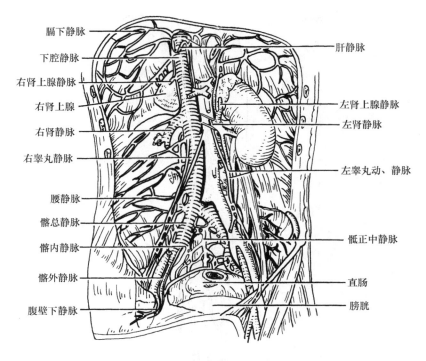

膈下静脉

下腔静脉

右肾上腺静脉

右肾上腺

右肾静脉

右睾丸静脉

腰静脉

髂总静脉

髂内静脉

髂外静脉

腹壁下静脉

肝静脉

左肾上腺静脉

左肾静脉

左睾丸动、静脉

骶正中静脉

直肠

膀胱

图 2.7－22 下腔静脉系及其属支

外静脉汇合成髂总静脉。其属支有壁支、脏支两种,脏支起于相应器官的静脉
丛:如直肠静脉丛、子宫静脉丛、膀胱静脉丛等。髂内静脉收集来自会阴部、臀
部、盆壁和盆腔脏器的静脉血。

髂外静脉 于腹股沟韧带的深面由股静脉延续而来。与同名动脉伴行。主要
属支有腹壁下静脉。

2)下肢的静脉:分浅深两种,深静脉与同名动脉伴行,最后注入股静脉。
股静脉与股动脉伴行,经腹股沟韧带深面移行为髂外静脉。在股三角,股静脉位
于股动脉内侧,因此临床上作股静脉穿刺时,应在腹股沟韧带中点稍下方先触及
股动脉搏动,然后在其内侧进针。下肢浅静脉一般有两条主干,即大隐静脉和小
隐静脉。

大隐静脉 (图 2.7－23):起于足背静脉网内侧,经内踝的前方、小腿内侧、
膝内侧、股内侧上升至于耻骨结节下外方,穿阔筋膜的隐静脉裂孔注入股静脉,
在进入股静脉前收纳五条属支:即股内侧浅静脉、股外侧浅 静脉、腹壁浅静脉、
旋髂浅静脉和阴部外静脉。大隐静脉收集足、小腿内侧、股前内外侧部、脐下腹
前壁浅层及外阴部的静脉血。在经过内踝前方时,位置表浅,是静脉切开的常用
部位。

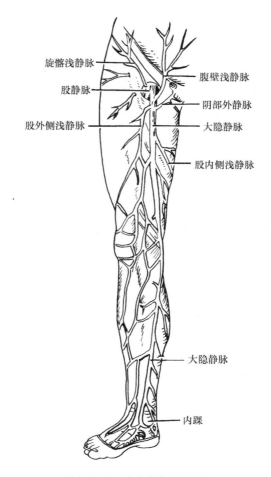

旋髂浅静脉

股静脉

股外侧浅静脉

腹壁浅静脉

阴部外静脉

大隐静脉

股内侧浅静脉

大隐静脉

内踝

图 2.7 - 23　大隐静脉及其属支

小隐静脉：起于足背静脉网的外侧，经外踝后方，沿小腿后面上行至腘窝，穿深筋膜注入腘静脉。沿途收集足外侧及小腿后的浅静脉。

（2）腹部的静脉：主干为下腔静脉，其属支有脏支和壁支两种，大多直接注入下腔静脉，不成对的脏支先汇合成肝门静脉入肝，再经肝静脉回流至下腔静脉。

壁支：有 1 对膈下静脉和 4 对腰静脉，均与同名动脉伴行。直接注入下腔静脉。

脏支

睾丸静脉（卵巢静脉）一对，起自蔓状静脉丛（卵巢静脉丛），右侧直接以锐角注入下腔静脉，而左侧则以直角汇入左肾静脉。

肾静脉一对起自肾门，与肾动脉伴行，直接注入下腔静脉。

肾上腺静脉：左、右各一条，右侧直接注入下腔静脉，左侧者则注入左肾静脉。

肝静脉：有 2～3 条。在肝下后方的腔静脉沟处注入下腔静脉。

（3）肝门静脉（图 2.7-24）：是一粗短静脉干，在胰头、体交界处的后方由脾静脉和肠系膜上静脉汇合而成斜向右上进入肝十二指肠韧带内，与胆总管、肝总管、肝固有动脉伴行，在肝门附近分为左右两支分别入肝左叶和肝右叶。肝门静脉纳腹腔内不成对器官（肝除外）的静脉血。肝门静脉不同于一般的静脉，其回流的起始端和末端均为毛细血管，在成人肝门静脉及其属支均无功能性瓣膜，因此，肝门静脉压力过高时，其内血液易发生逆流。肝门静脉收集腹腔内不成对器官的静脉血。包括食管下段、胃、小肠、大肠、胆囊、胰和脾等。

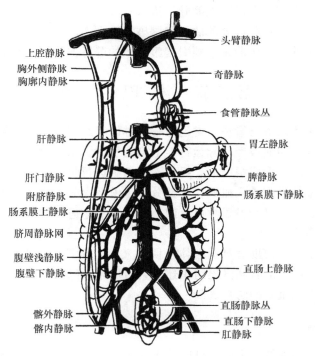

图 2.7-24 肝门静脉

门静脉的主要属支：门静脉的属支一般与其同名动脉伴行，除肠系膜上静脉、脾静脉外，还有以下属支：

肠系膜下静脉：收纳降结肠、乙状结肠、直肠上部的血，至胰头后方注入脾静脉或肠系膜上静脉。

胃左静脉：与胃左动脉伴行，直接注入肝门静脉。收集胃及食管下段的静脉血。

胃右静脉：与胃右动脉伴行，在注入肝门静脉之前接收幽门前静脉，后者是胃与十二指肠分界的标志之一。收纳胃右动脉所分布区的血液。

胆囊静脉：收集胆囊的静脉血，注入肝门静脉的右支。

附脐静脉：起于脐周静脉网，沿肝圆韧带行走，最后入肝门静脉的左支。

肝门静脉与上、下腔静脉之间的吻合部位：肝门静脉与上、下腔静脉系之间存在有丰富的吻合，在肝门静脉因病变而回流受阻时，通过这些吻合可产生侧支循环途径，因此，肝门静脉与上、下腔静脉的吻合有重要临床意义。其主要吻合部位有食管静脉丛、直肠静脉丛和脐周静脉网。

正常情况下，肝门静脉与上、下腔静脉系间的吻合支较细小，血流量很少。但当肝门静脉回流受阻时（如肝硬化引起门脉高压），经肝门静脉内的血液可逆流，通过上述吻合支由上、下腔静脉回流入右心房。同时引起吻合部位的细小静脉曲张。一旦食道与直肠等处的曲张静脉破裂则会引起呕血与便血。脐周静脉网和腹后壁等部位的小静脉曲张，则引起腹前壁的静脉曲张、腹水等体征。

第二节　淋　巴　系　统

淋巴系统由各级淋巴管道、淋巴器官和淋巴组织组成。淋巴系统内流动着无色透明的淋巴液。当血液经动脉运行至毛细血管时。水和营养物质经毛细血管壁滤出，进入组织间隙形成组织液。组织液与细胞进行物质交换后，大部分经毛细血管的静脉端重新吸收进入血液，小部分含水份及大分子物质的组织液进入毛细淋巴管成为淋巴。淋巴经各级淋巴管向心流动，沿途通过许多淋巴结的滤过，最后注入静脉（图 2.7－25）。

淋巴系统不仅能协助静脉运送体液回流入心，而且也是人体重要防御结构。在淋巴系统内，淋巴器官和淋巴组织还可繁殖增生淋巴细胞、过滤淋巴液、参与免疫过程，是人体重要的防护屏障。

一、淋巴管道

根据结构和功能特点不同，淋巴管道可分为毛细淋巴管、淋巴管、淋巴干和淋巴导管。

毛细淋巴管：是淋巴管道的起始部，位于组织间隙内，始端为膨大的盲端，毛细淋巴在组织间隙内相互吻合形合成网，管壁薄，由内皮构成，无基膜和周细胞，内皮细胞呈叠瓦状排列，间隙较大。因此其通透性比毛细血管大，一些大分子物质，如蛋白质，细菌和癌细胞均较易进入毛细淋巴管。

淋巴管：是由毛细淋巴管汇合而成。其结构近似静脉，管腔内有丰富的瓣膜，根据其分布的位置可分为浅、深两种。浅淋巴管行于皮下组织中，多与浅静

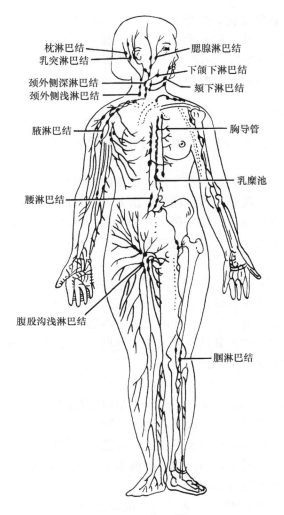

枕淋巴结
乳突淋巴结
颈外侧深淋巴结
颈外侧浅淋巴结
腋淋巴结
腰淋巴结
腹股沟浅淋巴结

腮腺淋巴结
下颌下淋巴结
颏下淋巴结
胸导管
乳糜池
腘淋巴结

图 2.7－25　淋巴系统

脉伴行；深淋巴管与深部血管神经伴行，浅、深淋巴管间存在有丰富的交通支。在行程中淋巴管一般都经过一个或多个淋巴结。

淋巴干：全身各部的浅、深淋巴管经过一系列的淋巴结后，其最后一群淋巴结的输出管汇合成淋巴干。全身共有 9 条淋巴干。即左、右颈干；左、右支气管纵隔干；左、右锁骨下干；左、右腰干；肠干。

淋巴导管：全身 9 条淋巴干汇合成两条淋巴导管。即胸导管和右淋巴导管。

胸导管：是人体最大的淋巴导管，由左、右腰干和肠干在第一腰椎体前方汇合而成，其起始处膨大称乳糜池。起始后沿脊柱前方上行，经膈的主动脉裂孔进入胸腔，在食管后方、脊柱前面上行至颈根部，呈弓形弯向左，注入左静脉角。在注入左静脉角之前，接受左颈干，左锁骨上干和左支气管纵隔干。通过上述 6 条淋巴干，胸导管收纳左半头颈、左上肢、左半胸以及下半身的淋巴。

右淋巴导管：干很短，由右颈干、右锁骨下干、右支气管纵隔干汇合而成，注入右静脉角。右淋巴导管收纳来自右半头颈、右上肢、右半胸的淋巴。

二、淋巴器官

淋巴器官主要由淋巴组织构成，包括淋巴结、脾和胸腺。

（一）淋巴结

淋巴结的形态：淋巴结为灰红色、质软的扁圆形小体。一侧隆凸，另一侧凹陷称门，是血管、神经和淋巴结输出管出入处；其凸侧也有数知条输入淋巴管进入。淋巴结多成群分布。以深筋膜为界分为浅、深两种，浅淋巴结位置表浅，活体易触及。淋巴结的主要功能是滤过淋巴、产生淋巴细胞和浆细胞，参与机体的免疫过程。

1. 淋巴结的组织结构　　淋巴结表面有薄层致密结缔组织构成的被膜。被膜和门部的结缔组织伸入淋巴结实质形成相互连接的小梁，小梁构成淋巴结的粗支架，在小梁之间为淋巴组织和淋巴窦。淋巴组织以网状组织为微细支架，网孔中充满大量淋巴细胞及其他免疫细胞。淋巴窦是淋巴结内淋巴流动的通道。淋巴结实质分皮质和髓质两部分。

2. 淋巴结的功能

（1）滤过淋巴：淋巴在淋巴结的淋巴窦内缓慢流动时，淋巴内带有的抗原物质如细菌、病毒、毒素等，可被巨噬细胞清除。

（2）参与免疫应答：抗原经淋巴进入淋巴结引起免疫应答。发生体液免疫应答时，淋巴小结增多增大，髓索内浆细胞增多；发生细胞免疫应答时，副皮质区明显扩大，效应 T 细胞输出增多。

3. 全身各部的淋巴结　　淋巴结一般成群分布于人体的一定部位，并接受一定部位或器官回流的淋巴，因此，局部感染可引起相应部位的淋巴结肿大或疼痛。反之，某一群淋巴结肿大时，可在其引流的局部内推测和寻觅病变所在，故熟悉淋巴结的位置及其引流范围有一定的临床意义。

（1）头、颈部的淋巴结群（图 2.7－26）：头部的淋巴结多位于头颈交界处，接受头浅层的淋巴，其输出管注入颈外侧深淋巴结。头部的淋巴结有：

枕淋巴结：位于斜方肌起点表面，收纳枕部、顶部的淋巴管。

乳突淋巴结：位于耳后、胸锁乳突肌上端表面，收纳颅顶及耳后面的淋巴管。

腮腺淋巴结：位于腮腺表面和其实质内，收纳额区、颞区、耳廓和外耳道、颊部及腮腺等处的淋巴管。

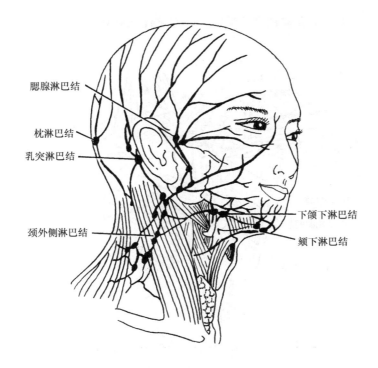

图 2.7 - 26　头颈部的淋巴管和淋巴结

下颌下淋巴结图中标注：腮腺淋巴结、枕淋巴结、乳突淋巴结、颈外侧淋巴结、下颌下淋巴结、颏下淋巴结

下颌下淋巴结：位于下颌下腺附近，收纳面部、鼻部、口腔器官等处的淋巴管。

颏下淋巴结：位于颏下部，收纳颏部、舌尖等部的淋巴管。

颈前淋巴结：位于喉、甲状腺、气管的前方，收纳这些部位的淋巴管。、

颈外侧浅淋巴结：沿颈外静脉排列，收纳颈部浅层的淋巴管，及头部淋巴结的输出管。

颈外深淋巴结：沿颈内静脉排列，少数淋巴结位于副神经周围，收纳颈部深层的淋巴管和颈部浅淋巴结的输出管，其淋巴结的输出管汇合成颈干，左侧注入胸导管，右侧注入右淋巴导管。

（2）上肢的淋巴结群

腋淋巴结（图 2.7 - 27）：位于腋窝内腋血管及其分支周围，按其位置可分为五群：外侧淋巴结位于腋动、静脉远端周围，收纳上肢大部分淋巴管和肘淋巴结手输出管；胸肌淋巴结位于胸外侧动、静脉周围，收纳胸、腹外侧和乳房外侧、中央部的淋巴管；肩胛下淋巴结位于肩胛下动、静脉周围，收纳项背部、肩胛区的淋巴管；中央淋巴结位于腋窝内的脂肪组织内，收纳上述三群淋巴结的输出管；尖淋巴结沿腋动、静脉近端排列，收纳中央淋巴结的输出管和乳房上部的

淋巴管，其输出管汇合成锁骨下淋巴干，左侧注入胸导管，右侧参与组成右淋巴导管。

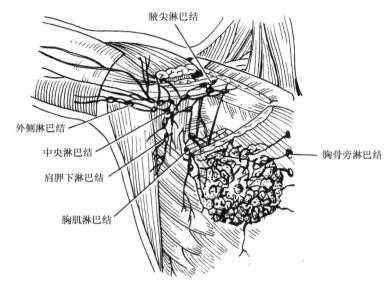

图 2.7 - 27　腋淋巴结和乳房淋巴回流

（3）胸部的淋巴结群　主要分布于肋的两端附近和纵隔 器官的周围。可分为胸壁和胸腔脏器两种。

胸壁淋巴结：包括胸骨旁淋巴结、肋间淋巴结和膈上淋巴结，收纳胸壁浅、深部的淋巴管。

胸腔器官的淋巴结：纵隔前淋巴结位于心包的前方，收纳胸腺、心包、心、膈和肝上面的淋巴管；纵隔后淋巴结位于食管和胸主动脉周围，收纳食管和胸主动脉等部位的淋管；气管、支气管、肺的淋巴结，沿各级支气管排列，收纳肺、气管和支气管的淋巴管。其中位于气管杈附近的淋巴结的输出管和纵隔前淋巴结的输出管汇合成支气管纵隔干，左侧注入胸导管右侧注入右淋巴导管。

（4）腹部的淋巴结群

腰淋巴结：位于下腔静脉和腹主动脉周围，收纳腹后壁和腹腔成对脏器的淋巴管，其输出管组成左、右腰干，注入乳糜池。

腹腔淋巴结：位于腹腔干周围，收纳肝、胆、胰、脾、胃、十二指肠等器官的淋巴管，其输出管汇入肠干。

肠系膜上淋巴结：沿肠系膜上动脉的根部排列，收纳空肠、回肠、盲肠、阑尾、升结肠、横肠等处的淋巴管。

肠系膜下淋巴结：位于肠系膜下动脉的根部周围排列，收纳来自降结肠、乙状结肠、直肠等处的淋巴管。上述腹腔淋巴结、肠系膜上、下淋巴结的输出管汇合成肠干，注入乳糜池。

（5）盆部和下肢的淋巴结群

髂内淋巴结：位于髂内血管的周围，收纳盆部器官、臀部、会阴和外生殖器等处的淋巴管其输出管注入髂总淋巴结。

髂外淋巴结：位于髂外血管的周围。主要收纳从腹股沟深淋巴结的输出管和来自膀胱、前列腺、子宫等处的淋巴管。

髂总淋巴结：位于髂总血管的周围，接受髂内、外淋巴结的输出管，其淋巴结的输出管注入腰淋巴结。

腹股沟浅淋巴绊结：沿腹股沟韧带和大隐静脉末端排列。接受腹前壁下部、臀部、会阴和外生殖器的淋巴管。其输出管注入腹股沟深淋巴结。

腹股沟深淋巴结：位于股静脉的末端，主要接受腹股沟浅淋巴结的输出管。下肢深淋巴管、足外侧缘和小腿后外侧浅层结构的淋巴管，其输出管注入髂外淋巴结。

腘淋巴结：位于小隐静脉末端及腘血管周围。收纳小腿后外侧部浅淋巴管和足、小腿深淋巴管，其输出管注入腹股沟深淋巴结。

（二）脾

1. 脾的位置和形态　脾为扁椭圆形或三角形的实质性器官，位于左季肋区，相当于左侧第9～10肋的深面，其长轴与第10肋一致。正常情况下在左肋弓下缘不能触及。脾色暗红，质脆易破，在受暴力打击时易破裂出血（图2.7 - 28）。

脾可分前、后两端，上、下两缘，膈面和脏面两面。膈面平滑隆凸，与膈相贴。脏面凹陷，近中央处为脾门，是血管、神经出入的部位。脾前端较宽，后端圆钝。脾下缘较钝厚，而上缘较锐利，并有2～3个小切迹，称脾切迹，是触诊时辨认脾的标志。

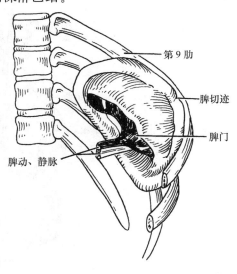

图 2.7 - 28　脾

2. 脾的组织结构　脾表面被覆被膜。被膜较厚，由富含弹性纤维及平滑肌纤维的致密结缔组织构成，表面被覆间皮。被膜结缔组织伸入脾内形成小梁，构成脾的粗支架，脾动脉从脾门进入后，分支随小梁走行，称小梁动脉。脾内网状组织构成其微细的支架。脾实质分红髓、边缘区和白髓三部分。脾内无淋巴窦而有许多血窦。

3. 脾的功能

（1）滤血：脾的边缘区及脾索是滤血的重要结构。其中含大量巨噬细胞，能及时清除血内的异物，衰老的红细胞和血小板等。

（2）参与免疫应答：侵入血液的病原体如细菌、疟原虫和血吸虫等，可引起脾内发生免疫应答。体液免疫应答时，淋巴小结增多增大，脾索内浆细胞增多。细胞免疫应答时，动脉周围淋巴鞘显著增厚。

（3）造血：胚胎早期的脾有造血功能，成年后脾内仍有少量造血干细胞，当机体严重缺血或某些病理状态下，脾可恢复造血功能。

（4）储血：人脾可储血 40 ml，血细胞浓缩于脾索及血窦内，机体需要时，脾可将所储存的血细胞释入血循环中。

（三）胸腺

1. 胸腺位置和形态　　胸腺位于纵隔的前上部，上窄下宽，分为不对称的左、右两叶，颜色灰红，质地柔软。新生儿及幼儿时期相对较大，随着年龄的增长，胸腺继续发育，至青春期以后，则逐渐萎缩，腺组织多被脂肪组织所代替（图 2.7 - 29）。

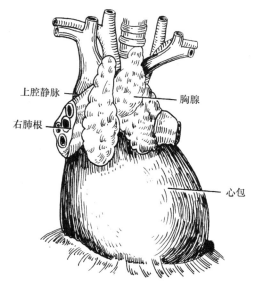

图 2.7 - 29　胸腺

2. 胸腺的组织结构　　胸腺分左右两叶，表面被覆结缔组织被膜。被膜结缔组织伸入胸腺内，形成小叶间隔，将胸腺分隔为许多不完全的胸腺小叶。每个小叶分浅部的皮质和深部的髓质两部分（图 2.7 - 29）。所有小叶的髓质都相互连续。胸腺为 T 淋巴细胞的发育提供微环境。

3. 胸腺的功能　　胸腺是形成初始 T 淋巴细胞的场所。能产生胸腺素和胸腺生成素。胸腺素和胸腺生成素促进由骨髓迁移而来的淋巴性造血干细胞分化成初始 T 淋巴细胞。初始 T 淋巴细胞随血流迁移至外周淋巴器官和外周淋巴组织内，受抗原刺激后成为具有免疫功能的 T 淋巴细胞。

（钟　纯　张卫华　吴快英）

第八章 感 觉 器

第一节 概 述

感觉器是机体感受各种内、外环境刺激的装置，是感受器及其附属结构的总称。感受器是指能感受某种刺激而产生兴奋的结构。它广泛分布于机体的各部，其形态和功能各不相同，结构有的十分简单，仅为感觉神经的游离末梢；有的较复杂由一些组织结构形成被囊包裹神经末梢构成，如环层小体和触觉小体等。

感受器的功能是感受机体内、外环境的各种刺激并将之转换成神经冲动。该神经冲动经过感觉神经和中枢神经的传导通路传至大脑的大脑皮质，从而产生相应的感觉，在正常情况下，感受器只对某种刺激特别敏感：如视网膜只对一定长度的波长的光的刺激产生兴奋，而耳蜗的适宜刺激是一定频率的声波。机体的各类感受器是产生感觉的媒介器官，是机体探索世界，认识世界的基础。

感受器根据其所在部位和所接受的刺激，可分为三类：

1. 外感受器　　分布于皮肤、黏膜、视器和位听器等，接受来自外界环境的刺激，如触压、痛、温度、光、声音等物理和化学的刺激。

2. 内感受器　　分布于内脏和血管等处，接受来自内环境的物理或化学的刺激，如压力、渗透压、温度、离子及化学浓度等。

3. 本体感受器　　分布于肌腱、肌、关节和内耳位觉器等处，接受机体运动和平衡时产生的刺激。

第二节 视 器

能感受可见光波的刺激，由眼球和眼副器两面部分组成。

一、眼球

眼球近似球形，埋于眼眶的眶脂体内，借眼球鞘与眶脂体分隔，后方借视神经与间脑相连。眼球前面的中点称前极，其后面的中点称后极，前后中点的连线为眼轴。经过瞳孔中点到视网膜中央凹的连线称视轴。眼轴与视轴成锐角交叉。眼球由眼球壁和内容物两部分构成（图 2.8-1）。

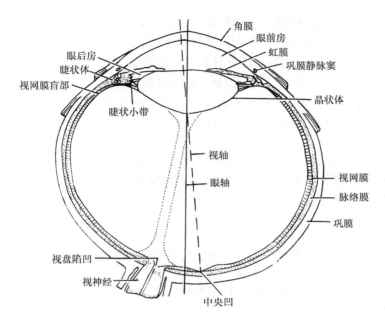

图 2.8－1　右眼球的水平切面

（一）眼球壁

眼球壁由外膜、中膜、内膜三层构成。

1. 外膜　　又称纤维膜，包括前部的角膜和后部的巩膜两部分。由致密结缔组织构成，有维持眼球形态及保护眼球的作用。

1）角膜：占外膜的前 1/6，为透明的圆盘状结构，略凸向前，有折光作用。角膜无血管，但含有丰富的感觉神经末梢，故感觉敏锐。

2）巩膜：占外膜的后 5/6，白色，前缘与角膜相连处深面有一环形小管称巩膜静脉窦，是房水流出的通道。

2. 中膜　　又称血管膜，从前向后分为虹膜、睫状体和脉络膜三部分。中膜内含有丰富的血管和色素细胞，提供眼球营养并有隔光作用。

1）虹膜：位于角膜后方，呈圆盘状，周围与睫状体相连，中央有一孔，称瞳孔。瞳孔周缘环形排列的称瞳孔括约肌，收缩时引起瞳孔缩小，在括约肌外侧呈放射状走行的称瞳孔开大肌，收缩时引起瞳孔开大。

2）睫状体：位于虹膜和脉络膜之间。前部有向前内侧突出的呈放射状排列的皱襞称睫状突，睫状体由睫状肌等组成。睫状肌为平滑肌。由睫状突发出睫状小带和晶状体相连。

3）脉络膜：位于睫状体后方，占中膜的后 2/3，含丰富的色素细胞和血管，有遮光和营养作用。外面与巩膜疏松相连，内面与视网膜色素上皮紧密相连。

3. 内膜　　又称视网膜，衬覆在中膜内面，由前向后分三部分，即视网膜虹膜部、视网膜睫状体部和视网膜视部。前两层内无感光细胞，所以无感光作用，称视网膜盲部。视网膜视部前部较薄，后部较厚。在后部中央可见一圆盘状隆起，称视神经盘或称视乳头。此处无感光细胞，称生理性盲点。在视神经盘的颞侧约 3.5mm 处有一黄色小区称黄斑，是感光最敏感部位。

视网膜主要由四层细胞构成，由外向内依次是色素上皮层、视细胞层、双极细胞层、节细胞层。

1) 色素上皮层：由单层立方色素上皮细胞构成，基底部紧贴玻璃膜，顶部有大量突起伸入视细胞的外节之间。主要特点是胞质内含有许多黑色素颗粒和吞噬体。黑色素颗粒可防止强光对视细胞的损伤，而吞噬体为吞入的视细胞盘。此外色素上皮细胞还能储存维生素 A，并构成视网膜的保护性屏障。

2) 视细胞层：是感光神经元，又称感光细胞。细胞分胞体、外突、内突三部分。胞体是胞核所在部位，外突又分外节和内节，内节是蛋白质合成的部位，含丰富的线粒体、粗面内质网和高尔基复合体；外节是感光部位，含大量平行层叠的扁平状膜盘；内突末端主要与双极细胞构成突触联系。根据外突形状和感光性质不同，视细胞分为视杆细胞和视锥细胞。视锥细胞主要分布于视网膜中部，感受强光并有辨色的功能；视杆细胞主要分布于周围部，感受弱光。

双极细胞：是连节视细胞和节细胞的纵向中间神经元。其树突与视细胞的内突构成突触，轴突与节细胞形成突触。

节细胞：是具有长突起的多极神经元，树突主要与双极细胞构成突触，轴突向眼球后方集中形成视神经离开眼球。

（二）眼球内容物

眼球内容物包括房水、晶状体、玻璃体，透明无血管，有折光作用，和角膜一起合称为折光装置。能使所视物体在视网膜上清晰成像。

1. 房水　　是充满于眼房的透明的液体。眼房位于角膜和晶状体之间，被虹膜分为前、后两部分，虹膜和角膜之间为前房；虹膜和晶状体之间为后房，两者之间借瞳孔相通；在前房内，虹膜与角膜交界处构成虹膜角膜角（前房角）。房水由睫状体产生，进入后房，经瞳孔至前房，通过前房角的虹膜角膜角隙进入巩膜静脉窦。房水的正常循环有助于维持眼内压，为角膜和晶状体运送营养物质。如房水循环受阻，致使眼内压增高，引起视力减退或失眠，临床上称青光眼。

2. 晶状体　　位于虹膜与玻璃体之间，形似双凸透镜，后面较前面隆凸；无色透明，富有弹性，不含血管和神经。表面包有薄而透明的晶状体囊，周缘借排列细密的纤维状结构组成的睫状小带连于睫状体。晶状体由平行排列的晶状体纤维所组成。晶状体的曲度可随睫状肌的收缩和舒张而改变，看近物时由于睫状肌收缩，使睫状体向晶状体移位，睫状小带松弛，晶状体借本身弹性而变厚，折光性增强；看远物时，睫状肌舒张，睫状小带紧张，使晶状体变扁，折光力减弱。

3. 玻璃体　玻璃体为无色透明的胶状物质，充满于晶状体与视网膜之间。玻璃体除有折光作用外，还有支撑视网膜的作用。

二、眼副器

眼副器包括眼睑、结膜、泪器、眼球外肌和眶内结缔组织性结构等，对眼球起运动、保护和支持作用。

（一）眼睑

眼睑 俗称眼皮，遮盖在眼球的前部，有保护眼球的作用。眼睑分上、下眼睑，它们之间的裂隙称眼裂，眼裂的内、外侧角分别称内眦和外眦，其中内眦较圆钝，外眦锐利；眼睑的游离缘为睑缘，其前缘有睫毛，伸向前外方，睫毛根部的皮脂腺是睫毛腺；眼睑的后缘有睑板腺的开口。在上、下睑缘近内侧端各有一突起，突起的顶端有一小孔，称泪点，是泪小管的入口。

眼睑 从浅入深由皮肤、皮下组织、肌层、睑板、睑膜五层构成。皮肤薄而柔软；皮下组织由疏松结缔组织构成，易水肿和瘀血；肌层由眼轮匝肌和上睑提肌构成；睑板由致密结缔组织构成，呈半月形，是眼睑的支架，内有许多平行排列的有分支的管泡状皮脂腺，称睑板腺，其导管开口于睑缘，分泌物有润滑睑缘和保护角膜的功能；睑膜，衬于眼睑内面的睑膜为睑结膜，是一薄层膜，由复层柱状上皮和结缔组织构成的固有层组成。

（二）结膜

结膜是一层富含血管的透明薄膜，按其所在的部位分为睑结膜和球结膜两部分；睑结膜衬于眼睑内面，球结膜覆盖于眼球前表面；上下睑结膜与球结膜相互移行处称结膜穹，有结膜上穹和结膜下穹；当闭眼睑时，全部结膜连同它们围成的腔隙称结膜囊，其通过眼裂与外界相通。

（三）泪器（图 2.8 - 2）

泪器包括泪腺和泪道。

1. 泪腺　位于眼眶上壁的前外侧的泪腺窝内，有 10～20 条排泄小管开口于结膜囊上穹。泪腺分泌的泪液可湿润和清洁角膜，并清洗结膜囊，对眼球有保护作用。

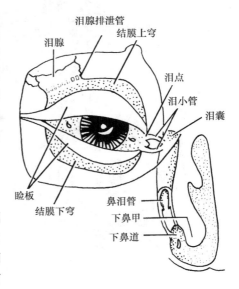

图 2.8 - 2　泪器模式图

2. 泪道　　包括泪点、泪小管、泪囊和鼻泪管。

（1）泪点：上、下睑缘近内眦处，是泪道的起点。

（2）泪小管：上、下各一，起于泪点，开始升降，后转向内侧，两者汇合后开口于泪囊。

（3）泪囊：为一结缔组织组成的囊，位于泪囊窝内，上部是盲端，末端开口于鼻泪管。

（4）鼻泪管：上续泪囊，下端开口于下鼻道前部。

（四）眼球外肌

眼球外肌为运动眼球和上睑的肌肉（图2.8－3）。运动眼球的肌肉有6条，2条斜肌和4条直肌。直肌有上、下、内、外直肌，均起于视神经管内的总腱环，向前分别止于眼球前部巩膜的上、下、内侧、外侧面；斜肌有上斜肌和下斜肌，上斜肌起与总腱环，在上直肌与内直肌之间，经细腱穿过附于眶内侧壁前上方的滑车，转向后外止于眼球壁后外方，其作用是收缩时使眼球向下外方旋转；下斜肌起于眶下壁的内侧近前缘处，行向后外止于眼球壁，作用是使眼球转向上

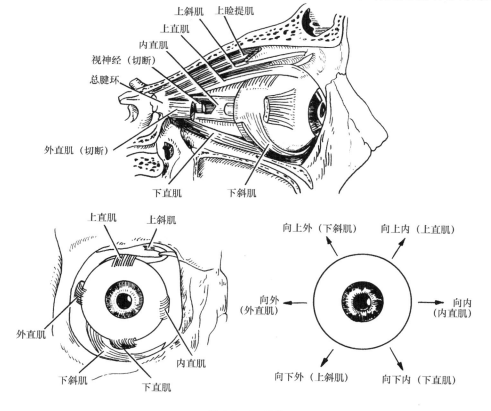

图2.8－3　眼肌

外方。眼球的正常运转是由这六条肌肉的协同作用而完成的，而不是由单一肌肉作用的结果。此外还有一条作用于上睑的肌肉，称提上睑肌，此肌起于总腱环止于上睑，作用为上提上睑。

在眼眶内，眼球、眼外肌、泪腺之间的间隙内填充有大量的脂肪组织称眶脂体，在眶脂体与眼球之间隔有由致密结缔组织组成的纤维膜，称眼球筋膜，又称眼球鞘或 Tenon 囊，眼球在囊内可灵活转动。

三、眼的血管与神经

动脉　眼和眼副器的血液供应，大都来自眼动脉。眼动脉起于颈内动脉，与视神经一起经视神经管进入眼眶，在眼眶内发出分支供应眼球、眼球外肌、泪腺和眼睑等。其中重要的分支为视网膜中央动脉，在眼球后面穿眼球壁，经视神经盘穿出，分为四支，即视网膜颞侧上、下小动脉和视网膜鼻侧上、下小动脉；营养视网膜内层。

静脉　眼球的静脉主要有视网膜中央静脉和涡静脉，视网膜中央静脉收纳视网膜回流的静脉血，与同名动脉伴行；涡静脉位于眼球壁中膜的外面，有 $4\sim6$ 条，主要收集来自中膜的静脉血。上述静脉均汇入眼上、下静脉，经眼静脉至海绵窦。

神经　眼球的一般感觉受三叉神经管理支配，睫状肌和瞳孔括约肌受副交感神经支配；瞳孔开大肌受交感神经支配。

第三节　前 庭 蜗 器

前庭蜗器包括外耳、中耳、内耳三部分（图 2.8‒4）。内耳有听觉和位置前庭蜗器又称位听器，包括前庭器和蜗器两部分，两者结构密切，但功能却不同。前庭器觉感受器。

一、外耳

外耳由耳廓、外耳道和鼓膜三部分构成。

（一）耳廓　位于头部两侧，由弹性软骨外包以皮肤所构成，皮下组织薄，有丰富的血管和神经，其下方无软骨的部位称耳垂，是临床上常用的采血部位。

（二）外耳道　是外耳门至鼓膜的弯曲的管道，长约 2.5cm，其外 1/3 为软骨部，朝后上内；内 2/3 为骨部，朝前下内，检查鼓膜时，需将耳廓向后上牵拉，可使外耳道伸直看到鼓膜，外耳道的软骨部皮肤内有耵聍腺。可分泌耵聍，有保护作用。但积存过多会影响听力。

（三）鼓膜　位于外耳道底与鼓室之间，是一椭圆形半透明薄膜，其中心向

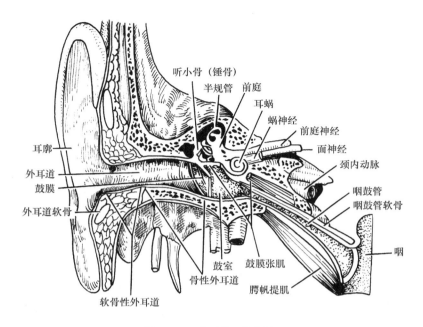

图 2.8-4　位听器（模式图）

内凹陷，称鼓膜脐，内面是行骨柄附着处，沿锤骨柄向上可见鼓膜形成前后两个皱襞，将鼓膜分为上、下两部分。上部占 1/4 为松弛部，下部约占 3/4 为紧张部；在活体鼓膜中心的前下方有一三角形的反光区称光锥。

鼓膜在显微镜下分三层；外层为复层扁平上皮，与外耳道的皮肤相延续。中层为薄层结缔组织；内层为单层立方上皮。

二、中耳

中耳包括鼓室、咽鼓管、乳突小房三部分。

（一）鼓室　是位于颞骨岩部内的一个含气的不规则小腔隙，介于鼓室与内耳之间，向前经咽鼓管与咽相通；后经乳突窦与乳突小房相通，鼓室内有三个听小骨。

1. 鼓室的壁　鼓室由六壁构成。上壁称盖壁，为鼓室盖，是一薄层骨板，借此与颅中窝相邻；下壁称颈静脉壁，由一薄层骨板与颈内静脉相隔；前壁称颈动脉壁，是颈动脉管的后壁；后壁称乳突壁，上部有乳突窦的开口，借此与乳突相通；内侧壁为迷路壁，是内耳迷路的外侧壁，此壁中部隆起称岬，在岬的后上方有一圆形孔称前庭窗，为镫骨底所封闭；岬的后下方有一圆形的开口称蜗窗，为第二鼓膜封闭；在前庭窗的后上方有面神经管凸，内有面神经通过。外侧壁为鼓膜壁，由鼓膜构成。

2. 听小骨　　在鼓室内有三块听小骨，由外向内依次为锤骨、砧骨、镫骨。

锤骨：形如小锤有一头和一柄，柄与鼓膜相连，头与砧骨构成关节。

砧骨：有一体、长短两脚，体与锤骨头构成关节，长脚与镫骨头形成关节。

镫骨：形似马镫，由一头、前、后两脚及一底组成。其头部和砧骨长脚形成关节，镫骨底封闭前庭窗。三块听小骨相互连结成听骨链，可将声波引起的鼓膜振动传至内耳。

（二）咽鼓管　　是位于咽腔和鼓室之间的管道，可使鼓室和外界的大气压相等，利于鼓膜振动。咽鼓管可分为近鼓室的骨部，占全长的1/3；近咽腔的软骨部，占全长的2/3；咽鼓管腔内衬以黏膜，与鼓室的黏膜相延续。平时此管处于关闭状态，当吞咽或呵欠时则放开，空气经咽鼓进入鼓室，以保持膜内外压力的均衡，利于鼓膜的振动。幼儿咽鼓管短直，管腔较大，故咽部感染易沿此管侵入鼓室，而引起中耳炎。

（三）乳突小房　　是颞骨乳突内的许多含气小房，它们彼此相通，向前上经乳突窦与鼓室相通。在乳突窦和乳突小房内衬有黏膜，并与鼓室内的黏膜相延续，因此中耳炎向后蔓延会引起乳突炎。

三、内耳

在颞骨岩部内，位于鼓室和内耳道底之间。包括骨迷路和膜迷路两部分，骨迷路由致密骨质构成，膜迷路套在骨迷路内面，封迷路为一封闭的透道系统，其内充满内淋巴液，在骨迷路与膜迷路之间的间隙内充满外淋巴液，内、外淋巴液不相通（图2.8-5）。

（一）骨迷路　　包括耳蜗、前庭、半规管，由前向后沿颞骨岩部的长轴排列。

1. 前庭　　位于耳蜗和半规管之间，是骨迷路中部的腔隙，内有膜迷路的椭圆囊和球囊，前庭的后部有五个孔与三个半规管相通，前部标有一个大孔通耳蜗；外侧壁有前庭窗；内侧壁为内耳道底，有神经穿行。

2. 骨半规管　　为三个半环形的相互垂直的小管，按其位置可分为前、后、外骨半规管。每个半规管都有两个脚，即单骨脚和壶腹骨脚，壶腹骨脚膨大称骨壶腹。

3. 耳蜗　　位于前庭的前方，形似蜗牛壳（图2.8-5）。由骨性的蜗螺旋管围绕蜗轴旋转两周半而成。其底朝内耳道底称蜗底，尖向前外称蜗顶；尖底之间为蜗轴，蜗轴骨质松疏，呈锥体形，它向骨螺旋管内伸出骨螺旋板，但此板未达蜗螺管的对侧壁，其空缺由膜迷路封闭，故耳蜗内共有三条管道，自上而下依自为前庭阶、膜蜗管和鼓阶。前庭阶和鼓阶在蜗顶处借蜗孔相通。

（二）膜迷路　　是套于骨迷路内的封闭的膜性管道，包括椭圆囊、球囊、膜

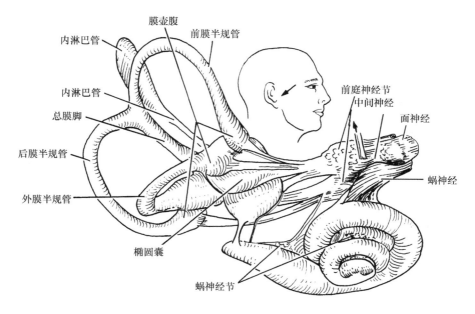

图 2.8 – 5 耳蜗

半规管、蜗管。

1. **椭圆囊与球囊** 位于前庭内，椭圆囊较大，在后上部，其后壁上有五个口和三个膜半规管相通，从前壁发出椭圆球囊管与球囊相连，并从椭圆球囊管上发出内淋巴管伸至颞骨岩部后面，扩大成内淋巴囊，内淋巴液可经此囊渗透至周围的血管。球囊较小，位于前下方，上端以连合管与蜗管相通；在椭圆囊的底和前壁及球囊的前壁上均有增厚的区域，分别称为椭圆囊斑和球囊斑，是位置觉感受器，可感受头部静止位置觉和直线变速运动的刺激。

2. **膜半规管** 有三条，位于同名骨半规管内，每管有一膨大称膜壶腹，位于骨壶腹内，膜壶腹壁内有隆起的壶腹脊，是位置觉感受器，能感受头部旋转变速运动的刺激。

3. **蜗管** 位于骨螺旋管内，其顶端为盲端，末端借连合管与球囊相通，蜗管的横切面呈三角形，上壁为前庭膜，与前庭阶相隔；外侧壁贴附于骨螺旋管的外侧壁上，较厚，富含血管；下壁又称基底膜，与鼓阶相隔，其上有螺旋器又称 Corti 器是听觉感受器，能感受声波的刺激。

四、声波的传导途径

声波传入耳内的途径有两条，即空气传导和骨传导，在正常情况下以空气传导为主。

（一）空气传导途径

声波经外耳道传至鼓膜引起鼓膜振动，继而听骨链将其振动传至前庭窗，引起前庭阶外淋巴液的波动。外淋巴液的波动经前庭膜传到内淋巴，内淋巴液的波动影响螺旋器，刺激螺旋器，从此发出冲动经蜗神经传入脑而产生听觉。在前庭阶的外淋巴淋的波动可经蜗孔传至鼓阶内，从而引起鼓阶内的外淋巴液产生波动，并传至第二鼓膜，第二鼓膜的来回摆动可缓冲这种波动。但如鼓膜或听小骨缺损时，声波可经第二鼓膜传入，也可产生部分听觉。

（二）骨传导途径

声波经颅骨振动直接传入，引起耳蜗内的淋巴液产生波动，从而经螺旋器将刺激转变成神经冲动，经蜗神经传入中枢产生听觉。

临床上的耳聋有两种，即传导性耳聋和神经性耳聋；传导性耳聋是指因鼓膜、听小骨链损伤引起的听力下降，此时若用发声器直接与颅骨接触，则可听到声音；神经性耳聋是由内耳螺旋器、蜗神经和听觉中枢神经病变而引起的听力下降，此时虽空气传导与骨传导均无障碍，都不能引起听觉。

（钟　纯）

第九章 神 经 系 统

人体内的各个器官和系统都有独特的结构和生理功能，但都是在神经系统的控制和调节下进行活动的。神经系统不仅能借助感受器感受外界的刺激，而且能迅速、准确地调节各器官、系统的生理活动，以适应不断变化的环境，从而使人体与外界环境保持相对平衡。因此，神经系统在人的生命活动中，起着主导作用。

神经系统是各种感觉和运动的最高中枢，其结构和功能上的任何异常，都可以出现肢体麻木、瘫痪、皮肤松弛或功能失调等表现，从而使身体失去均衡、和谐、圆滑、紧张和具有弹性的美感。在美容方面，神经系统的主要作用是维持身体平衡、保持正常的肌张力、协调动作等。更重要的是，人脑不但是机体活动的主导者，而且也是人类精神活动的源泉。人类的审美活动从根本上说就是一种人脑的活动。

神经系统在调节机体的活动中，对内、外环境刺激所作出的反应，称反射。反射活动的结构基础，称反射弧。反射弧包括感受器、传入神经、中枢、传出神经和效应器等五个部分。

一、神经系统的划分

神经系统按其所在的部位可分为中枢部和周围部。中枢部包括脑和脊髓，分别位于颅腔和椎管内，也称为中枢神经系统；周围部也称周围神经系统，是指与脑和脊髓相连的部分，包括脑神经和脊神经。

周围神经也可按分布范围，分为两部分：①躯体神经：指分布于体表、骨、关节和骨骼肌的神经。②内脏神经：主要分布于内脏、心血管和腺体。

躯体神经和内脏神经，均含有运动和感觉两种神经纤维。内脏运动神经又可分为交感神经和副交感神经。

神经系统的划分列表如下：

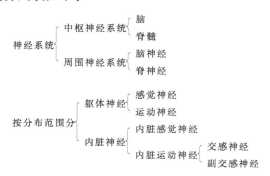

二、神经系统的常用术语

神经系统的结构较复杂，为便于叙述，根据神经元的胞体和神经纤维的配布，及其所在的部位不同，常给予不同的术语：

灰质和皮质：指中枢神经系统内，神经元的胞体和树突集聚的部位，在新鲜标本中颜色较灰暗称灰质。分布于端脑和小脑表面的薄层灰质称皮质。

白质和髓质：指中枢神经系统内，神经纤维聚集的部位，因多数纤维具有髓鞘，故色泽较亮白。分布于端脑和小脑深层的白质称髓质。

神经核与神经节：形态相似和功能相同的神经元胞体聚集而成的团块，位于中枢神经系统的称神经核；位于周围神经系统的则称神经节。

神经和纤维束：在中枢神经系统内，起止、走行和功能相同的神经纤维聚集成束，称纤维束；在周围神经系统中，一种或几种功能的神经纤维聚集成粗细不等的条索状，外被结缔组织膜称神经，如迷走神经、坐骨神经等。

网状结构：在中枢神经系统内，神经纤维交织成网，网眼内散布着神经元胞体或胞体小团块，称网状结构。主要存在于脑干。

第一节　中枢神经系统

一、脊髓

（一）脊髓的位置和外形

脊髓（图 2.9-1）位于椎管内，上端在枕骨大孔处与延髓相续，下端于成人平第 1 腰椎体下缘，长约 40～45cm。

脊髓呈前后略扁的圆柱形，全长粗细不等，有两处膨大，上方的叫颈膨大，连有到上肢的神经；下方的叫腰骶膨大，连有到下肢的神经。两个膨大内含有较多的神经元胞体和神经纤维。脊髓的末端变细，呈圆锥状，称脊髓圆锥。自圆锥的下端，脊髓向下延变为无神经组织的细丝，附于尾骨的背面，叫终丝。腰骶段脊神经根围绕终丝悬浮于蛛网膜下隙内，状如马

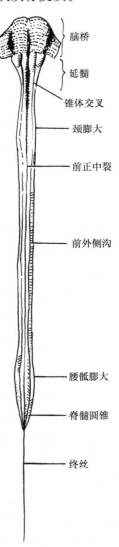

脑桥

延髓

锥体交叉

颈膨大

前正中裂

前外侧沟

腰骶膨大

脊髓圆锥

终丝

图 2.9-1　脊髓的外形（前面）

的尾巴称马尾。

　　脊髓的表面有 6 条平行的沟，纵贯脊髓全长，位于前面正中的叫前正中裂，较深。位于后面正中的叫后正中沟，较浅。在前正中裂和后正中沟的两侧，都各有一条平行的沟，分别叫前外侧沟和后外侧沟。前、后外侧沟内，分别有脊神经的前、后根连于脊髓。两根在椎间孔处，汇合成一条脊神经。每条脊神经的后根上，都有一个膨大的脊神经节，内含假单极神经元的胞体（图 2.9 - 2）。

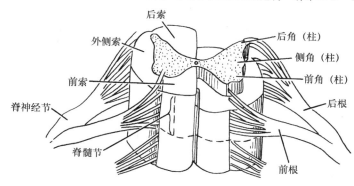

图 2.9 - 2　脊髓结构与脊髓节（模式图）

　　脊髓的两侧连有 31 对脊神经，每对脊神经所连的一段脊髓，叫一个脊髓节。因此，脊髓也可分为 31 节。即 8 个颈节、12 个胸节，5 个腰节，5 个骶节和 1 个尾节。

　　在胚胎早期，脊髓与脊柱的长度相等，所有的脊神经根均呈水平方向，进入相应的椎间孔。从胚胎第 4 个月起，脊髓增长的速度逐渐比脊柱增长的速度缓慢。由于脊髓上端连于脑而固定，因此脊髓上段与脊柱的位置关系变化较小，而脊髓的中、下部各节，渐高于相应的椎骨；脊神经根随椎间孔被拉向下。至成年，脊髓终于第 1 腰椎的下缘水平，腰、骶和尾神经根，在椎管内斜向下行，围绕终丝形成马尾。小儿脊髓下端的位置较低，新生儿脊髓的下端，可达第 3 腰椎的下缘。因此，腰椎穿刺时，应在第 3 腰椎以下进行，以免损伤脊髓。

　　（二）脊髓的内部结构

　　观察脊髓的横切面，可见脊髓由灰质和白质构成。脊髓中央的小孔，系中央管的横切面。

　　1. 灰质　　主要由神经元的胞体构成，位于中央管的周围，呈蝶形，贯穿于脊髓全长，在脊髓的整体上，呈外形相同的柱状。每侧灰质前部扩大称前角（柱），内含运动神经元，它发出的轴突出脊髓后，组成脊神经前根。灰质的后部狭长称后角（柱），内含联络（中间）神经元，发出的树突与后根的纤维形成突触；它发出的轴突有的进入白质组成上行的纤维束入脑；有的则在脊髓的不同节段起联络作用。脊髓胸段和上腰段的前角和后角之间，灰质有向外侧突出的侧角（柱）。侧角内含交感神经元的胞体，它发出的轴突随脊神经的前根出椎管。脊髓的第 2～4 骶节，灰质虽无侧角，但在其前角的基底部，相当于侧角部位的神经元，称骶副交感核。骶副交感核发出的轴突，也随脊神经前根出椎管。

脊髓灰质前、后角之间的外侧有网状结构，颈髓特别明显。

2. 白质　　位于灰质的周围，由许多纤维束组成，可借脊髓表面的纵沟分为三个索：后外侧沟与后正中沟之间为后索；前、后外侧沟之间为侧索；前外侧沟和前正中裂之间为前索。

白质的纤维束，主要有上行和下行两种。上行纤维束，起于脊神经节或脊髓的灰质。上行纤维束将感觉冲动传入脑。下行纤维束，起于脑的不同部位，下行终于脊髓，将脑发出的神经冲动传至脊髓。上述两种长距离的纤维束，多位于白质的周围部。另外，紧贴灰质表面的是固有束。固有束的纤维主要起自脊髓的中间神经元，下行或上行几个脊髓节后，终于脊髓的前角运动神经元，其功能是参与脊髓的反射活动。白质中的主要上行和下行的纤维束有：

（1）上行纤维束：

1）薄束和楔束：位于后索内。薄束在后正中沟的两侧，楔束位于薄束的外侧。薄束传导下半身（脊髓第 4 胸节以下）的本体感觉（肌、腱、关节的位置和运动觉，以及振动觉）和精细触觉（辨别两点间的距离和物体的纹理粗细）的冲动；楔束则传导上半身的本体觉及精细触觉的冲动。

2）脊髓丘脑束：位于侧索的前部和前索中，将来自躯干和四肢的痛觉、温度觉及触压觉的冲动传入脑。

（2）下行纤维束：

1）皮质脊髓侧束和皮质脊髓前束：分别位于侧索和前索中，传导来自大脑皮质的神经冲动，支配骨骼肌的随意运动。

2）其他的下行纤维束：红核脊髓束，位于侧索中；网状脊髓束，起自脑干的网状结构，在前索和侧索中下行；前庭脊髓束，位于前索。以上三束与骨骼肌张力的调节有关。

（三）脊髓的功能

1. 反射功能　　脊髓是某些反射活动的低级中枢，如屈肌反射、伸肌反射和排便反射等。

2. 传导功能　　脊髓一方面把脊神经（躯体及内脏）分布区的各种感觉冲动经上行纤维束传至脑；另一方面又将脑发出的神经冲动，通过下行纤维束和脊神经传至效应器（脑神经分布区除外）。因此，脊髓是脑与感受器、效应器发生联系的重要枢纽。

二、脑

脑位于颅腔内，新鲜时质地柔软。成人脑的平均重量约为1400g。脑可分为端脑、间脑、脑干（中脑、脑桥、延髓）和小脑等四部分（图2.9-3）。

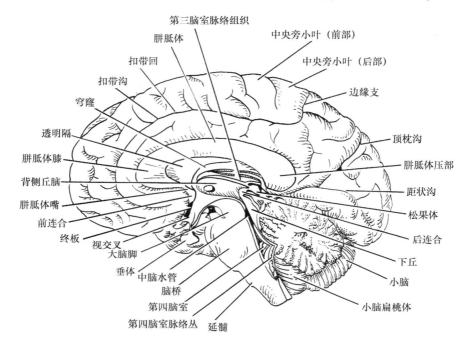

图 2.9－3 脑的正中矢状切面

（一）脑干

上接间脑，下续脊髓，背连小脑。脑干自上而下依次是中脑、脑桥和延髓。延髓、脑桥和小脑之间的室腔，称第四脑室，中脑内的室腔则称中脑水管。

1. 脑干的外形

（1）腹侧面：延髓上宽下窄，表面有与脊髓相续的同名沟、裂。前正中裂的两侧，各有一个锥形隆起，称锥体，其深面有锥体束下行。锥体的下端左、右纤维相互交叉，称为锥体交叉。锥体外侧的卵圆形隆起为橄榄，其后方的纵行沟为橄榄后沟，由上而下有第Ⅸ、Ⅹ、Ⅺ对脑神经附着。锥体与橄榄之间有第Ⅻ对脑神经附着。

脑桥的腹侧面宽阔而膨隆，称基底部，正中有一纵行的基底沟，沟内有基底动脉通过。脑桥基底部与小脑中脚之间有第Ⅴ对脑神经附着。脑桥下缘借延髓脑桥沟与延髓分界，沟内自内至外有第Ⅵ、Ⅶ、Ⅷ对脑神经附着。

中脑的腹侧面有一对柱状结构，叫大脑脚。两脚之间的凹窝，称脚间窝，第

Ⅲ对脑神经由此出脑。

（2）背侧面：延髓下部后正中沟的两侧，各有两个隆起，内侧的叫薄束结节，深面有薄束核；外侧的叫楔束结节，深面有楔束核。楔束结节的外侧有后外侧沟。延髓上部和脑桥共同形成菱形窝。中脑的背面有两对隆起，上方的一对叫上丘，与视觉反射有关；下方的一对叫下丘，与听觉反射有关。在下丘下方有第Ⅳ对脑神经出脑。

12对脑神经，除嗅神经连于端脑，视神经连于间脑外，其余10对脑神经都与脑干相连。

2.脑干的内部结构　　脑干的内部结构也包括灰质、白质和网状结构。

（1）灰质：脑干的灰质与脊髓不同，它不形成连续的灰质柱，而是分散成不连续的团块，其中与脑神经有关的称脑神经核。脑神经核按功能可分为运动核和感觉核。

脑神经核的名称多与其相连的脑神经相一致。各脑神经核的位置，也大致与有关脑神经的连脑部位相对应。即中脑中含有与动眼神经和滑车神经有关的脑神经核；脑桥内含有三叉神经、展神经、面神经及前庭蜗神经有关的脑神经核；延髓内含有与舌咽神经、迷走神经、副神经及舌下神经有关的脑神经核。

脑干内除脑神经核外，尚有其它核团。如中脑深处的一对含有黑色素的黑质、中脑上部的一对红核，它们对骨骼肌张力的调节有重要作用。延髓中的薄束核和楔束核，与本体感觉和精细触觉冲动的传导有关。

（2）白质：主要由纤维束组成，多位于脑干的腹侧和腹外侧。

1）脊髓丘脑束（脊髓丘系）：从脊髓上行于脑干的腹外侧部，主要传导对侧躯干、四肢的浅感觉。

2）内侧丘系：脊髓后索内的薄束和楔束，上升至延髓后，分别止于薄束核及楔束核。薄束核及楔束核发出的纤维，呈弓状走向中央管的腹侧，在正中线上，与对侧的纤维相互交叉，形成内侧丘系交叉。交叉后的纤维上行形成内侧丘系，主要传导对侧躯干、四肢的深感觉和精细触觉。

3）皮质脊髓束：位于脑干的腹侧部，自大脑锥体细胞发出的纤维汇聚而成，向下行至延髓形成锥体和锥体交叉后，继而向下逐节止于脊髓前角细胞，司颈以下骨骼肌随意运动。

4）皮质核束：由大脑锥体细胞的下行纤维汇集而成，达脑干后逐次分支止于脑神经运动核，司头颈部骨骼肌随意运动。

（3）网状结构：脑干中除各种神经核和纤维束外，在中央部还有网状结构。脑干网状结构内有重要的生命中枢即呼吸中枢和心血管运动中枢，对内脏活动有重要的调节作用。这些中枢受损，可立即危及生命。脑干网状结构还有维持大脑皮质觉醒、引起睡眠、调节骨骼肌张力等功能。

（二）小脑

位于颅后窝内，脑桥和延髓的背侧。

1. 小脑的外形（图2.9-4）　　小脑中间缩细的部分，称小脑蚓，两侧的膨大，称小脑半球。半球的下面靠近小脑蚓的两侧有一对隆起，称小脑扁桃体。小脑扁桃体紧靠枕骨大孔，所以当颅内压突然增高时，可被挤压而入枕骨大孔内，压迫延髓，危及生命，临床上称为小脑扁桃体疝。

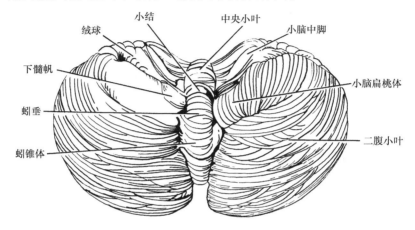

图2.9-4　小脑（下面观）

2. 小脑的内部结构　　小脑的内部结构与脑干和脊髓不同。小脑的灰质位于表层，称小脑皮质。皮质深面的白质称髓体。髓体的深面藏有几对核群，称小脑核，重要的有齿状核及顶核。

3. 小脑的功能　　小脑蚓的主要功能是维持躯体的平衡，该部损伤时，患者身体平衡功能障碍，表现为站立时摇晃不稳，走路时步态蹒跚。小脑半球的主要功能是调节骨骼肌的张力，协调运动中各肌群的动作。因此，小脑半球受损时，患者表现为骨骼肌的张力失衡，肌群间动作不协调等。

第四脑室：是位于延髓、脑桥和小脑之间的室腔，底即菱形窝，顶朝向小脑。第四脑室向上通中脑水管，向下通脊髓中央管，并借第四脑室正中孔（位于脑室顶后部的正中）和第四脑室外侧孔（位于第四脑室的外侧角）与蛛网膜下隙相通。

（三）间脑

位于中脑的上方，大部分被大脑半球所掩盖。间脑主要包括丘脑部、下丘脑部。丘脑包括背侧丘脑、上丘脑和后丘脑，为皮质下感觉中枢。间脑的室腔叫第三脑室。

1. 丘脑部　　背侧丘脑（又称丘脑）位于间脑的背侧份，为一对卵圆形的灰质团块，其间的矢状位裂隙，即第三脑室。丘脑内部有一自外上斜向下的

"Y"形纤维板，将丘脑分为前核群、内侧核群和外侧核群三部分。外侧核群腹侧部的后份，称腹后核。腹后核的内侧份接受味觉纤维和传导对侧头部的躯体感觉纤维，外侧份则接受传导对侧上肢、躯干和下肢的躯体感觉纤维。腹后核发出的纤维，投射到大脑皮质的感觉区。

丘脑的后下方，有一对小隆起，位于内侧的称内侧膝状体，与听觉传导有关；位于外侧的称外侧膝状体，与视觉传导有关。内、外侧膝状体合称后丘脑。两侧丘脑的后上方，有一个椭圆形的小体，称松果体，属内分泌腺。

2. 下丘脑　　位于丘脑的前下方，构成第三脑室的下壁和侧壁的下部，包括视交叉、灰结节、漏斗、垂体和乳头体等结构（图 2.9 - 5）。

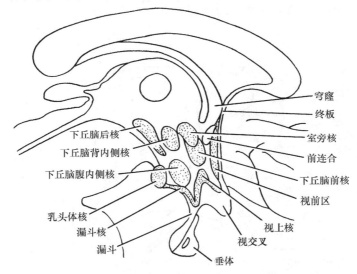

图 2.9 - 5　下丘脑的主要核团

视交叉前连视神经，向后移行为视束。灰结节位于视交叉的后方，向前下移行为漏斗，漏斗的末端与垂体相连。垂体属内分泌腺。乳头体是灰结节后方的一对隆起，与内脏活动有关。

下丘脑中含有多个核群，重要的有视上核和室旁核。视上核位于视交叉的上方，分泌加压素，具有调节水盐代谢的作用。室旁核，位于第三脑室的侧壁，分泌催产素。视上核和室旁核分泌的激素，各经其核内神经元的轴突，通过漏斗输送至垂体后叶，成为垂体后叶的激素，释放入血液而发挥作用。

此外，下丘脑还发出下行纤维，直接或间接到达脑干的内脏运动核和脊髓侧角的交感神经元及骶副交感核，借此调节内脏的活动。

下丘脑不仅是调节内脏活动和内分泌腺的较高级中枢，而且对体温、摄食、水盐平衡及情绪的改变等也有重要作用。

第三脑室　是位于两侧丘脑和下丘脑之间的一个矢状裂隙。前方借室间孔与两个侧脑室（位于端脑）相通，向后经中脑水管通第四脑室。

（四）端脑

主要包括左、右大脑半球。人类的大脑半球高度发展，笼罩了间脑、中脑和小脑的上面。大脑半球和小脑之间有大脑横裂。两侧大脑半球之间，隔以纵行的深裂，称大脑纵裂，裂底有连接左、右两半球的白质板，称胼胝体。

1. 大脑半球的外形　大脑半球前端叫额极，后端叫枕极，半球的下缘枕极前方4厘米处微凹，称枕前切迹。大脑半球的表面凹凸不平，凹进去的称大脑沟，沟之间的隆起部分，称大脑回。每侧大脑半球均可分为三个面，即内侧面，上外侧面和下面；并借三条叶间沟分为五个叶（图2.9-6）。

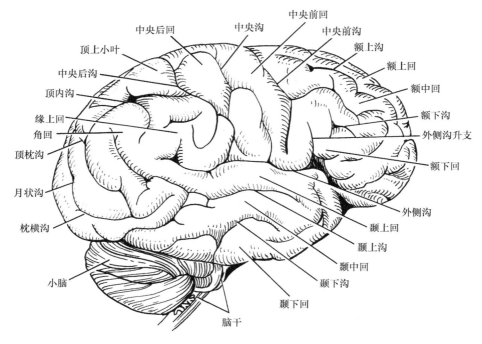

图 2.9-6　大脑半球（外侧面）

（1）叶间沟：1）外侧沟，起于半球的下面，先行向前外，至半球的下缘，折而向后上，行于半球的上外侧面。2）中央沟：自半球上缘中点的稍后方，斜行向前下。沟的上端延伸至半球的内侧面。3）顶枕沟：位于半球的内侧面，自胼胝体后端的稍后方，斜向后上并延伸至半球的上外侧面。

（2）分叶：额叶位于外侧沟之上，中央沟之前。枕叶位于半球的后部，前界为顶枕沟与枕前切迹的连线。顶叶位于中央沟之后，枕叶的前方，下界为外侧沟的末端与枕叶前界中点的连线。颞叶位于外侧沟之下，枕叶之前，顶叶的下方。

岛叶略呈三角形，藏于外侧沟的深处。

（3）大脑半球上外侧面的主要沟、回。

1）额叶：中央沟的前方有与之平行的中央前沟，两沟之间的部分为中央前回。由中央前沟向前有两条横行沟，分别称额上沟和额下沟，将额叶中央前沟以前的部分，分为额上回、额中回和额下回。

2）顶叶：在中央沟的后方也有一条与之平行的沟，叫中央后沟，两沟之间的部分，称中央后回。中央后沟的后方，有一条略与半球上缘平行，并常有间断的顶内沟。顶内沟把顶叶中央后回后方的部分，分为上方的顶上小叶和下方的顶下小叶。顶下小叶又分为前后两部，前部位于外侧沟末端的周围，称缘上回；后部围绕颞上沟的末端，称角回。

3）颞叶：在颞叶内有大致与外侧沟平行的颞上沟和颞下沟，它们将颞叶分成颞上回、颞中回及颞下回。颞上回的后部在外侧沟的深处，有颞横回。

（4）大脑半球内侧面的主要沟、回。

大脑半球内侧面主要的大脑沟有：胼胝体沟，平行于胼胝体的背面，并绕过其后端，向前移行为海马沟。扣带沟位于胼胝体沟的上方，并与胼胝体沟基本平行。距状沟呈前后弓状走向，并与顶枕沟的下端呈"T"形相交。距状沟的下方，有前后方向的侧副沟。半球内面主要的大脑回有：扣带回，位于胼胝体沟和扣带沟之间；中央旁小叶位于扣带沟的上方，是中央前、后回在内侧面的延续。海马旁回，位于海马沟和侧副沟之间，此回的前部绕过海马沟的部分称钩。

扣带回、海马旁回和被挤入侧脑室下角内的海马和齿状回等，围绕胼胝体几成一环，因其位于大脑与间脑交界处的边缘，故合称为边缘叶。

（5）大脑半球的下面：前内侧有一椭圆形的嗅球，它的后端变细延长，称嗅束。嗅球、嗅束与嗅觉传导有关。

2. 大脑半球的内部结构　　大脑半球的浅层是灰质，称皮质。皮质的深面称白质。白质的基底部包藏着几个较大的灰质团块，称基底核。半球内部的室腔是侧脑室。

（1）大脑皮质：大脑皮质内的神经元呈分层排列，各层细胞的形态和大小也各有差异。大脑皮质的不同局部区域间存在着皮质的厚度、细胞的层次以及纤维联系等方面的差异。这些结构上的差别，也反映了功能上的差异。人类在长期的进化过程中和自身的实践活动中，通过感觉器官接受不同的刺激，在大脑皮质的一定部位形成反映，于是大脑皮质的某些部位，逐渐形成接受某种刺激，并完成某一反射活动的较集中区域，这些区域的大脑皮质，便相对地形成特定的功能区，称大脑皮质的机能定位。现将一些具有代表性和有临床实用意义的皮质功能中枢简述如下（图 2.9-7 大脑皮质细胞构筑的分区）：

1）躯体感觉区（图 2.9-8）：主要位于中央后回和中央旁小叶的后部。它

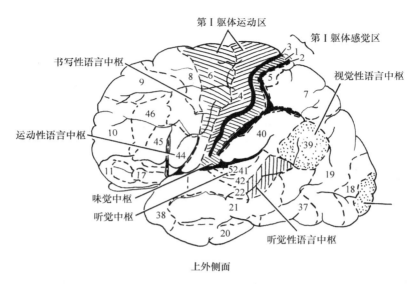

图 2.9-7 大脑皮质细胞构筑的分区

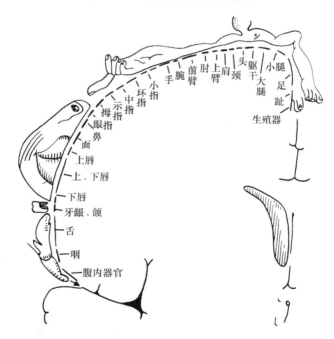

图 2.9-8 人体各部在第 1 躯体感觉区的定位

接受对侧半身的浅、深感觉冲动的神经纤维。这些纤维投射到中央后回和中央旁小叶后部，形成一个倒立的人体投影（头面部正立）。即传导头面部感觉冲动的神经纤维，投射到中央后回的下部，来自下肢的则投射到中央后回的上部和中央旁小叶的后部。

2）躯体运动区（图2.9-9）：主要位于中央前回和中央旁小叶的前部，管理对侧半身的骨骼肌运动，与感觉区一样，身体各部在运动区也形成一倒立的人体投影（头面部正立）。即中央前回的下部管理头面部的运动，上部及中央旁小叶的前部则管理下肢的运动。

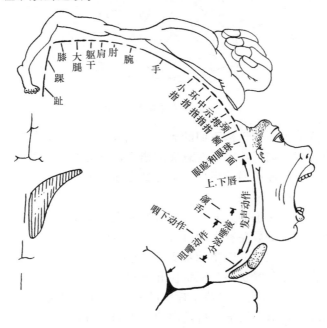

图2.9-9　人体各部在第1躯体运动区的定位

3）视区：位于枕叶的内侧面，距状沟的两侧。

4）听区：位于颞横回。

5）语言区：以上躯体感觉、躯体运动、视区和听区等，是人和高等动物都具有的。而语言区则是人类大脑皮质所特有的机能区。所谓语言功能，是指能理解他人说的话和写印出来的文字，并能用口语或文字表达自己的思维活动。凡不是由于听觉、视觉及骨骼肌运动障碍引起的语言缺陷，称为失语症。语言区主要有四个（图2.9-10）：

听觉性语言中枢，位于颞上回后部。此区受损，听觉无障碍，有说话能力，但不能理解他人的语言，称感觉性失语症，或称字聋。

视觉性语言中枢，位于角回。此区受损后，视觉虽无障碍，但不能理解文字符号，称失读症，或称为字盲。

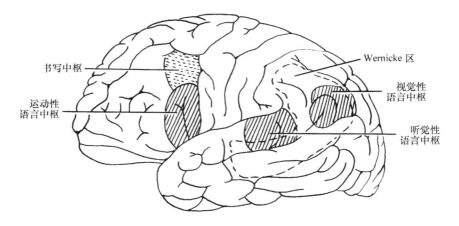

图 2.9－10 左侧大脑半球的语言中枢

运动性语言中枢，位于额下回的后部。此区损伤，喉肌等虽不瘫痪，也能发音，但不能将音节、词组等组成有意义的语言，称运动性失语症。

书写中枢，位于额中回的后部。若此部受损，手虽能运动，但却丧失了书写文字符号的能力，称失写症。

右利人（善于用右手的人）和大部分左利人（善于用左手的人）的语言区在右侧大脑半球，只有少数左利人的语言区位于右侧大脑半球。

（2）基底核：是位于大脑半球基底部，包藏在白质内的灰质团块。包括尾状核、豆状核、杏仁体和屏状核。豆状核和尾状核又合称为纹状体。

1）尾状核：弯曲如弓，环绕于丘脑的外侧，前端膨大，自中部向后逐渐变细，尾部向后绕过丘脑的后端，折而向前，末端连有杏仁体。

2）豆状核：位于丘脑的外侧，被穿行于其中的纤维分为内侧、中间、外侧三部，外侧部最大称壳，其余两部合称苍白球。从种系发生上看，苍白球更为古老，称旧纹状体。尾状核和壳则称新纹状体。纹状体的主要功能是维持骨骼肌的张力，协调肌群间的运动。

3）杏仁体：连于尾状核的末端，属边缘系统。

4）屏状核：位于岛叶皮质深面，薄叶状。

（3）白质：位于皮质的深面，由大量的纤维束组成。其中不但包括联系同侧大脑半球的脑回之间、叶与叶之间的纤维，同时也包括联系两大脑半球以及皮质与间脑、脑干和脊髓之间的上、下行纤维。大脑的这些广泛的纤维联系，是完成其复杂功能的重要结构基础。重要的白质结构有：

1）胼胝体：在大脑的正中矢状切面标本上，前部略呈钩状，后部粗厚弯向后下。胼胝体的纤维向两侧呈扇状散开，广泛联系两大脑半球。

2）内囊：在脑的水平切面上是宽厚的白质层，位于豆状核、尾状核和背侧丘脑之间，由上行的感觉纤维束和下行的运动纤维束构成。在大脑半球的水平切面上（图2.9-11），一侧内囊呈夹角向外的"＜"形。可分为三部：内囊前脚位于豆状核和尾状核之间；内囊后脚介于豆状核和背侧丘脑之间；前、后脚汇合处称内囊膝。内囊膝主要有皮质核束通过，内囊后脚的投射纤维主要有皮质脊髓束和由丘脑至皮质感觉区的纤维。当一侧内囊损伤时，可出现偏身感觉丧失、对侧偏瘫和偏盲的"三偏"综合征。

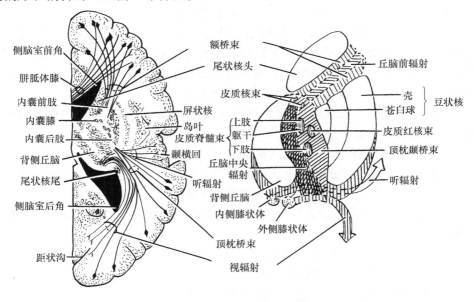

图 2.9-11　内囊结构（模式图）

（4）侧脑室：位于大脑半球内，左右各一，可分为四部。中央部，位于顶叶内，是一近水平位的裂隙，由此发出三个角。前角，向前伸入额叶内，宽而短；后角，伸入枕叶，长短不恒定；下角最长，伸入颞叶内。两侧脑室各自借室间孔通第三脑室。

3. 边缘系统　　由边缘叶及与其密切联系的皮质下结构（如杏仁体、下丘脑、丘脑前核群等）共同组成。边缘系统与内脏活动、情绪和记忆有关，故又有内脏脑之称。

三、脑和脊髓的被膜、血管及脑脊液循环

（一）脑和脊髓的被膜

脑和脊髓的表面包被有三层膜，由外向内依次是硬膜、蛛网膜和软膜。它们对脑和脊髓具有保护和支持作用。

1. 硬膜　　是一层坚韧的结缔组织膜，包被于脑的部分称硬脑膜；包被于

脊髓的部分称硬脊膜。

（1）硬脊膜：上端与枕骨大孔紧密相连，并与硬脑膜相续。下端自第2骶椎以下包裹终丝，随同终丝向下附于尾骨的背面。硬脊膜与椎管内面的骨膜之间有一腔隙，称硬膜外隙。内含有淋巴结、静脉丛及大量的脂肪，并有脊神经根通过。此隙内呈负压状态。硬脊膜外麻醉就是将麻醉药物注入此隙，以便阻断脊神经根的传导。

（2）硬脑膜：坚厚而有光泽，它与硬脊膜相比有如下特点：

1）硬脑膜由两层构成，外层相当于颅骨内面的骨膜。硬脑膜两层之间夹有脑膜的神经、血管。在颅底部，硬脑膜与颅骨连结紧密，当颅底骨折时，易把硬脑膜、蛛网膜同时撕裂，导致脑脊液外漏。如当颅前窝中部骨折时，往往引起硬脑膜和蛛网膜撕裂，因此脑脊液可以通过鼻腔流到体外。

2）硬脑膜在某些部位，内层折叠形成双层皱襞，呈板状伸入脑的某些裂隙中，形成隔幕。重要的隔幕有：

大脑镰：形似镰刀，伸入大脑纵裂内。

小脑幕：伸入端脑的枕叶和小脑之间的大脑横裂中。小脑幕的前缘游离，并呈一弧形切迹，叫小脑幕切迹。切迹前有脑干通过。

3）硬脑膜在某些部位两层分开，形成管道，内面衬有内皮细胞，构成硬脑膜窦。较大的窦有：

上矢状窦：位于大脑镰的上缘内。

下矢状窦：位于大脑镰的下缘内。

横窦：位于小脑幕的后缘，此窦向前下续乙状窦。后者位于乙状窦沟内，向前下经颈静脉孔接颈内静脉。

窦汇：位于左、右横窦与上矢状窦的连接处。

直窦：位于大脑镰和小脑幕相接处。

海绵窦：在蝶骨体的两侧，内有颈内动脉、动眼神经、滑车神经、展神经及三叉神经眼支穿过。因此，海绵窦的病变，可能累及上述结构。

硬脑膜窦借贯穿颅骨的导血管与头、面部的静脉相交通。海绵窦还借眼静脉直接与面静脉相通。因此，面部的感染可经上述途径扩散到颅内，引起硬脑膜窦的炎症或血栓形成。

2. 蛛网膜　薄而透明，缺乏神经和血管。按其所在的部位可分为相互连续的两部分，即包被于脑的蛛网膜和包被脊髓的蛛网膜。蛛网膜和软膜之间的腔隙，称蛛网膜下隙。隙内充满脑脊液。蛛网膜下隙在某些部位扩大成池，如小脑和延髓之间的小脑延髓池，位于脊髓圆锥以下至第2骶椎水平的扩大部分称终池。终池内只有马尾、终丝和脑脊液。蛛网膜在上矢状窦的两侧，形成许多细小的突起，突入上矢状窦称蛛网膜粒。脑脊液通过蛛网膜粒渗入上矢状窦，进入静脉血液中。

3. 软膜　薄而透明，含有丰富的血管，也可分为相互延续的两部，即软脑膜和软脊膜，分别贴于脑和脊髓的表面，并深入其沟裂。软脊膜自脊髓的下端形成终丝。软脑膜上的血管，在脑室的某些部分反复分支，形成毛细血管丛，与软膜及室管膜上皮（覆盖在脑室及脊髓中央管内面的一层立方或柱状细胞）一起突入脑室，形成脉络丛，产生脑脊液。

（二）脑和脊髓的血管

1. 脊髓的血管

（1）动脉：脊髓的动脉主要来自椎动脉、肋间后动脉和腰动脉的脊髓支。

椎动脉经枕骨大孔入颅后，发出两条脊髓后动脉，绕至延髓的后方，沿脊髓的后外侧沟下降。脊髓前动脉也自椎动脉发出，左、右各一，但很快就合成一条动脉干，沿脊髓的前正中裂下降。脊髓前、后动脉在下降的过程中，先后与来自肋间后动脉和腰动脉的脊髓支吻合，并在脊髓的表面形成血管网，由血管网发出分支营养脊髓。

（2）静脉：脊髓的静脉与动脉伴行，多数静脉注入硬膜外隙内的椎静脉丛。

2. 脑的血管

（1）动脉：脑的血液供应相当丰富，这是与脑的功能相适应的。脑的血液来自颈内动脉和椎动脉。以顶枕沟为界，颈内动脉供应大脑半球的前 2/3 及部分间脑；椎动脉供应大脑半球的后 1/3 及部分间脑、脑干和小脑（图 2.9 - 12）。

1）颈内动脉：起自颈总动脉，向上穿过颈动脉管进入海绵窦，出海绵窦后，

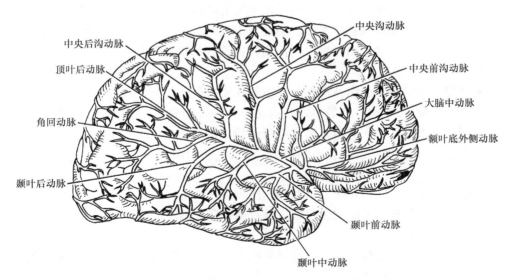

图 2.9 - 12　大脑半球的动脉（外侧面）

在视交叉的外侧分为大脑前动脉和大脑中动脉。颈内动脉在海绵窦内呈"S"状弯曲，位于蝶骨体外侧和上方的一段称虹吸部，是动脉硬化的好发部位。

大脑前动脉在大脑纵裂内沿胼胝体的背侧向后走行，供应大脑半球的内侧面顶枕沟以前的部分及上外侧面的上部。

大脑中动脉沿外侧沟向后上走行，供应大脑半球上外侧面的大部。

2）椎动脉：左、右椎动脉入颅后，沿延髓的腹侧面上行，至延髓脑桥沟合成一条基底动脉。基底动脉沿脑桥的基底沟向前至脑桥的上缘，分为两条大脑后动脉，供应大脑半球的枕叶及颞叶的下面。椎动脉沿途分支供应小脑、延髓和脑桥。

大脑前、中、后三动脉的分支，大致分为两类：皮质支供应皮质和白质的浅层；中央支穿过大脑皮质供应深层白质、间脑、基底核及内囊等深层结构。中央支细而长，并以直角发自大脑动脉的起始部，当血压过高，动脉硬化时，容易破裂出血。其中发自大脑中动脉的中央支更为常见，又因其供应内囊，故一旦破裂出血，可压迫内囊，产生内囊损伤的症状（见内囊节）。

大脑前动脉、颈内动脉和大脑后动脉，借交通支互相吻合，在大脑的基底部围绕视交叉，灰结节及乳头体形成一动脉环，称大脑动脉环。此环对保证脑的血液供应有重要意义。

（2）静脉：脑的静脉不与动脉伴行，可分深、浅两组。浅静脉收集皮质及白质浅层的静脉血，注入邻近的硬脑膜窦。深静脉收集白质深层、基底核、内囊、间脑及脑室脉络丛的静脉血，最后汇成一条大脑大静脉注入直窦。

（三）脑脊液及其循环

脑脊液主要由脉络丛生产，是无色透明的液体。成人脑脊液的总量约 125 毫升，循环于脑室和蛛网膜下隙中。脑脊液不但有保护脑和脊髓、维持颅内压等功能，而且在中枢神经系内起淋巴的作用，供给脑和脊髓营养物质，并带走其代谢产物（图 2.9 - 13）。

脑脊液由侧脑室脉络丛产生，经室间孔流向第三脑室，通过中脑水管入第四脑室（和脊髓中央管），再经第四脑室正中孔和外侧孔，进入蛛网膜下隙，最后经蛛网膜粒渗透入上矢状窦，回入血液循环，其循环途环简示如下：

左
右 侧脑室 ──室间孔──→ 第三脑室 ──中脑水管──→ 第四脑室 ──第四脑室正中孔和外侧孔──→ 蛛网膜下隙

── 蛛网膜粒 ──→ 上矢状窦 ──→ 颈内静脉

如脑脊液的循环通路发生阻塞，可致脑脊液在脑室内潴留，造成脑积水。

（四）血脑屏障

中枢神经系的毛细血管，在限制某些物质进入脑组织方面，比其他部位的毛细血管限制物质的通透更为严密。这种存在于血液与脑组织之间，具有选择性通透作用的结构，称血脑屏障。血脑屏障的结构基础是：脑部毛细血管的无孔内皮

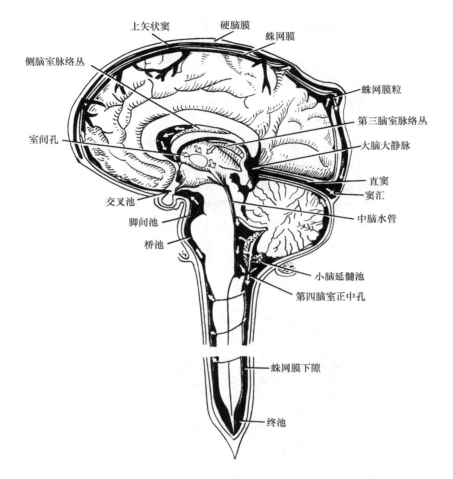

图 2.9-13　脑脊液的循环（模式图）

（某些部位和脉络丛的毛细血管例外）、内皮细胞之间的紧密连接，毛细血管的基膜以及毛细血管外周的胶质膜。胶质膜是胶质细胞的突起形成的。毛细血管内皮细胞间的紧密连接，阻塞了内皮细胞之间的空隙，使大分子物质难以通过。

血脑屏障的主要功能是：阻止有害物质进入脑组织；维持脑细胞环境的相对稳定，以保证其正常的生理功能。

第二节　周围神经系统

周围神经系按其与中枢神经系的连接关系和分布区域的不同，通常分为三部分，即脊神经，与脊髓相连，主要分布于躯干和四肢；脑神经，与脑相连，主要布于头部；内脏神经，作为脑神经或脊神经的纤维成分，分别与脑和脊髓相连，分布于内脏、心肌、血管的平滑肌和腺体等。

一、脊神经

脊神经共 31 对，包括颈神经 8 对、胸神经 12 对、腰神经 5 对、骶神经 5 对和尾神经 1 对。每对脊神经都是混合性神经，都含有躯体运动、躯体感觉、内脏运动和内脏感觉 4 种纤维成分。

脊神经出椎间孔后，立即分为前支、后支、脊膜支和交通支（图 2.9－14）。脊神经的前支较粗大，其中的躯体纤维主要布于颈、胸、腹及四肢的肌肉和皮肤。后支较前支短而细，其中的躯体纤维分布于项、背、腰和骶部的骨骼肌和皮肤。脊膜支细小，出椎间孔后又返回椎管内，分布于脊膜。交通支连于脊神经与交感干之间。除第 2～11 对胸神经的前支外，其余脊神经的前支，分别交织成神经丛。由丛发出分支分布于相应的区域。神经丛左右对称，计有颈丛、臂丛、腰丛和骶丛。

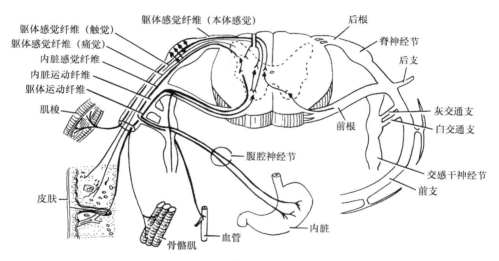

图 2.9－14　脊神经的组成和分支（模式图）

（一）颈丛

由第 1～4 颈神经的前支组成，位于颈侧部，胸锁乳突肌上部深面和中斜角肌与肩胛提肌前面。可分皮支和肌支两组。皮支自胸锁乳突肌后缘的中点附近，穿深筋膜浅出，呈放射状分别走向枕部、颈侧部、耳廓的后方及颈前部，传导相应区域皮肤的感觉冲动。颈丛皮支浅出的部位位置表浅，临床常在此作局部阻滞麻醉。颈丛的主要分支有（图 2.9－15）：

1. 枕小神经　　沿胸锁乳突肌后缘上升，分布于枕部和耳廓后上 1/3 皮肤。

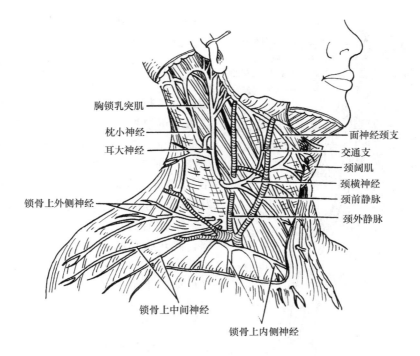

图 2.9 - 15 颈丛皮支

2. **耳大神经**　沿胸锁乳突肌表面上升至耳廓下方，分布于耳廓及其周围的皮肤。

3. **颈横神经**　沿胸锁乳突肌表面前行，分布于颈前部皮肤。

4. **锁骨上神经**　分三组分别向前下、外下方分布于颈下部、胸壁上部和肩部皮肤。

5. **颈丛肌支**　主要分布于颈深肌群，肩胛提肌和舌骨下肌群等。

6. **膈神经**　为颈丛最重要的分支，自前斜角肌前面下降进入胸腔，在纵隔膜与心包之间下行达膈肌。运动纤维支配膈肌，感觉纤维分布于胸膜、心包。

（二）臂丛

由第 5～8 颈神经的前支和第 1 胸神经前支的大部分组成。臂丛向外侧穿过斜角肌间隙，经锁骨中点的后方，进入腋窝，绕腋动脉排列。臂丛在锁骨中点的后方比较集中易于触摸，临床上常在此作臂丛阻滞麻醉。臂丛的分支主要有：

1. **肌皮神经**　沿肱二头肌的深面下行，沿途发出肌支支配臂前群肌；至肘窝的稍下方，穿出深筋膜续为前臂外侧皮神经，分布于前臂外侧部的皮肤（图 2.9 - 16）。

2. **正中神经**　伴肱动脉下行至肘窝，向下行于前臂的正中，适在指浅、深屈肌之间，经腕管入手掌。正中神经在臂部无分支，在前臂发出分支，支配除

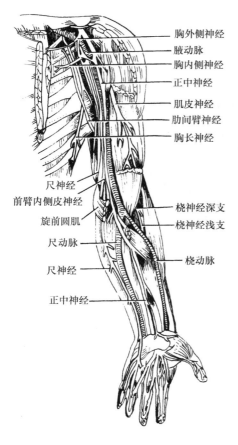

图2.9-16 上肢前面的神经

（图中标注）
胸外侧神经
腋动脉
胸内侧神经
正中神经
肌皮神经
肋间臂神经
胸长神经
尺神经
前臂内侧皮神经
旋前圆肌
尺动脉
尺神经
正中神经
桡神经深支
桡神经浅支
桡动脉

肱桡肌、尺侧腕屈肌、指深屈肌尺侧半以外的所有前臂前群肌；在手掌发出肌支，支配鱼际肌（拇收肌除外）和第1、2蚓状肌。皮支分布于掌心、鱼际、桡侧三个半指的掌面及其中、远节背面的皮肤。正中神经损伤表现为屈腕力减弱，不能旋前，拇指、示指、中指不能屈，拇指不能对掌，手掌平坦，称为"猿手"。掌心、鱼际、桡侧三个半指的掌面及其中、远节背面的皮肤感觉障碍。

3.尺神经　　伴肱动脉下行至臂中部，离开肱动脉向后下，经肱骨内上髁的后方至前臂，在尺侧腕屈肌的深面，伴尺动脉下降，经腕部入手掌。尺神经在臂部无分支，在前臂发出肌支，支配尺侧腕屈肌和指深屈肌的尺侧半；在手掌，尺神经的肌支支配骨间肌，第3、4蚓状肌、拇收肌及小鱼际肌等。尺神经的皮支分布于手背尺侧半、小指和无名指和中指尺侧半背面的皮肤。以及无名指近节背面的皮肤。在手掌则布于手掌尺侧半及尺侧一个半指的皮肤。

尺神经在肱骨内上髁的后方与肱骨直接相贴，当肱骨下部（髁上）骨折时，易损伤尺神经，表现为皮支分布区感觉障碍，屈腕力减弱，小指运动受限，不能屈掌指关节和伸指间关节，拇指不能内收，小鱼际及骨间肌萎缩，各指不能相互靠拢，出现"爪形手"。

4.桡神经　　发自后束，伴肱深动脉下行，然后沿桡神经沟行向下外，经前臂伸肌群之间至手背。桡神经沿途发出分支分布于臂和前臂背侧的肌群和皮肤。在手背，桡神经的皮支分布于手背桡侧半、桡侧两个半指近节背面的皮肤。

桡神经在绕经桡神经沟时，紧贴肱骨的背面。因此，肱骨中段骨折易同时损伤桡神经。桡神经损伤后，除其皮支分布区的感觉障碍外，主要的表现是前臂的伸肌群瘫痪，腕关节不能伸，呈"垂腕"状态。

5.腋神经　　在肩关节囊的下方，绕肱骨外科颈行向后外，布于三角肌、肩关节及肩部的皮肤。腋神经损伤后，三角肌瘫痪，上肢不能外展。

（三）胸神经前支

胸神经前支共 12 对。除第 1 对的大部分和第 12 对的小部分，分别参加臂丛和腰丛外，其余各对均不成丛。第 1～11 对胸神经前支各自位于相应的肋间隙内，称肋间神经。第 12 对胸神经前支因位于第 12 肋的下方，故称肋下神经。肋间神经沿肋沟走行，适在肋间内、外肌之间，肋间血管的下方。肋间神经分布于肋间肌、胸前外侧壁的皮肤及壁胸膜。第 7～11 肋间神经除分布于相应的肋间肌的皮肤外，还向前下和肋下神经一起行于腹内斜肌和腹横肌之间，分布于腹部肌肉、皮肤、胸膜和腹膜壁层（图 2.9－17）。

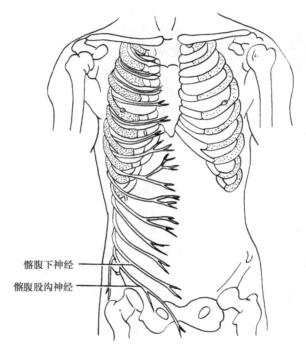

髂腹下神经

髂腹股沟神经

图 2.9－17　胸神经前支的节段性分布

胸神经皮支在胸腹壁的分布有明显的节段性，其规律是：T_2 在胸骨角平面，T_4 在乳头平面，T_6 在剑突平面，T_8 在肋弓平面，T_{10} 在脐平面，T_{12} 在脐与耻骨联合上缘连线中点平面。了解这种分布规律，有利于脊髓疾病的定位诊断。

（四）腰丛

位于腰大肌深面，由第 12 胸神经前支的一部分、第 1～3 腰神经的前支和第 4 腰神经前支的一部分组成。第 4 腰神经前支的其余部分和第 5 腰神经前支共同组成腰骶干，参加骶丛。腰丛除分支支配髂腰肌和腰方肌外，还分支分布于大腿的前部和内侧部，以及腹股沟区的肌肉和皮肤。腰丛的主要分支有：

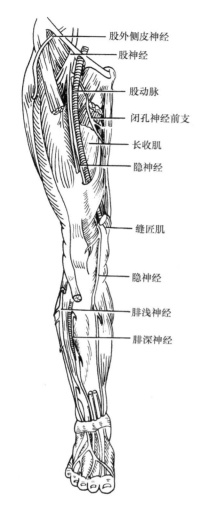

图 2.9 - 18　下肢前面的神经

股外侧皮神经
股神经
股动脉
闭孔神经前支
长收肌
隐神经
缝匠肌
隐神经
腓浅神经
腓深神经

1. 髂腹下神经和髂腹股沟神经　　主要分布于下腹部和腹股沟区的肌肉和皮肤。

2. 股神经　　自腰丛发出后，沿腰大肌和髂肌之间下行，穿过腹股沟韧带的深面至大腿。肌支支配大腿前群肌，皮支分布于大腿前面皮肤。最长的皮支为隐神经，经收肌管于膝关节内侧浅出至皮下，分布于小腿内侧面及足内侧缘的皮肤（图 2.9 - 18）。

股神经损伤可出现屈髋无力，不能伸膝，膝反射消失，大腿前面、小腿内侧及足内侧缘皮肤感觉障碍。

3. 闭孔神经　　自腰大肌的内侧缘穿出，伴闭孔动脉，沿骨盆的侧壁前行，穿过闭孔到大腿内侧部。分支分布于髋关节、大腿内侧肌群和大腿内侧面的皮肤。

4. 生殖股神经　　自腰丛发出后，沿腰大肌的前面下降，肌支分布于提睾肌，皮支分布于阴囊（或大阴唇）及其附近的皮肤。

（五）骶丛

位于骨盆腔内，紧贴梨状肌的前面。由腰骶干及全部骶、尾神经的前支组成。骶丛的分支主要分布于盆壁、会阴、臀部、股后部、小腿和足等处。其主要分支有（图 2.9 - 19）。

1. 臀上神经　　在梨状肌上孔出骨盆，分布于臀中肌和臀小肌。

2. 阴部神经　　在梨状肌下孔出骨盆，绕过坐骨棘，进入坐骨直肠窝（坐骨结节和肛提肌之间的腔隙）。主要分支有：

（1）肛神经：分布于肛门外括约肌及肛门周围的皮肤。

（2）阴茎背神经：伴阴茎背动脉沿阴茎的背侧前行达阴茎头。在女性则为阴蒂背神经。

3. 臀下神经　　在梨状肌下孔出骨盆，支配臀大肌。

4. 坐骨神经　　是全身最粗大的神经，在梨状肌下孔出骨盆，在臀大肌的深面，经坐骨结节与股骨大转子连线的中点，下行于股二头肌的深面、至腘窝分为胫神经和腓总神经二终支。坐骨神经本干发出分支分布于大腿后群肌及膝关节。

（1）胫神经：沿腘窝的中线下降，经小腿后群肌的深、浅两层之间，至内踝

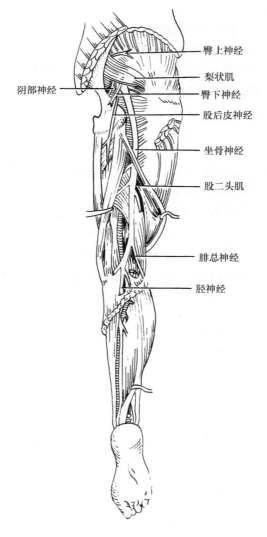

臀上神经

梨状肌

阴部神经

臀下神经

股后皮神经

坐骨神经

股二头肌

腓总神经

胫神经

图 2.9-19 下肢后面的神经

的后方，分为足底内侧神经和足底外侧神经。足底内、外侧神经入足底，分布于足底肌和皮肤。在腘窝，胫神经发出肌支支配小腿后群肌，发出的皮支称为腓肠内侧皮神经，向下行至小腿下部与腓肠外侧皮神经（来自腓总神经）合成腓肠神经，分布于小腿后面、外侧面及足外侧缘的皮肤。

（2）腓总神经：沿腘窝的外侧缘下降，绕至腓骨头的下外方，分为腓浅神经和腓深神经。

1）腓深神经：与胫前动脉伴行。肌支支配小腿前群肌；皮支分布于第 1、2

趾相对缘背侧面的皮肤。

2）腓浅神经：穿过小腿外侧肌群至足背。腓浅神经的分支分布于小腿外侧肌群、足背和足趾（第1、2趾相对缘除外）背侧的皮肤。

腓总神经在腓骨头的下方位置表浅，易受损伤，受损伤后皮支的分布区感觉障碍，同时由于小腿前群和外侧群肌瘫痪，表现为足下垂、内翻，趾不能伸直，呈内翻"马蹄"足畸形。

二、脑神经

脑神经共12对（图2.9-20），按照各对脑神经所含的纤维成分，可分为运动性神经、感觉性神经和混合性神经。含有感觉纤维的脑神经都连有神经节，这些神经节与脊神经节相类似，节内含有感觉神经元的胞体，多数连于脑神经穿过颅底裂孔的附近。

12对脑神经的名称和顺序（其代号通常用罗马数字表示）如下：

脑神经名称、性质、连脑部位及进出颅腔部位

顺序名称	性质	连脑部位	进出颅腔部位
Ⅰ 嗅神经	感觉性	端脑	筛孔
Ⅱ 视神经	感觉性	间脑	视神经管
Ⅲ 动眼神经	运动性	中脑	眶上裂
Ⅳ 滑车神经	运动性	中脑	眶上裂
Ⅴ 三叉神经	混合性	脑桥	眼神经—眶上裂
			上颌神经—圆孔
			下颌神经—卵圆孔
Ⅵ 展神经	运动性	脑桥	眶上裂
Ⅶ 面神经	混合性	脑桥	内耳门—茎乳孔
Ⅷ 前庭蜗神经	感觉性	脑桥	内耳门
Ⅸ 舌咽神经	混合性	延髓	颈静脉孔
Ⅹ 迷走神经	混合性	延髓	颈静脉孔
Ⅺ 副神经	运动性	延髓	颈静脉孔
Ⅻ 舌下神经	运动性	延髓	舌下神经管

（一）嗅神经

为感觉性神经。起于鼻腔的嗅区黏膜，向上穿过筛板入颅，连于嗅球，传导嗅觉冲动。

（二）视神经

为感觉性神经。视神经的纤维来自视网膜节细胞的轴突。节细胞的轴突向视神经盘集中，穿过脉络膜和巩膜后，构成视神经。视神经穿经视神经管入颅，连于视交叉，传导视觉冲动。

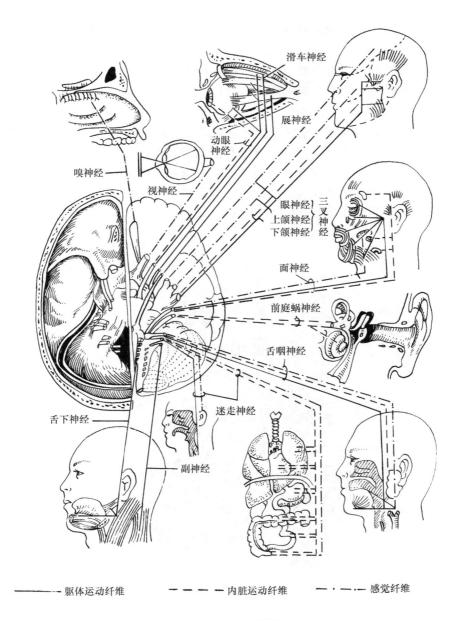

滑车神经

展神经

动眼神经

嗅神经

视神经

眼神经
上颌神经 三叉神经
下颌神经

面神经

前庭蜗神经

舌咽神经

舌下神经

迷走神经

副神经

———— 躯体运动纤维   － － － － 内脏运动纤维   — · — · 感觉纤维

图 2.9 - 20　脑神经概况

（三）动眼神经

为运动性神经。含有躯体和内脏两种运动纤维。躯体运动纤维起自中脑的动眼神经核。内脏运动（副交感）纤维起自动眼神经核附近的动眼神经副核。动眼神经自脚间窝出脑后，穿过海绵窦，经眶上裂入眶。躯体运动纤维支配提上睑肌，上、下、内直肌和下斜肌；副交感纤维分布于瞳孔括约肌和睫状肌。

（四）滑车神经

为运动性神经。由中脑下丘的下方，中线的两侧出脑，绕过大脑脚的外侧，向前穿过海绵窦，经眶上裂入眶，支配上斜肌。

（五）三叉神经

为混合性神经，连于脑桥，含有躯体感觉和运动两种纤维。三叉神经离脑桥不远处，在颞骨岩部近尖端的前方连有三叉神经节，节内神经元的中枢突入脑桥，终于三叉神经感觉核群，其周围突则分别组成眼神经、上颌神经和下颌神经。来自脑桥内三叉神经运动核的纤维，穿过三叉神经节，参与下颌神经的组成。因此，下颌神经为混合神经（图2.9-21）。

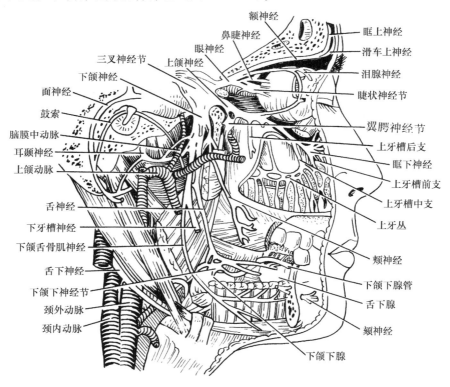

图 2.9-21 三叉神经

1. 眼神经 为感觉性神经，向前穿过海绵窦，经眶上裂入眶。分布于泪腺、眼球、结膜、上睑和鼻背的皮肤以及部分鼻黏膜。其分支有：

（1）泪腺神经 沿外直肌上缘前行至泪腺，分布于泪腺和上睑外侧部。

（2）额神经 较粗大，在上睑提肌上方前行，分2～3支，其中有一分支穿过眶上切迹，分布于上睑内侧和额顶部皮肤，叫眶上神经。

（3）鼻睫神经　在上直肌深面，越过视神经上方达眶内侧壁，分支分布于鼻腔黏膜、泪囊、鼻背皮肤和眼球等。

2. 上颌神经　为感觉性神经。经圆孔出颅，穿眶下裂入眶，延为眶下神经。上颌神经的分支分布于上颌窦、鼻腔和口腔顶的黏膜及睑裂和口裂之间的皮肤，以及上颌诸牙和牙龈。

（1）眶下神经　上颌神经的终支，通过眶下沟、眶下管，出眶下孔到面部，分布于下睑、鼻翼和上唇的皮肤。

（2）颧神经　自翼腭窝内发出经眶下裂入眶，穿眶外侧部到面部，分支分布于颧、颞部皮肤。

（3）上牙槽神经　分前、中、后 3 支，前、中支自眶下神经分出，后支自翼腭内发出后穿上颌体后面进入骨质，分支分布于上颌窦、上颌诸牙和牙龈。

3. 下颌神经　是三条分支中最粗大的一条，经卵圆孔出颅，入颞下窝后，立即分为数支。其中感觉纤维分布于颞部、耳前及口裂以下的皮肤，口腔底和舌体的黏膜，以及下颌诸牙及牙龈，并有小支返经卵圆孔入颅，分布于硬脑膜。下颌神经的运动纤维，主要支配咀嚼肌。

（1）耳颞神经　以两根起始，向后包绕脑膜中动脉后合成一干，穿腮腺实质后伴颞浅动脉，向上分支分布于耳廓前面和颞部皮肤与腮腺。

（2）颊神经　沿颊肌外面前行，穿此肌后分布于颊黏膜以及颊部直至口角的皮肤。

（3）舌神经　在下牙槽神经的前方，经翼外肌深面下行呈弓形向前，达口底黏膜深面，分布于口腔底及舌前 2/3 的黏膜。

（4）下牙槽神经　属混合性神经，感觉纤维经下颌孔入下颌管，在管内发出许多分支，布于下颌各牙、牙周膜及牙槽骨。下牙槽神经的分支出颏孔后称颏神经，分布于颏部及下唇的皮肤。运动纤维在入下颌孔前分出，支配下颌舌骨肌和二腹肌前腹。

（5）咀嚼肌神经　属运动性神经，分支支配所有咀嚼肌。

三叉神经损伤时可出现同侧面部及口、鼻腔黏膜感觉障碍，角膜反射消失。咀嚼肌瘫痪和萎缩，张口时下颌偏向患侧。

（六）展神经

为运动性神经。自延髓脑桥沟中部出脑，向前穿过海绵窦，经眶上裂入眶，支配外直肌。展神经损伤后外直肌瘫痪表现为内斜视。

（七）面神经

为混合性神经。含有三种纤维。躯体运动纤维和内脏运动纤维，分别起自脑桥内的面神经运动核和上泌涎核；内脏感觉纤维止于延髓的孤束核。三种纤维一起，在展神经的外侧，自延髓脑桥沟离脑，经内耳入面神经管，再从茎乳孔出颅，向前穿过腮腺达面部（图 2.9－22）。

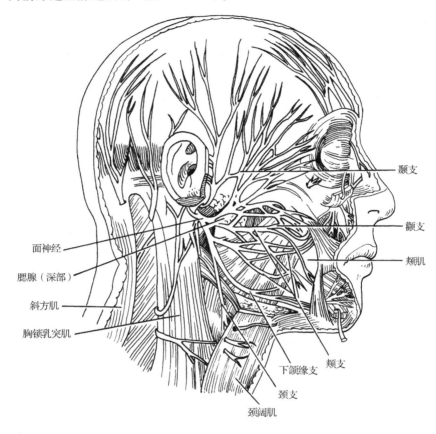

图 2.9－22　面神经

1. 面神经管内分支

（1）岩大神经　含副交感节前纤维，自面神经管分出至翼腭窝进入翼腭神经节内换神经元，节后纤维分布于泪腺、腭和鼻腔黏膜的腺体，支配腺体的分泌。

（2）鼓索　是混合性神经，在面神经出茎乳孔前发出，由面神经管进入鼓室，达颞下窝后加入舌神经。其内脏感觉纤维布于舌前 2/3 的味蕾。内脏运动纤维在下颌下神经节换神经元，节后纤维分布于下颌下腺、舌下腺，管理两腺的分泌。

2. 面神经管外的分支

面神经主干经茎乳孔出颅后，穿入腮腺的实质，呈扇形分为五支支配面肌。

（1）颞支　自主干发出后越颧弓至颞区，分布于枕额肌的额腹和眼轮匝肌等。

（2）颧支　越颧弓至外眦，支配眼轮匝肌与颧肌。

（3）颊支　水平前行，支配颊肌、口轮匝肌和口周围肌。

（4）下颌缘支　沿下颌骨下缘前行，分布于下唇诸肌。

（5）颈支　分出后向前下行，支配颈阔肌。

面神经损伤是常见的疾病，如损伤部位在颅外，因只损伤躯体运动纤维，所以表现为患侧面肌瘫痪，病人的患侧不能皱眉，睑裂闭合不全，鼻唇沟变浅，口角偏向健侧，不能作吹口哨的动作等。如损伤部位在面神经管段，则除上述表现外，可伴有患侧舌前 2/3 的味觉消失，甚至出现同侧下颌下腺、舌下腺分泌障碍。

（八）前庭蜗神经

为感觉性神经。只含躯体感觉纤维。可分为前庭部及蜗部，分别传导平衡觉和听觉冲动。

1. 前庭部　　位于内耳道底神经节内的神经元，其周围突布于球囊斑、椭圆囊斑和壶腹嵴。中枢突组成前庭神经。

2. 蜗部　　位于蜗轴内神经节的神经元，其周围突布于螺旋器，中枢突组成蜗神经。前庭部（前庭神经）和蜗部（蜗神经）共同组成前庭神经，经内耳门入颅，在面神经的外侧，穿延髓脑桥沟入脑桥。

（九）舌咽神经

为混合神经。主要有躯体运动纤维、内脏运动（副交感）纤维及止于孤束核的内脏感觉纤维。上述各种纤维共同组成舌咽神经，经延髓后外侧沟的上部离脑后，穿颈静脉孔出颅，下行于颈内动、静脉之间，继而弓形向前入舌。舌咽神经的躯体运动纤维支配咽部肌；内脏运动纤维布于腮腺；内脏感觉纤维布于咽、鼓室、咽鼓管及舌后 1/3 的黏膜和舌后 1/3 的味蕾。此外，还有 1～2 条颈动脉窦支，在颈静脉孔的下方自舌咽神经发出，沿颈内动脉下降，布于颈动脉窦和颈动脉小球。它将颈动脉窦和颈动脉小球发出的神经冲动传入延髓。

（十）迷走神经

为混合性神经。主要有内脏运动（副交感）纤维和内脏感觉纤维，司胸、腹腔脏器的运动和感觉。此外，还有管理咽喉肌及腭肌的躯体运动纤维，以及分布于耳廓和外耳道的躯体感觉纤维。

迷走神经自延髓的后外侧沟、舌咽神经的下方离脑，穿颈静脉孔出颅后，与颈部的大血管伴行入胸腔，越过肺根的后方。左、右迷走神经在食管的表面交织成食管丛，在食管胸段的下端，食管丛组合成前干（以左迷走神为主）和后干（以右迷走神经为主），随食管穿过膈的食管裂孔。前干分布于胃前壁，并分支参加肝丛，由此发出分支分布于肝。后干分布于胃后壁，并发出分支参加腹腔丛，由丛发出分支随相关的动脉分布于肝、脾、胰和肾，以及结肠左曲以上的消化管（小肠、盲肠、升结肠和横结肠）（图 2.9 – 23）。

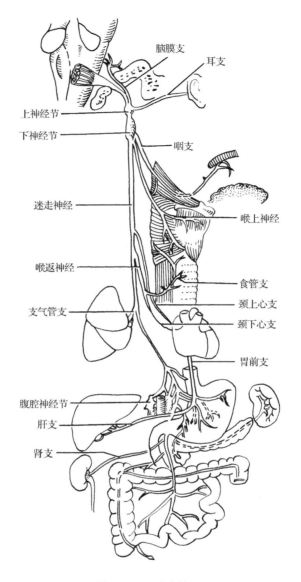

図中标注（从上到下、从左到右）：
脑膜支
耳支
上神经节
下神经节
咽支
迷走神经
喉上神经
喉返神经
食管支
颈上心支
颈下心支
支气管支
胃前支
腹腔神经节
肝支
肾支

图 2.9 - 23　迷走神经

迷走神经沿途发出的分支主要有：

1. 喉上神经　　是迷走神经在颈部最大的分支，在颈内动脉的内侧下降，分为内、外两支。外支支配环甲肌；内支穿甲状舌骨膜入喉，主要分布于声门裂以上的喉黏膜等。

2. 颈心支　　有 2～3 支沿颈总动脉下降入胸腔，参加心丛的组成。由心丛发出分支布于心肌。

3. 喉返神经　　左喉返神经发出的部位较低，从前方勾绕主动脉弓；右喉返神经发出的位置较高，从前方勾绕右锁骨下动脉。左、右喉返神经都返行向上，行于食管和气管之间的沟内，分为数支支配除环甲肌以外的喉肌并分布于声门裂以下的喉黏膜。

（十一）副神经

为运动性神经。经颈静脉孔出颅，支配胸锁乳突肌和斜方肌。

（十二）舌下神经

为运动性神经。纤维自延髓的舌下神经核，经舌下神经管出颅，支配舌肌。一侧舌下神经损伤，由于患侧的颏舌肌瘫痪，故伸舌时舌尖偏向患侧。

三、内脏神经

内脏神经主要分布于内脏、心血管和腺体。它包括内脏运动神经和内脏感觉神经。内脏运动神经支配内脏和心血管的运动，以及腺体的分泌，又因其不支配骨骼肌，故又称为植物性神经。

内脏感觉神经与躯体感觉神经一样，感觉神经元的胞体位于脊神经节或与脑神经相连的神经节内。

（一）内脏运动神经（图 2.9-24）

内脏运动神经与躯体运动神经相比，在形态结构上有三个特点：

（1）躯体运动神经一般都受意识支配，而内脏运动神经似不受意识的控制。例如人们可以随意支配自己的肢体活动，却不能随意支配心的跳动。

（2）躯体运动神经自低级中枢到其支配的骨骼肌，只有一个神经元；而内脏运动神经自低级中枢到其支配的器官，则必须在周围部的内脏神经节内更换神经元。即需要两个神经元才能完成。第一个神经元称节前神经元，胞体位于脑或脊髓内，它发出的轴突，称节前纤维；第二个神经元称节后神经元，胞体位于周围的内脏神经节内，它所发出的轴突，称节后纤维。

（3）躯体运动神经只有一种纤维成分，并以神经干的形式分布。而内脏运动神经则有交感和副交感两种纤维成分，并且其节后纤维多沿血管交织成丛或袢附于脏器构成丛，由丛分支到所支配的器官。

内脏运动神经又根据形态结构和生理功能分为交感神经和副交感神经。两者都各有中枢部（即低级中枢部）和周围部。

1. 交感神经　　交感神经的低级中枢位于脊髓胸$_1$（或颈$_8$）～腰$_2$（或腰$_3$）节的灰质侧角内，节前纤维即侧角神经元发出的轴突。交感神经的周围部包括交感神经节、交感干和神经纤维。

（1）交感神经节

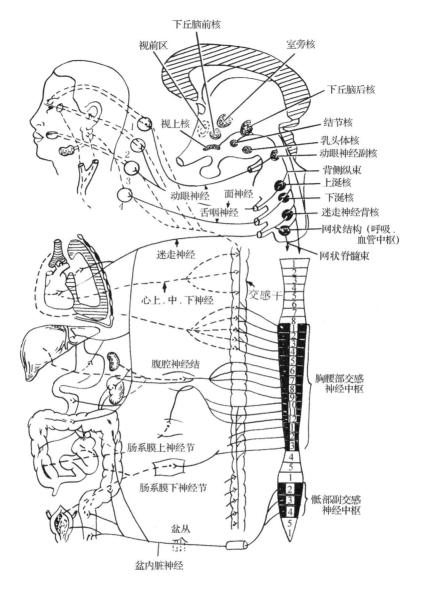

图 2.9-24　内脏运动神经概况

1—睫状神经节；2—翼腭神经节；3—下颌下神经节；4—耳神经结

　　椎旁节：位于脊柱的两旁，两侧对称，共有 22～24 对。每侧的椎旁节借节间支相互连结，组成串珠状的交感干。交感干上起自颅底，下至尾骨。在尾骨的前面，两干的下端合并为奇神经节。交感干分为颈、胸、腰、盆四部。颈部每侧有 3 个节，胸部每侧有 10～12 个节，腰部每侧有 4～5 个节，盆部有 2～3 对骶交感节和 1 个奇神经节。

椎前节：位于脊柱的前方。比较重要的有腹腔神经节、主动脉肾神经节、肠系膜上神经节及肠系膜下神经节等。

（2）交感神经纤维　脊髓侧角神经元发出的节前纤维，随脊神经前根、脊神经走行，出椎间孔后，离开脊神经进入椎旁节，有的在椎旁节内交换神经元后，节后纤维又返回脊神经。这些由上述纤维为主连于脊神经和交感神经节之间的纤维，称交通支。

脊髓侧角的神经元发出的节前纤维，进入交感干后有三种去向：1）终于相应的椎旁节；2）在交感干内上升或下降数个节后，终于上、下方的椎旁节。3）穿过椎旁节，终于椎前节。

交感神经的节后纤维也有三种去向：1）经交通支返回脊神经，随脊神经分布于躯干和四肢的血管、汗腺和立毛肌等。2）缠绕动脉构成神经丛，并随其分支分布于所支配的器官。3）由神经节直接发出分支到达所支配的器官。

（3）交感神经的分布概况：

1）颈部：有上、中、下三对交感神经节。其中颈上节最大，位于第 2～3 颈椎横突的前方。颈中节最小，且往往缺如。颈下节常与第 1 胸神经节合并，形成颈胸（星状）神经节。颈部交感神经节发出的节后纤维的分布概况是：经交通支返回到 8 对颈神经，并随其分布于头、颈及上肢的血管、汗腺和立毛肌；由节发出分支到邻近的动脉，并攀附其表面形成同名丛，然后随其分布于瞳孔开大肌、口腔腺、甲状腺及鼻腔黏膜的腺体等；自颈上、中、下节分别发出上、中、下三个心支，下行入胸腔，参加心丛。

2）胸部：胸交感干位于肋头的前方，有 10～12 对交感神经节。其分支有：节后纤维经交通支返回到 12 对胸神经，随胸神经的分支分布于胸、腹壁的血管、汗腺和立毛肌。由上 5 对胸交感神经节发出分支分布于主动脉胸部、食管、气管和主支气管，并参加肺丛和心丛。来自脊髓第 5～9 胸节侧角的节前纤维，穿过交感干相应的神经节，组成内脏大神经，向下穿过膈，主要终于腹腔神经节。自脊髓第 10～12 胸节侧角发出的节前纤维，穿过相应的交感神经节后，合成内脏小神经，向下穿过膈，终于主动脉肾神经节。由腹腔神经节和主动脉肾神经节发出的节后纤维，分布于肝、脾、肾等实质器官，及结肠左曲以上的消化管。

3）腰部：有 4～5 对交感神经节。交感神经节发出的节后纤维，经交通支返回腰神经，并随腰神经分支分布；穿过腰交感干的节前纤维，在主动脉腹部周围散在的交感神经节更换神经元后，节后纤维分布于结肠左曲以下的消化管、盆腔脏器及下肢的血管。

4）盆部：有 2～3 对骶节和一个奇神经节。其分支有：经交通支返回骶、尾神经，并随其分支分布；少数小支加入腹下丛。

综上所述，可见所有的脊神经都通过交通支接受交感神经的节后纤维，分布于体壁和四肢血管、汗腺和立毛肌。交感神经的节前和节后纤维的分布也有一定的规律，来自脊髓胸1～5节侧角的节前纤维，更换神经元后，节后纤维分布于头、颈、胸腔器官和上肢；来自脊髓胸5～12节侧角的节前纤维，更换神经元后，节后纤维分布于肝、脾、肾等实质性器官及结肠左曲以上的消化管。来自脊髓上腰节侧角的节前纤维，更换神经元后，节后纤维分布于结肠左曲以下的消化管、盆腔脏器及下肢。

2. 副交感神经　　副交感神经的中枢部，位于脑干的副交感核和脊髓骶部第2～4节的骶副交感核。副交感神经的节前纤维，起于这些核内的神经元；副交感神经的节后神经元，多位于器官附近或器官壁内的副交感神经节中。因此，副交感神经的节前纤维长，而节后纤维短。

（1）颅部副交感神经：脑干的内脏运动核（副交感核），发出的节前纤维，分别随Ⅲ、Ⅶ、Ⅸ、Ⅹ四对脑神经走行，到各神经所支配器官的附近或器官壁内的副交感神经节，在神经节内更换神经元，节后纤维分布于所支配的器官。例如来自中脑动眼神经副核的节前纤维，随动眼神经走行，入眶后终于睫状神经节，在节内更换神经元后，节后纤维布于瞳孔括约肌和睫状肌。

（2）骶部副交感神经：其节前纤维起自脊髓第2～4节的骶副交感核，随骶神经前支出骶前孔后，离开骶神经，组成盆内脏神经，参加腹下丛，沿腹下丛的分支分布，到所支配的器官附近或其壁内的副交感神经节换神经元后，节后纤维分布于结肠左曲以下的消化管、盆腔脏器及外阴等。

3. 交感神经和副交感神经的区别　　交感神经和副交感神经在形态、结构和分布范围等方面的区别列表如下：

	低级中枢部位	周围神经节的位置	节前纤维和节后纤维的比较	分布范围
交感神经	位于脊髓的胸1～腰3节的侧角内	脊柱的两旁或脊柱的前方	节前纤维短，节后纤维长	分布范围较广，一般认为除分布于胸、腹腔器官外，尚遍及头颈器官及全身的血管和皮肤
副交感神经	脑干内的副交感核、脊髓第2～4骶节的骶副交感核	位于所支配器官的附近或在其壁内	节前纤维长，节后纤维短	不如交感神经分布广泛，一般认为大部分血管、汗腺、立毛肌，肾上腺髓质无副交感神经支配

4. 内脏神经丛　　交感神经、副交感神经和内脏感觉神经，在分布到所支配的器官前，往往先以细支彼此交织在一起共同构成内脏神经丛。由丛分支到支配的器官。其中重要的神经丛有：

（1）心丛：位于主动脉弓和气管杈之间，由交感神经节发出的心支和迷走神经的心支构成，其分支分布于心。

（2）肺丛：位于肺根的前、后方，由迷走神经的支气管支和交感干的分支组成。肺丛的分支随气管和血管的分支入肺。

（3）腹腔丛：位于主动脉腹部的前方，腹腔干和肠系膜上动脉的根部。丛内有1对腹腔神经节和1对主动脉肾节，分别接受内脏大神经和内脏小神经的节前纤维。由上述两节发出的大量分支与迷走神经后干的纤维组成腹腔丛。此丛向四方延续构成多个分丛，主要布于腹腔的实质性器官和结肠左曲以上的消化管。

（4）腹主动脉丛：位于主动脉腹部下份的前方，上续腹腔丛，下连腹下丛。腹主动脉丛的分支主要分布于结肠左曲以下至直肠上段的消化管，另外有部分纤维沿髂外动脉构成同名的神经丛。

（5）腹下丛：自第5腰椎的前面，两髂总血管之间向下，延续到直肠两侧。此丛伴髂内动脉的分支组成直肠丛、膀胱丛、前列腺丛、子宫阴道丛等，分布于盆腔脏器。

（二）内脏感觉神经

每个内脏器官除有内脏运动神经支配外，还有内脏感觉神经分布。

内脏感觉神经元的胞体分别位于脊神经节和与脑神经相连的神经节内。它们的周围突分别随交感神经、盆内脏神经、舌咽神经和迷走神经分布于内脏及心血管的感受器；它们的中枢突或随交感神经和盆内脏神经，经脊神经后根进入脊髓的后角，或随舌咽神经和迷走神经进入脑干，止于延髓的孤束核。然后通过脊髓和脑干，将内脏的感觉冲动传至大脑，产生感觉。

内脏感觉与躯体感觉不同。内脏对牵拉、膨胀、冷热等刺激敏感，对切割等刺激则不敏感。而且由于内脏感觉的传入途径比较分散，即一个脏器的感觉可经几条脊神经的后根，传入脊髓的几个节段；反之一条脊神经可含有来自几个脏器的感觉纤维。因此内脏疼痛往往是弥散的，定位是模糊的。

（杨坚德）

第十章 内分泌系统

　　内分泌系统是由内分泌器官和内分泌组织组成的一个特殊的体内信息传递系统。内分泌器官指结构上独立存在，肉眼可见的内分泌腺（图 2.10－1）；内分泌组织则指分散于其他组织器官中的内分泌细胞团块，如胰腺中的胰岛、睾丸中的间质细胞、卵巢中的卵泡和黄体及消化管壁上的内分泌细胞等。

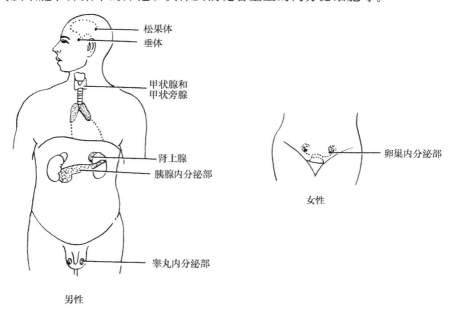

图 2.10－1　人体内分泌腺分布概况

　　内分泌腺的腺细胞排列成索状、团状或围成滤泡，它们之间含有丰富的毛细血管和毛细淋巴管。内分泌细胞的分泌物称激素。激素进入血液或淋巴，周流全身，通过调节各种组织细胞的代谢活动来影响人体生理活动，调节人体的新陈代谢、脏器功能、生长发育及生殖衰老等生命现象，维持机体内环境的相对稳定，以适应机体内、外环境的变化。一种激素只能作用于特定的器官或细胞，这些器官和细胞称为该激素的靶器官或靶细胞。内分泌功能过盛或降低，均可引起机体的功能紊乱，发生各种内分泌疾病。

　　内分泌系统和神经系统在结构和功能上，都是密切联系的。一方面几乎所有的内分泌腺和内分泌组织，都直接或间接地受神经系统的调节和控制，中枢神经系统也可以通过内分泌腺的作用，间接地调节人体的物质代谢和器官的生理活动，这种调节称为神经体液调节；另一方面，内分泌腺也可影响神经系统的功能，如垂体分泌的生长素、甲状腺分泌的甲状腺素等，都可影响脑的发育和正常功能。另外，某些神经细胞也有分泌激素的功能，如下丘脑的视上核分泌加压素、室旁核分泌催产素等。这些神经细胞分泌的激素又称为神经激素。

随着美容医学的发展，人体内分泌的调节平衡与美容的关系越来越受到人们的重视，大量的研究显示，许多与美容有关的疾病都与内分泌的调节及调节平衡有着密切的关系。例如随着青春期的发育，在性激素的作用下，男女性出现第二性征，由此引发女性乳腺发育，皮脂分泌活跃，面部易出现痤疮等。

第一节　垂　　体

一、位置和形态

垂体呈扁椭圆形，色灰红，重约 0.6 克，表面包有结缔组织被膜，位于蝶骨体上面的垂体窝内，借漏斗连于下丘脑。垂体前上方与视交叉相邻，因此垂体有肿瘤生长时，可压迫视交叉的中间部，产生两眼视野的颞侧偏盲。

垂体可分为腺垂体和神经垂体两部分。腺垂体包括远侧部、结节部和中间部；神经垂体由神经部和漏斗组成。一般将远侧部和结节部合称前叶，中间部和神经部合称后叶。

（一）腺垂体

腺垂体由腺上皮细胞构成。腺细胞排列成索状或团状。细胞团索之间有丰富的血窦。在 HE 染色标本中，腺细胞分为嗜酸性细胞，嗜碱性细胞和嫌色细胞三种。

1. 嗜酸性细胞　　细胞体积较大，界限清楚，形态不很规则，细胞质内含有嗜酸性颗粒，用 HE 染色时呈红色，细胞核呈圆形或卵圆形。嗜酸性细胞又可分为两种。

（1）促生长激素细胞　分泌促生长激素。促生长激素的主要功能是促进骨的生长，分泌过盛时，在幼年可引起巨人症，成人则发生肢端肥大症；如分泌不足，在幼年可引起侏儒症。

（2）催乳激素细胞　男女两性均有，但在女性较多。分泌催乳素，可促进乳腺的发育和乳汁的分泌。

2. 嗜碱性细胞　　是三种细胞中数量最少的一种。细胞体积大小不等。细胞呈圆形或多边形，胞浆内含有嗜碱性颗粒。嗜碱性细胞又可分为三种：

（1）促甲状腺素细胞　分泌促甲状腺素，可促进甲状腺素的形成和释放。

（2）促性腺激素细胞　分泌促性腺激素，包括卵泡刺激素和黄体生成素。前者在女性可促进卵泡的发育，在男性则促进精子的生成。后者促进女性黄体的形成，在男性又称间质细胞刺激素，促进睾丸间质细胞分泌雄性激素。

（3）促肾上腺皮质激素细胞　分泌促肾上腺皮质激素，其主要作用是促进肾上腺皮质分泌糖皮质激素。

3. 嫌色细胞　　是三种细胞中数量最多的一种，染色浅而轮廓不清，这种细胞可能是无分泌机能的幼稚细胞，可转变为嗜碱性细胞或嗜酸性细胞，也可能是上述各种分泌细胞脱颗粒的结果。

（二）神经垂体

主要由无髓神经纤维和神经胶质细胞构成，其间有丰富的血窦。神经垂体无分泌功能，只是储存和释放下丘脑分泌的激素。下丘脑视上核和室旁核分泌的抗利尿激素和催产素经下丘脑—垂体纤维束传送到神经垂体释放。抗利尿激素可促进肾远曲小管和集合管对水的重吸收，使尿量减少。催产素可引起妊娠子宫的平滑肌收缩，并促进乳腺分泌。

（三）垂体门脉系统

下丘脑与神经垂体在结构和功能上实为一体。另外，下丘脑还通过特殊的垂体门脉系统，实现对腺垂体的调节作用。腺垂体的血管来自大脑动脉环的垂体上动脉。此血管在漏斗处形成窦状毛细血管，即初级毛细血管网，而后汇集成数条垂体门微静脉，沿漏斗柄下行走向远侧部，再形成毛细血管丛，称次级毛细血管。初级毛细血管，垂体门微静脉和次级毛细血管构成垂体门脉系统。下丘脑弓状核分泌两类激素，一类可抑制腺垂体细胞的分泌，一类可促进腺垂体细胞的分泌。这两类激素经轴突输送到漏斗处，释放入初级毛细血管丛，经垂体门脉系统进入腺垂体内，从而调节腺垂体细胞的功能，这就形成了下丘脑—脑垂体轴．

第二节　甲　状　腺

甲状腺是人体最大的内分泌腺。其主要功能是促进新陈代谢。

一、甲状腺的形态和位置

甲状腺呈"H"形，可分为两个侧叶及连于两侧叶之间的峡部。峡的上缘偶有一向上延伸的锥状叶。

甲状腺大部位于喉和气管的两侧，只有峡部位于第 2～4 气管软骨环的前方。两侧叶上平甲状软骨中部；下至第 6 气管软骨环，有些人的甲状腺，向下伸入胸骨的后方，称胸骨后甲状腺，当其肿大时，可压迫气管，导致呼吸困难。

甲状腺借结缔组织附着于环状软骨，因此，甲状腺可随吞咽上下移动，为判断甲状腺肿物的依据之一。由于在甲状腺的前面有舌骨下肌群覆盖，故不易直接触摸到甲状腺。

二、甲状腺的组织结构

甲状腺的实质被结缔组织分为若干个小叶。小叶内含有许多甲状腺滤泡和滤泡旁细胞。

1. 滤泡　　大小不一，呈球形、椭圆形或不规则形。滤泡的形状和大小，可因性别、年龄、营养状态及食物中的含碘量等而有变化。泡壁由单层立方上皮构成，核为圆形。滤泡上皮细胞分泌甲状腺素。甲状腺素由细胞的基底部排出，释放入毛细血管，从而进入血液循环。

甲状腺素的主要功能是促进新陈代谢，提高神经兴奋性，促进生长发育。甲亢时，基础代谢增高，可有心跳加快、失眠烦燥、体重减轻、眼球突出等表现。功能低下时，可出现黏液性水肿，在儿童可影响生长发育称呆小症。某些地区缺碘可引起地方性甲状腺肿。

2. 滤泡旁细胞　　在滤泡上皮细胞之间，以及滤泡之间的结缔组织内，单个或成群存在的细胞，称滤泡旁细胞。这种细胞的体积较滤泡上皮细胞的体积略大，呈卵圆形，胞核呈圆形。电镜下可见胞质内有许多分泌颗粒，但在 HE 染色标本上，胞质染色浅淡。

滤泡旁细胞分泌降钙素，能促进成骨细胞的活动，使骨盐沉着于类骨质，并抑制胃肠道和肾小管吸收钙，使血钙浓度降低。

第三节　甲状旁腺

甲状旁腺是扁圆形的小体，棕黄色，大小略似大豆，一般有上、下两对，总重量为 0.12～0.14 克。两对甲状旁腺，均贴于甲状腺侧叶的后缘，但有时也可埋藏在甲状腺的实质内。

甲状旁腺的腺细胞呈索状或团状排列，其间有少量的结缔组织和丰富的毛细血管。甲状旁腺的腺细胞有两种，即主细胞和嗜酸性细胞。主细胞能分泌甲状旁腺素，以胞吐的方式释放入毛细血管。甲状旁腺素的主要功能是参与维持血钙的稳定，增强破骨细胞的活动，释放溶酶体溶解骨质，并能促进肠和肾小管对钙的吸收，使血钙升高。嗜酸性细胞数量少，功能尚不明确。

第四节　肾　上　腺

肾上腺左、右各一，在肾筋膜内，分别位于两肾的上极。左肾上腺呈半月形，右肾上腺为三角形。两腺共重 10～15 克。肾上腺的表面有结缔组织被膜，其实质可分为皮质和髓质两部分。

一、皮质

肾上腺皮质可分为三个带。由表向里依次是球状带、束状带和网状带。

（一）球状带

此带较薄，位于皮质的浅层。球状带的细胞分泌盐皮质激素，主要功能是调节人体内钠、钾和水的平衡。

（二）束状带

是三个带中最厚的一带。束状带的细胞分泌糖皮质激素，主要功能是调节糖和蛋白质代谢。

（三）网状带

位于皮质的最内层。网状带的细胞分泌雄性激素和少量的雌激素。

肾上腺皮质分泌过多，临床上表现为满月脸、多血质貌、向心性肥胖、皮肤紫纹、多毛、痤疮、高血压、骨质疏松等。肾上腺皮质功能减退，可导致水、电解质、糖和蛋白质等的代谢紊乱，常可看到皮肤、黏膜部位的色素沉着。

二、髓质

髓质位于肾上腺的中央部，周围被皮质包绕。髓质主要由髓质细胞构成，髓质细胞也称嗜铬细胞，有两种：一种细胞分泌去甲肾上腺素，主要功能是使小动脉的平滑肌收缩，使血压升高。另一种细胞分泌肾上腺素，主要作用于心肌，使心跳加快，加强。

第五节　松　果　体

松果体位于丘脑的后上方，附于第三脑室顶的后部，为一淡红色的椭圆形小体。儿童时期的松果体比较发达，一般自 7 岁以后，腺组织逐渐萎缩，结缔组织逐渐增生，成年人的松果体常出现钙化，在 X 线照片上见到，称为脑砂。

松果体分泌褪黑素，可抑制腺垂体分泌促性腺激素，间接抑制性腺的发育和分泌，特别是幼年时期，松果体有抑制性成熟的作用。此外，褪黑素还参与调节机体的昼夜生物节律、睡眠和情绪等生理活动。

第六节　胰　岛

胰岛是胰腺的内分泌部，为许多大小不等和形状不一的细胞团，散在于胰腺实质内，以胰尾为最多。胰岛细胞呈团索状分布，细胞间有丰富的有孔毛细血管。人胰岛主要有 A、B、D、PP 四种胰岛细胞，其中最主要的是 B 细胞，其分泌的激素称胰岛素。胰岛素对糖、脂肪、蛋白质这 3 种营养物质的代谢均有作用，对糖代谢的作用尤其重要，主要促进肝细胞、脂肪细胞等细胞吸收血液内的葡萄糖，合成糖元或转化为脂肪贮存，因此可使血糖降低。如胰岛素分泌不足，可使血糖升高，并从尿中排出，即为糖尿病；如胰岛素分泌过多，可导致低血糖症。

胰岛细胞排列成团索状，细胞间有丰富的有孔毛细血管。人胰岛主要有 A、B、D、PP 四种细胞。HE 染色切片中不易区分各种细胞，可用特殊染色法显示。

A 细胞：约占胰岛细胞总数的 20%，多分布于胰岛外周部，胞体较大。A 细胞可分泌高血糖素，它促进糖原分解为葡萄糖并抑制糖原合成，导致血糖升高。

B 细胞：数量较多，约占胰岛细胞总数的 70%，多位于胰岛中部，胞体较小。B 细胞分泌胰岛素，其作用与高血糖素相反，使血糖降低。若胰岛素分泌不足或胰高血糖素过多，影响糖原合成，血糖浓度升高，并从尿中排出，称为糖尿。

D细胞：数量较少，约占胰岛总数的5%，分泌抑生长素，可调节A、B细胞的分泌功能。

PP细胞：数量很少，该细胞分泌胰多肽，可抑制胃肠运动，减弱胆囊收缩，增强胆总管括约肌收缩。

第七节　生　殖　腺

生殖腺内的内分泌组织男女不同。男性睾丸的曲精小管之间的间质细胞是内分泌组织，分泌男性激素，其作用是激发男子的第二性征，如毛发分布、皮脂腺分泌、骨骼粗壮、肌肉发达、喉头突出、声调低沉等以及外生殖器与内生殖器的发育与成熟。

在女性，卵巢内的卵泡细胞和黄体产生女性激素，主要为雌激素和孕激素，另外，还分泌少量雄激素。雌激素可使青春期女子外生殖器、阴道、输卵管和子宫发育和生长，激发女性的第二性征，刺激女性乳腺导管和结缔组织增生，产生乳晕；并使脂肪和毛发分布具有女性特征，音调较高，骨盆宽大，臀部肥厚。

（杨坚德　吴快英）

第三篇　局部解剖

第一章　人体的层次解剖

人体层次结构，由浅入深为皮肤、皮下组织、深筋膜、骨骼肌、骨及关节和它们的血管、神经分布。下面仅介绍皮肤和皮下组织，其他内容详见系统解剖。

第一节　皮　　肤

一、概述

皮肤覆盖于体表，在口唇、肛门、尿道口处和阴道口等处与各器官的黏膜相互移行。皮肤是人体与外界环境直接接触的重要器官，被称为人体的"第一道防线"。

皮肤的面积，在成人男性约 1.6 m^2，女性约 1.4 m^2。皮肤重量约为体重的 14%～16%。

皮肤厚度因部位不同而异，平均约为 2mm（不包括皮下组织），眼睑、四肢屈侧的皮肤较薄，最薄处仅 0.5mm，掌、跖、背部皮肤最厚，约为 2～3mm。

皮肤表面有许多纤细的凹陷称皮沟，沟与沟之间的隆起称皮嵴。两者相间组成皮纹。在手背、颈项部皮沟最为清晰，在手指、足趾末端屈面，皮嵴和皮沟形成涡纹状称为指（趾）纹。指纹是遗传因素决定的，个体之间均有差异，在法医上有重要意义。

皮肤的附属器有毛发、指（趾）甲、皮脂腺和汗腺。

二、皮肤的结构

皮肤是起源于外胚层的表皮和起源于内胚层的真皮两部分构成。借皮下组织与深部组织相连。

1. 表皮　　皮肤表层由复层扁平上皮组成。表皮厚度随部位而异；一般为 0.07～0.12mm。表皮有两类细胞，一类属于外胚层的上皮细胞，构成表皮的主体。此类细胞不断由深向浅增殖分化形成角质层细胞，故上皮细胞又称角质形成细胞。另一类为非角质形成细胞，其数量较少，散在于角质形成细胞之间，包括黑素细胞、郎格罕细胞和麦克尔细胞。

（1）表皮的分层　　由内向外，表皮层又可分为基底层、棘层、颗粒层、透明层和角质层，这也反映了上皮细胞在角质化过程中的演变（图3.1－1）。

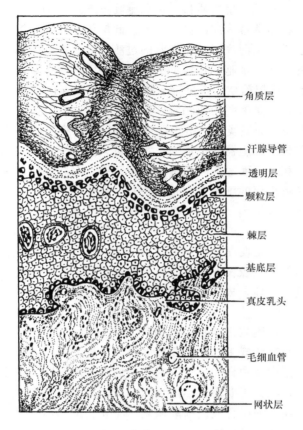

图 3.1－1　皮肤的组织结构

　　基底层：它是上皮细胞中分裂增殖能力最强的一层细胞，故又称生发层。它由一层柱状或方形细胞排列于深面的基膜上。核呈卵圆形，胞浆较少，嗜碱性。在细胞的侧面及上面都有大量桥粒把细胞连接在一起，细胞基底部的细胞质膜上有半桥粒，与基膜相连接。基底细胞分裂周期为 19 天，新生的细胞进入棘细胞层，上移到颗粒层的最上层，约需 14 天，再通过角质层而脱落下来又需 14 天，共为 28 天。这是表皮细胞的更替时间。

　　棘层：位于基底层的浅面，由 4～10 层多角形细胞组成，细胞表层有许多呈棘状的突起。胞核圆、色深而大，胞体亦大。过去认为棘突可将棘细胞联结起来（称为细胞间桥），现在已知是桥粒将棘细胞联结起来。棘细胞内张力微丝比基底细胞多，电镜下见到棘细胞层上部的细胞浆内有 100～300nm 的卵圆形被膜颗粒，也称角质颗粒。

颗粒层：位于棘细胞层浅面。由 2～5 层较厚的扁平细胞组成。核扁园，胞质中充满透明角质颗粒，呈均质状，常以胞吐方式排入细胞间隙，形成多层膜状结构，成为阻止物质透过表皮的主要屏障。此层细胞逐渐固缩，核和细胞器也逐渐退化，为深层棘细胞向浅层角化细胞的过渡层。其细胞质渐成凝胶状，张力微丝密集于细胞的周边，细胞间桥粒不明显，细胞无分裂能力。

透明层：是角质层前期，仅见于手掌和足底表皮。此层失去细胞结构呈均质透明状，含透明角质是透明角质颗粒产物。

角质层：为表皮的最浅层，由多层角化的扁平细胞组成。角化细胞的轮廓尚可辨认，但细胞核及细胞器均已消失，水分也大量丢失，细胞内充满由透明角质颗粒与张力微丝相融合而成的角质蛋白，较坚韧，对物理因素和酸碱等有一定的防御作用。越接近表层的细胞结合越疏松并失去弹性而脱落，形成皮屑。

(2) 非角质形成细胞　一般位于表皮深部，分散在角质形成细胞间，数量较少。

黑素细胞：出现在表皮基底细胞之间及其上层。它实际上是一种树状突细胞，在表皮层内伸展出较长的距离，并与一批角质形成细胞连接，组成表皮内黑素单位，它持续不断地合成黑素颗粒，并经自身的树状突转移到联结的角质形成细胞内储藏。

黑素是在黑素细胞内形成的，此细胞含有对合成黑素起重要作用的酪氨酸酶。它先使酪氨酸羧化成多巴，再变成多巴醌，最后再经一系列转化作用变为黑素。酪氨酸在核蛋白体中合成，经黑素细胞的粗面内质网腔中输送，储存在高尔基氏器的小泡中，称为Ⅰ期黑素小体（以前称为前黑素小体），这是开始合成黑素的结构。黑素在小泡中合成而渐渐积累，在Ⅱ、Ⅲ期小体中酪氨酸酶与黑素共存。到第Ⅳ期黑素的合成作用终止，小泡中充满黑素，不再能查到酪氨酸酶的活性。

皮肤的颜色主要是由含黑素颗粒的多少决定的。欧洲白种人的黑素细胞中只存在一定量的Ⅱ、Ⅲ期小体，故皮肤较白；亚洲人的黑素细胞中含Ⅲ、Ⅳ期的黑素粒，故皮肤呈黄色或黄褐色；非洲人的黑素细胞中含大量Ⅳ期的黑素粒，故皮肤较黑；白化病人的表皮内也有黑素细胞，但缺少酪氨酸酶，故不能形成黑素颗粒而皮肤呈白色。在一般情况下，体内的硫氢基物质有抑制酪氨酸酶的作用。而紫外线可使硫基氧化，从而解除了对酪氨酸酶的抑制作用，使黑素颗粒形成加快并增多。因此常晒太阳的人皮肤较黑。当然黑素也受神经内分泌因素的调节。腺垂体可分泌黑素细胞刺激素，后者可促进黑素细胞合成黑素，妊娠期面部和乳头的色素沉着即是激素作用的结果。

朗格罕细胞：是表皮中第二种树状突细胞。它来源于骨髓而留驻于棘层。在功能研究上主要有两种不同的观点，一种意见认为朗格罕细胞主要调节表皮细胞的增殖和分化，另一种意见认为它参与皮肤的免疫反应，具有巨噬细胞样的功能特点，是一种免疫活性细胞，在激发启动皮肤移植的排异过程中起重要作用，有的研究认为破坏朗格罕细胞可以延长异体皮的存活时间。

麦克尔细胞：又叫触觉细胞，呈卵圆形或圆形，位于基底细胞层附近，它与神经终末结成麦克尔触盘，感受机械刺激和触觉。

2. 真皮　　真皮主要由结缔组织构成，其中尚有神经及神经末梢、血管、淋巴管、肌肉以及皮肤的附属器。真皮由浅部的乳头层和深部的网状层构成。

乳头层：真皮结缔组织向表皮隆起形成乳头，扩大了真皮与表皮的接触面，有利于二者的紧密结合和表皮的营养与代谢。乳头层的纤维细而疏松、近似疏松结缔组织。该层含有丰富的毛细血管和感受器。毛细血管的扩张和收缩有助于体温调节，感受器感受皮肤外界刺激。在乳头层下方存在血管网。

网状层：属致密结缔组织，包括胶原纤维、网状纤维和弹力纤维。胶原纤维在其浅层集成许多粗壮的束，并有分支交织成网，束的走向与皮肤的张力线相平行。相邻的纤维相交成角以适应各种方向的拉力。网状纤维和弹力纤维主要分布于网状层下部。在毛囊和腺体周围，弹力纤维较细密。弹力纤维也使皮肤保持一定的张力和弹性。老年人皮肤中的胶原纤维和弹力纤维退变，使皮肤松弛产生皱纹。真皮内的纤维之间散在分布着成纤维细胞、肥大细胞、巨噬细胞、浆细胞和淋巴细胞等。成纤维细胞合成胶原蛋白，并组成胶原纤维。后者不断被胶原分解酶所破坏，又被新合成的纤维所代替。成纤维细胞也合成网状纤维、弹性纤维和基质（由多种粘多糖组成）。瘢痕增生、瘢痕疙瘩等反映了胶原合成与分解的不平衡，即合成超过分解。

三、皮肤的血管、淋巴管和神经

1. 皮肤的血管　　表皮没有血管，所以很浅的受伤不会出血，伤及真皮乳头的毛细血管时才会出血。皮肤的血液供给是以形成皮肤动脉网为特征的。动脉由深丛进入皮肤，首先在皮下脂肪和真皮交界处形成真皮下血管网，由此血管网向真皮发出分支形成真皮内血管网，并由上行小动脉延伸到乳头下，形成乳头下血管网。再发出许多小动脉终末支到乳突，形成毛细血管祥（图 3.1 - 2）。

静脉回流自真皮乳头层开始，伴随动脉走行，在动脉网处形成相对应的静脉丛。流经乳头下血管网的血量，可通过动静脉短路进行控制。皮肤的血管结构除供给本身的营养外，对体温的调节则更为重要。真皮内血管网被认为是皮片移植血运重建的解剖基础。

2. 皮肤的淋巴管　　皮肤的淋巴管很发达，在真皮乳头层内有许多以盲端起始的毛细淋巴管，并伴随血管走行，也先后在真皮两层之间和真皮与皮下组织之间分别形成浅、深毛细淋巴管网，然后在皮下组织内汇合成较大的皮下淋巴

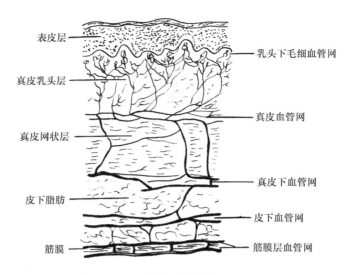

图 3.1－2 皮肤组织血管供应（示意图）

管，与静脉伴行离开皮肤。

3. 皮肤的神经　　皮肤中有极丰富的神经纤维和神经末梢，从皮下组织来的神经纤维束在真皮中向水平方向扩展，分支形成网丛，网丛的每一根神经纤维最后都单独行走，供给一小块皮肤，故有重叠分布，所以任何一处皮肤都有网丛的数根神经纤维供给。大多数神经末梢止于真皮，有些穿过基膜，进入表皮深部。

感觉神经末梢主要有两类，一类为游离神经末梢，司痛觉，见于真皮浅层及其上的表皮。另一类为神经小体，如麦克尔触盘、触觉小体，司触觉；克氏终球司冷觉；露菲尔小体司热觉；环层小体为压力传感受体。

皮肤的运动神经只有交感神经，分布到汗腺、血管的平滑肌和立毛肌。

四、皮肤的附属器

1. 毛发　　毛发由角化表皮细胞构成，在皮肤分布很广，几乎遍及全身，但掌跖面、指趾屈面、末节指节面、唇红区、阴茎头、包皮内面、小阴唇、大阴唇内侧及阴蒂等处均无毛发生长。

（1）毛发的形态及分类　　毛发分为毳毛和硬毛。毳毛又称汗毛，主要分布在面部、颈部、躯干及四肢。硬毛分为两种，一是长毛，如头发、胡须、腋毛和阴毛，二是短毛，如眉毛、睫毛、及耳道的耳毛。

毛发又有直毛、波状毛和卷缩毛之分。我国多数民族的毛发直而不卷，毛发的直径呈圆形；白种人的毛发呈波形，直径为卵圆形；黑种人的毛发卷曲更甚，直径变化更大。

（2）毛发的结构　毛发分毛干及毛根两部分。毛干露于皮肤外，毛根埋于皮肤内的毛囊内。每根毛发由三部分构成：①中心是毛髓质，由细胞组成，毛根部细胞大，有数层；毛干部细胞小，立方形，仅1～2层，已角化，含透明角质颗粒。毳毛无髓质。②外层为毛皮质，由几层扁平表皮细胞构成，无细胞核，细胞内含黑素颗粒，其含量的多少决定了毛发颜色的深浅程度，若毛皮质不含黑色素，则为白毛。③最外层为毛小皮，由单层细胞构成，毛根部为斜柱形状，毛干部为扁平形，不含色素，透明无结构，已完全角化（图3.1-3）。

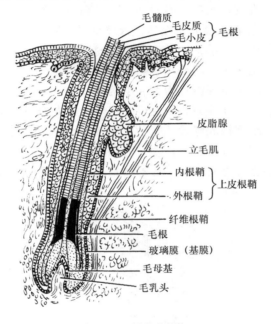

图3.1-3　毛发的结构

（3）影响毛发生长的解剖因素　影响毛发生长的解剖因素包括毛囊、毛球、毛乳头，毛囊提供毛发生长的环境，毛球是毛发生长的原基，毛乳头供给毛发生长的营养，三者缺一不可。

1）毛囊：外裹毛根，为表皮深陷入真皮的上皮小管，由内层的上皮根鞘和外层的纤维根鞘构成。上皮根鞘是由围绕毛根的内根鞘（3～4层上皮细胞组成）和包囊内根鞘的外根鞘（相当于生发层）组成；纤维根鞘由致密的结缔组织构成，与真皮连为一体，无明显分界。在上皮根鞘与纤维根鞘之间是一层匀质无结构的玻璃膜，相当于增厚的基膜，并与表皮的基膜相延续。毛囊基部因包裹着毛球而稍膨大。毛囊的发育总是以三个为一组，主毛囊附近有两个副毛囊。

2）毛球：系毛根基部的细胞聚集膨大而呈半球状。其细胞增长分裂活跃，是毛发的始发点，故又称为毛母基。毛球内散在有黑素细胞，为毛发提供色素。

3）毛乳头：系毛球深部的真皮突向毛球而成，呈乳头状。毛乳头类似其他真皮乳头，有毛细血管袢伸入，供给毛母基所需的营养物质。

（4）毛发生长的周期　毛发有生长期、退行期和休止期，不同部位的毛发周期不一。头发生长期约2～7年，退行期数周，休止期约3个月。若不修剪，头发的长度可达1米以上。眉毛生长期仅2个月，休止期长达8～9个月，故较短。

毛发的生长受神经内分泌的调节和控制。睾丸酮能促进须部、腋窝及阴部毛的生长。毛发与皮肤呈一定倾斜度，在毛囊的钝角侧有立毛肌，受交感神经支配。其下端附着在真皮乳头部。但胡须、睫毛和眉毛等处无立毛肌。

2. 汗腺　汗腺在人类非常发达，人体全身汗腺约200万～450万条。汗腺的分布随部位不同而异，手掌、足底和腋窝的汗腺最多，随后头皮、躯干和四肢依次递减。红唇、阴茎头、阴蒂和小阴唇等处无汗腺。

根据形态的大小可将汗腺分为大、小两种。

（1）小汗腺：此种汗腺遍布全身，腺体位于真皮深层及皮下组织，由单层矮柱状或立方形上皮细胞构成腺管，腺管盘曲成丝球状，其分泌方式为局浆分泌，即分泌颗粒以出胞方式排入腺腔，故又名局泌汗腺。

汗腺管由两层立方上皮构成，自腺体发出后，螺旋向上穿入表皮呈漏斗开口于皮肤汗孔（图3.1－4）。

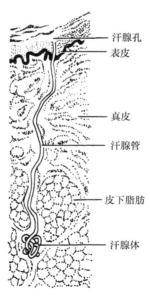

图3.1－4　汗腺的结构（纵切面）

（2）大汗腺：主要存在于腋窝、乳晕、大阴唇和阴囊等处以及耵聍腺，其形态同小汗腺，但管腔很大，常为小汗腺的数倍或十多倍。其分泌方式为顶浆分泌，即分泌颗粒经细胞顶端随胞膜形成许多指状突起，继而与细胞分离进入腺腔，故又名顶泌汗腺。大汗腺排泄管多开口于毛囊临出口附近，其分泌内含蛋白质、碳水化合物、氨、脂质和铁等，到皮肤表面呈乳样液体。分泌物质本无臭味，排出后经细菌分解，散发出特殊的臭味，在腋部即为腋臭。腋臭可通过切除腋毛区皮肤或用刮除术刮除腋毛区毛囊和大汗腺导管而予以根除。

3. 皮脂腺　　除手掌、足底和指（趾）掌屈侧面外，全身皮肤中都有皮脂腺。毛发部皮脂腺导管多开口于立毛肌和毛囊的夹角之间，立毛肌收缩，促使皮脂腺排出。但位于口唇外侧角、乳晕、小阴唇和包皮内面的皮脂腺导管则直接开口于皮表（因这些部位无毛和毛囊）。

皮脂腺是一种全浆分泌腺。没有腺腔，整个细胞破裂即为分泌物。皮脂有润泽皮肤和毛发的作用。若腺体开口阻塞，则皮脂滞留形成皮脂腺囊肿，即粉刺，可影响美容，若感染还可导致疖肿发生。性激素有促进皮脂腺发育和分泌的作用，故青年人易生粉刺。

4. 指（趾）甲　　由致密坚厚的角质组成，分为甲板和甲根。甲板暴露于指（趾）的末端伸面，稍凸起，其基底部有一半月形白色区称弧影。甲根在甲的最近端，埋于皮内。附着于甲深面的皮肤称甲床，其中甲根深面的甲床称甲母基，是甲的生长区。若将原甲拔去，只要保留甲母基，仍可再生新甲。甲床两侧的皮肤皱襞称甲襞。甲襞与甲床之间的浅沟称甲沟。

正常指（趾）甲表面平滑光亮，给人视觉上的美感。但当疾病、营养缺乏时可失去光泽甚至变形。

五、皮肤的类型

皮肤根据其分泌油质的多少，可分为油性、干性、中性和混合性皮肤等 4 种类型。

1. 油性皮肤　　这种类型皮肤的人，皮脂腺分泌旺盛，皮肤的毛孔粗大、明显，面部油腻发亮，易粘附灰尘和细菌而堵塞皮脂腺排泄口，引起痤疮和炎症。但这种类型的人皮肤不易起皱纹，显得年轻。应注意及时清除面部过多皮脂和污垢，少吃油腻食品，擦用乳剂化妆品。

2. 干性皮肤　　这种皮肤的人，毛孔不明显，皮肤没有油腻感肤质细腻，但此类皮肤发干、易于起皱，常有皮屑，由于皮脂分泌少，表皮易脱落，故皮肤易皲裂，甚至微血管破裂而出血。这种皮肤类型的人，洗澡不宜过频，不宜用肥皂。宜选用油质化妆品。平时宜多饮水，适当增加油类食品。

3. 中性皮肤　　这种皮肤分泌的油质不多不少，恰好适合人体需要。皮肤既不油腻又不干燥，表面红润光滑，富于弹性。具有这种皮肤的人，可自由选择各种化妆品。

4. 混合性皮肤　这类皮肤的人，其额部、鼻部、颏部的油脂分泌较多，而面部侧面、眼周及颈部的油脂分泌较少。

皮肤的皮脂分泌也会随着季节和年龄的变化而有所改变。一般春冬季皮肤分泌皮脂较少，而夏季皮脂的分泌较多。年轻人皮肤偏油性，而老年人皮肤偏干性。

六、皮肤的生理功能及其性别、年龄差异

1. 皮肤的生理功能

(1) 保护作用：皮肤是人体的第一道防线。表皮的角质层坚韧而致密，除抵抗摩擦外尚具有绝缘和抵抗酸碱刺激的作用，并可阻止水分通过和细菌的入侵；正常皮肤表面呈酸碱性 [pH5.5]，可防止或抑制细菌生长；真皮有抗压和缓冲外力的作用；角蛋白可折射日光，黑色素可吸收紫外线，对 α 和 β 射线也有阻挡的作用。

(2) 体温调节作用：皮肤在体温的调节方面起着很重要的作用。皮肤可以感受外界温度的变化，通过一系列的反射，调节皮肤内血管的收缩或舒张，而使皮肤表面通过辐射散失的热量增加或减少，维持体温的恒定。

(3) 分泌和排泄作用：室温下，人体每日分泌不显性汗液约 500ml，当气温超过 30℃或运动增多精神紧张时，汗液分泌明显增多，呈显性出汗。汗液含99％的水分，出汗除带走大量热外，还随之排出部分新陈代谢产物，维持体内水盐代谢平衡和减少毒素，对肾脏有辅助作用。

汗腺的分泌受神经系统的调节，而皮肤的排泄只受内分泌的控制。雄激素和类固醇激素可促进皮脂的分泌，皮脂排到皮肤上面，与汗液和表面的水分形成一层乳化膜，起着良好的屏障作用。

(4) 吸收作用：皮肤的吸收作用是通过表皮至真皮的渗透和腺体导管的吸收两个途径实现的。水溶性物质不易被吸收，脂溶性物质如维生素 A、D、E、P、K、激素、重金属盐、无机酸等易被吸收。

(5) 代谢作用：皮肤同整个机体的代谢有密切关系，真皮和皮下组织中贮存有大量的水和脂肪，不但使皮肤显得润泽而丰满，也为机体贮存大量能量。皮肤中还含有蛋白质、盐类、葡萄糖等。正常时皮肤中糖代谢较少。在患糖尿病、银屑病时，皮肤糖量增多，代谢加快。在一定情况下，皮肤中的水分和盐类可以进入血液，或由血液转入皮肤，以调节渗透压和酸碱平衡。皮肤在阳光紫外线作用下可合成维生素 D，因此当婴幼儿缺少光照时容易导致佝偻病。

(6) 感觉作用：皮肤中含有大量的感觉神经末梢，可感受痛、温、触、压和

痒觉。美容手术时，局部可有暂时的感觉减退现象，但会逐渐恢复正常。

（7）皮肤的再生作用：表皮细胞不断的死亡脱落，又不断地由基底细胞层增生繁殖补充，这就是皮肤的生理性再生。基底细胞的有丝分裂是有昼夜周期性的，其最大活动自半夜至凌晨 4 时之间，4 时到达最高峰，约有 14％的细胞处在有丝分裂阶段。可见皮肤的生理性再生主要在睡眠状态下进行。当皮肤受到创伤、烧伤致部分表皮和真皮缺失甚至皮肤全层缺失时由表皮细胞分裂繁殖使创口愈合或将创面覆盖，使皮肤恢复其完整性。这种现象称修复性再生。如果是表皮和一部分真皮损伤时，毛囊和汗腺导管便成为表皮细胞再生的主要来源。如果表皮、真皮和皮肤附件全部缺失，则皮肤的愈合来自创缘表皮的移行生长。

2. 皮肤的性别差异　　男性和女性的皮肤在解剖结构和生理功能上，即有相同之处，也有不同之处。男、女性皮肤的差异见表。

表 3.1.1　男、女性皮肤的差异

比较项目	男	女	比较项目	男	女
厚度	厚	薄	毛孔	大	小
皮纹	粗	细	黑素	较多	较少
质地	结实	娇嫩	感染机会	多	少
皮脂分泌	多	少	抗寒能力	强	弱
体毛	多	少	生痤疮	常见	少见

3. 皮肤解剖生理的年龄差异　　随着人体的发育、生长、成熟和衰老过程的不断变化，皮肤也相应要发生一系列变化。新生儿皮肤菲薄、弹性差，显的十分娇嫩；纤维结缔组织不发达，皮下脂肪也少；其单位面积内的汗腺数目虽远高于成年人（因出生以后汗腺数目不再增加），但因其汗腺的发育和脑中枢不成熟，尚不能发挥正常的泌汗功能，故体温调节功能较差。新生儿皮脂腺数目多，分泌旺盛，易发生感染。总之，新生儿皮肤发育尚不成熟，这就要求护理必须特别细心周到。

婴幼儿皮肤的结构与新生儿类似，表皮细胞的层次逐渐增多，纤维结缔组织更发达，皮肤弹性增强，皮肤饱满、润滑。由于皮肤仍菲薄有时可在皮表观察到血管网的存在，因此皮肤易受伤和出血，皮肤抵抗力也较低，易发生感染。

从少年时代开始，皮肤和全身其他器官一样，进入快进发育、生长期。随着青春期的到来，性腺开始发育，生殖内分泌系统进入全新时期，这在人的形态结构和生理功能上是一个大的转折点。皮肤表皮的细胞分裂活跃，细胞层次增多。真皮增厚，使皮肤更加坚韧，皮脂腺发育更为明显，皮肤显得更为亮泽而滑润。皮下组织增加，女性比男性更加明显。

随着全身各器官系统发育成熟，也就意味着进入成年。20～40岁，各器官系统的形态结构和生理功能均处于最佳状态，至40岁以后，则开始走下坡路。人体老化是一个复杂的生物学过程，但在皮肤可最先观察到老化征象，甚至可始于30岁左右，如眼角开始出现鱼尾纹，皮肤也逐渐变得粗糙。随着年龄增长，皮肤老化也就越来越明显。

七、皮肤的老化

1. 皮肤老化的表现　　皮肤老化的表现首先在于功能的减退。由于皮肤的分泌作用和新陈代谢的衰退，皮肤变得干燥，缺乏光泽和柔润感。其次表现为皮肤色泽变化，出现黑斑或白斑，口唇灰暗，指甲干燥，缺乏光泽。此外皮肤尤其是面部皮肤老化还表现为皱纹。面部出现皱纹除与皮肤变薄，真皮弹力纤维减少和肌肉松弛有关以外，还与表情肌的收缩运动尚有密切关系。一般地，男性呈现皱纹较女性晚些，黑皮肤的人较白皮肤的人皱纹形成要晚些，干性皮肤的人比油性皮肤的人皱纹出现要早些。

面部皱纹可分为体位性、动力性和重力性三种，体位性皱纹主要出现于颈部，正常人一出生其颈部即有1～3条横的皱纹。可见体位性皱纹的存在并不一定代表老化。不过，如果随着年龄增长，横纹变得很深，那就是皮肤老化的征象。重力性皱纹多在40岁以后发生，主要是由于皮下脂肪、肌肉萎缩，皮肤变得松弛，加上重力的作用而逐渐产生。在面部多发生骨骼比较突出的部位如眶缘、颧骨、颏骨等处。动力性皱纹是表情肌收缩的结果。常见的有额纹、眉间纹、鱼尾纹、唇部竖纹、颊部斜纹等。由于各人的表情动作和习惯不一样。那么其皱纹出现的部位、时间和数目也不一样。

2. 影响皮肤老化的因素　　皮肤老化出现的迟早、程度与个人的年龄、体质、遗传因素、营养状况、生活习惯以及环境因素有关，例如由于疾病或其他原因造成全身性营养不良时，皮肤代谢减弱，皮肤容易老化；饱受风吹日晒的人，皮肤容易老化（日光能缓慢破坏真皮的弹力纤维和胶原纤维，使之变性、断裂，而产生皱纹）；有酗酒、吸烟、经常熬夜等不良习惯的人，皮肤易老化。影响皮肤老化的因素有很多，但不是对每个人都起作用，并且往往是多个因素共同起作用。

第二节　皮下组织

皮下组织又名浅筋膜，由疏松结缔组织和脂肪组织构成，位于真皮与深筋膜之间，可使皮肤具有一定的移动性。

一、皮下组织的结构

皮下组织一般富有脂肪称皮下脂肪。皮下组织在人体不同部位各有其特点：

① 有些部位皮下组织不含脂肪，如眼睑、阴茎、阴囊、阴蒂和小阴唇等处；有些部位脂肪含量很少，如外鼻、耳廓、口唇等处；有些部位脂肪丰厚，并有结缔组织小隔把它分隔起来，使厚的皮下组织成为既坚韧又有弹性的垫如手掌、足底。②皮下组织也表现性别差异，如女性的腹下部、臀部和大腿上部的脂肪最为丰富，是第二性征的表现。③在腹壁下部（脐平面以下）浅筋膜分为二层：浅层为 camper 筋膜，含有脂肪，向下与股部浅筋膜相连结。深层为 scarpa 筋膜，富含弹性纤维，其两侧在腹股沟韧带下方一横指处，附着于股部深筋膜，在耻骨联合及耻骨结节间继续向下，至阴囊与浅会阴筋膜相连。Casperoni 等人认为浅筋膜可分为两层：①浅层称网隙层或晕层，位于真皮下，布于全身，由小的脂肪球紧密镶嵌在由结缔组织交织而成的纤维隔内；②深层称板状层，由大的脂肪球疏松镶嵌在纤维隔内，比网隙层更加疏松。板状层仅在腹部、髂腰部、大转子区、大腿上 1/3 段内侧和臀上部等处较明显，而在胸部中线区、乳房下皱襞、臀部的前外侧和后面、髂嵴、腹股沟、臀中下部、大腿前面和中、下段以及小腿后部和踝部等处均无板状层。

皮下组织中的疏松结缔组织是由纤维细胞和基质组成。纤维疏松地交织成网，网眼中散布着各种功能不同的细胞。在纤维与细胞之间充满着均质的基质。纤维包括胶原纤维、弹力纤维和网状纤维，其中胶原纤维最多。细胞包括成纤维细胞、纤维细胞、巨噬细胞、肥大细胞、浆细胞和淋巴细胞等。基质主要成分是蛋白多糖（粘蛋白），其多糖成分包括透明质酸、硫酸软骨素 A、C、硫酸角质素和肝素等，以透明质酸为多。在含有大量脂肪组织的皮下组织中，疏松结缔组织形成脂肪小叶的间隔，间隔内有血管神经走行。

二、皮下组织的功能

皮下组织是贮存热能的"仓库"，是机体天然的保温层，是缓冲外力的弹性垫。此外，皮下组织中含有巨噬细胞、浆细胞和淋巴细胞等，对机体起到防御作用。还有，皮下脂肪充填人体各处，使人体显得丰满而拥有柔美圆滑的曲线，充分展现人体的形体美。

第三节　皮肤的美容应用解剖

一、皮肤解剖学在医学美容应用中的意义

了解皮肤的解剖学，是为了更好的应用这些知识来指导美容技术操作。对于

美容医护人员来说，最重要的是要了解哪些关键层次对美容操作的效果会产生影响、以及皮肤的自然生理特性和对皮肤各种损伤修复的意义。

1. 表皮的生长规律和代谢周期　　表皮是一个动态更新着的组织，有着自身的形成和发生发展规律。表皮的自我更新周期一般是 28 天。从基底层细胞发育到颗粒细胞的时间是 14 天，角质层各层的完全角化成熟仍需要 14 天。表皮的这一生长规律，对医学美容的各项治疗操作有着非常重要的指导意义，必须严格遵循。在对面部皮肤进行损伤性治疗后，这一时期的护理是非常关键的。

2. 表皮各层细胞之间的相互关系　　基底细胞形成的质量和数量，直接影响棘细胞层的相对厚度，棘细胞层的正常发育关系到颗粒层形成的时间和质量，颗粒层是角质细胞即皮肤最外层细胞发育是否正常的关键层。在角化不正常的角质层内，我们经常可以发现含有细胞核的角质层，这是颗粒细胞无法形成正常角质细胞的细胞学标志。病理上把这一现象叫做"角化不全"，角质细胞形成不良的另一种现象是"角质松解"，表现为皮肤脱屑。这一常见的皮肤表现仍然与角朊细胞各层的形成质量有关。因此在对皮肤进行美容、护理、治疗时应该掌握和运用好这一规律，违背这些规律势必导致不良结果。

3. 真皮层与瘢痕形成的关系　　真皮和表皮是以波浪线的界面镶嵌在一起的。每一个"波峰"形成所谓的"乳头层"。该层分布着丰富的毛细血管和感觉神经末梢。由于该层几乎不含网状纤维，因此真皮乳头层的修复过程不会形成瘢痕。在临床上判断该层的重要标志是皮肤的"滴状出血现象"，这一现象在皮肤磨削术中最为常见。值得一提的是，在一些损伤性操作治疗中，所谓"瘢痕体质"患者往往被列为实施治疗的禁忌证，从皮肤解剖的角度来看，浅表的表皮操作和深度不超过乳头层的损伤性治疗，理论上是可行的，同时也被大量的临床病例证实，对此只要按照无菌要求、精心操作，就可以达到无瘢痕愈合的目的。

4. 色素的生成与代谢　　色素的生成和消退是皮肤色素的正常生理过程，色素的形成有利于皮肤对紫外线辐射的防护。色素的异常生成则是皮肤美容的一大天敌。表皮色素的形成，目前认为不单单是色素细胞单一的功能失调导致的，更与角朊细胞功能的正常与否密不可分，更与全身各器官功能的协调与否密切相关。在对色素性皮肤病的治疗上，认为阻止酪氨酸酶的形成或降低酪氨酸酶的活性均可达到抑制黑色素形成的目的。

5. 发的生长与代谢　　在人类，头部是毛发最密集的部位，人的头发是非同期性生长，正常人头发生长过程可分三期：生长期，约 70%～80% 的头发处于该期，时间可持续 2～7 年，该期头发的生长速度为平均每月生长的长度为 1 厘米左右，若不修剪，头发的长度可达 1 米以上。而眉毛和睫毛的生长期仅约 2 月，故较短。头发的生长速度，与许多因素有关，季节、年龄、健康状况等均可影响头发的生长。休止期，约 10%～20% 的头发处于该期，时间为三个月，该期的头发停止生长，取而代之的是新毛囊的诞生。退行期，也称脱落期，约2％的头发处于该期，时间为两周。正常人的头发平均为 10 万根左右。加上头发的生长脱落方式是非同步的，所以正常人每日脱发一般不超过 100 根。头发的生长和脱落在不同年龄段是有区别的，尤其是"脂溢性秃发"和"少年白发"受毛发生长基因的控制，表达着很强的遗传学特性。毛发美与下列毛发特性有关：

(1) 发的粗细和密度；

(2) 发的强度；

(3) 发的弹性；

(4) 发的颜色。

其中弹性好坏是衡量头发好坏的一个重要指征，这与毛发含水量有一定关系。一根潮湿状态下的毛发受牵拉时的长度可以增加 30％，干燥后又可恢复原来的长度。正常无损伤的毛发，发干含有少量的水分，由于毛小皮的保护，水分很少会从毛皮质溢出。因此完好的毛小皮是毛发弹性的重要保障。美发过程中的化学物质，日常的梳理由于静电的产生会使毛小皮受到不同程度的损伤，从而导致毛发弹性被破坏，出现毛发光泽消失、断发等现象。

6. 毛发生长的条件和意义　　从毛发的生理过程来看，尽可能地维持毛发的生长期，方可达到延长毛发整个生长周期的目的。因此在毛发生长的整个过程中，合成毛发的各种必须蛋白质及微量元素，是毛发生长的必需条件。有利于改善毛发局部代谢的因素如局部外用"生发剂"，应该对毛发的生长有利。在日常的毛发护理过程中，选用合理的洗发护发用品，有利于保护毛干的毛小皮，有利于毛发在长达几年的生长期保持完好的结构，达到美发的目的。

二、皮肤移植的应用解剖

1. 皮肤移植的概念　　皮肤移植是整形美容外科中常见的治疗手段之一，主要用于修复体表畸形和缺损。切断皮肤移植物与四周和基底的血管、神经等一切组织联系，移至受区，称为游离皮肤移植，又称皮片移植；若仍有部分组织未被切断而移至受区，称带蒂皮肤移植，又称带蒂皮瓣移植。将皮肤连同皮下组织完全切断，移至受区，与受区血管吻合，即时创建皮瓣的血液供应，此称为吻合血管的游离皮瓣移植。

2. 皮肤移植的相关解剖学

(1) 皮片移植的相关解剖　　皮片根据其厚度可分为刃厚皮片、中厚皮片、全厚皮片和含真皮下血管网皮片等 4 种（图 3.1－5）。

①刃厚皮片：平均厚度为 0.3mm 左右，组织学上包含皮肤的表层及少许真皮乳突层。特点是易成活，但愈合后有挛缩。

②中厚皮片：平均厚度为 0.3～0.6mm，又分为薄中厚皮片和厚中厚皮片。

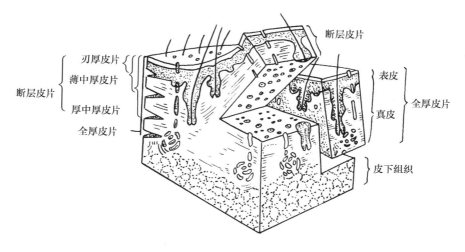

图 3.1－5　游离皮片厚度（示意图）

前者仅包含真皮 1/3 厚度，后者可达真皮厚度的 3/4。特点是收缩少、柔软、耐磨。

③全厚皮片：这类皮片包含表皮与真皮全层，不带皮下组织。特点是质地柔软、耐磨、孪缩轻，但不如刃厚、中厚容易成活。

④含真皮下血管网皮片：除包含表皮层及全部真皮层外，还保留真皮下血管网及少许皮下脂肪。特点是耐磨性、抗挛缩性均优于其他皮片，主要注意选择血运丰富的受区。

（2）皮瓣移植的相关解剖　皮瓣包括表皮、真皮及皮下组织三层，其血管构筑与层次有密切的关系，包括皮下深层血管网、真皮下血管网、真皮内血管网和乳突下血管网等。由于蒂部一直供给皮瓣血液，因而皮瓣成功率高，抗感染力强，愈合速度快，可应用于受区血运较差的创面。

皮瓣血供类型：

①轴型皮瓣：皮瓣内含有知名动脉及伴行的静脉系统，并以此血管作为皮瓣的轴心。动脉包括直接皮肤动脉（如颞浅动脉、耳后动脉、枕动脉、腹壁浅动脉、隐动脉等），知名动脉血管干分支动脉（如桡尺动脉分支、足背动脉分支等），肌皮动脉（如胸背动脉供养背阔肌的同时发出穿支供养皮肤，可形成背阔肌肌皮瓣），肌间隔及肌间隙动脉（从本质上讲，仍属于直接皮肤动脉这一类型，仅由于走行于特定的肌间隔或肌间隙而已）。

②任意型皮瓣：这类皮瓣内没有轴心动脉，其血供主要依靠皮肤结构中丰富的血管网。由于此类皮瓣不像轴型皮瓣那样有大血管干供血灌注，故其长宽比受到限制，一般不宜超过 2∶1。在面颈部由于血液循环良好，长宽比可略增至

2.5：1～3：1。超过一定的比例，皮瓣运端即可出现血运障碍或坏死。设计皮瓣时应充分利用轴型血管的相关解剖，尽量使皮瓣蒂部靠近知名血管，并循主要血管的走行方向，使任意型皮瓣设计"轴型化"，以保证皮瓣供血。

（罗建国）

第二章 头面颈部的美容解剖特点

第一节 头 形

头形包括头的长度（前后径）、宽度（左右径）及各部的形态。本处的头是指头发覆盖的部位。

一、头部的骨骼与头形

围成颅腔的骨骼有 8 块，位于颅顶的有额骨、顶骨、枕骨和颞骨这些骨骼决定了头顶的形态。额骨位于头的前部、面的上部，其形态决定头形的前突度和面上 1/3 的宽窄、长短。在面貌描写中的"天庭饱满"、"大奔头"是指额骨形态宽大或饱满前突。额骨的颞面有一弓状突起，称为颞嵴，双侧额骨颞嵴之间的距离为上面部的宽度，也称为最小额宽。枕骨位于头的后部，其形态决定头后部的凸度；顶骨和颞骨对头形的影响不大。

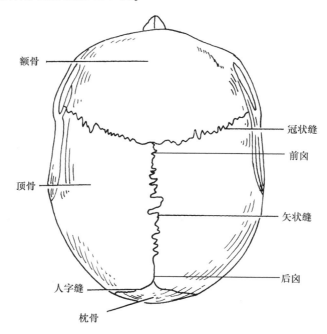

图 3.2－1 颅顶的骨骼

头的形态与遗传、发育有一定的关系。刚出生的婴儿，颅顶各骨之间尚留有被结缔组织膜封闭的颅囟，其中蝶囟（翼点所在的前外侧）、枕囟（矢状缝和人字缝相交的处）和乳突囟（顶枕颞 3 骨相交处）在出生不久即骨化闭合，而前囟（矢状缝和冠状缝相交处）则在出生后 1 岁半左右才逐渐骨化闭合。在颅囟闭合前，头的形态尚未固定，而且在这个时期，婴儿的睡眠时间很长，因此我国北方民间有"睡头"的习惯，即让婴儿仰面平卧，枕以硬枕（诸如小米、绿豆甚至书籍），限制头向后扩伸，使枕骨变得扁平，所以我国北方人多为前圆后扁的头形。而南方婴儿多睡摇篮，侧身卧睡，限制了头向两侧扩展，因而前后径长的圆头居多。额骨出生时由左右两部构成，4～5 岁后逐渐合成一块骨，所以儿童的上面部显得较大。枕骨位于头的后部，决定头的后部的形态。枕部形态对女性的发形影响很大。在生活中，头形是美发师十分注意的条件，常针对不同的头形来设计与之相配的发型。

二、头形的分型

头形的分型称头型。头型是对头部在长、宽、高等方面所作的形态学分类。特征分类主要有形态观察法和指数分型法。用形态观察法可将头型分为 7 种，即球型、椭圆型、卵圆型、楔型、五角型、菱型和盾型（见图 3.2－2）

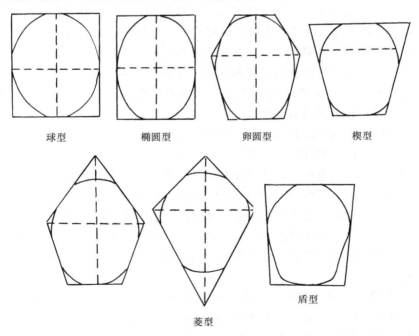

图 3.2－2　头型（颅顶观）

头的指数分型法是根据头的最大长和最大宽两种测量数值组成头指数（头指数＝头最大宽头最大长 100），将头型分为长头型、中头型、圆头型和特圆头型。长头型的头指数为 70.1～75.9，常见于白种人；中头型的头指数为 76.0～80.9，常见于黄种人；圆头型的头指数为 81.0～85.4；特圆头型的头指数为 85.5～90.9。

第二节　面　　形

一、面部的骨骼与面形

1）额骨　既是头骨也是面骨，对头形和面形影响大（见本章第一节）。

2）颧骨　颧骨位于面中部两侧，左右各一，近似菱形，突出于颜面的外上部，对面中 1/3 的突度起着决定性的影响。颧骨有三个面，向前的面称为颊面，后外面为颞面，上面为眶面，构成眶底的外侧壁。颧骨与上颌骨、额骨和颞骨相连。颧弓由颧骨的颞突和颞骨的颧突组成，当面部遭受撞击时，首当其冲受伤的是颧骨、颧弓。颧骨或颧弓太向外侧突出或凹陷都影响容貌美观，需通过外科手术进行美容整复，必要时可行骨截除或组织充填术，但须注意两侧的对称。

3）鼻骨　鼻骨位于面正中，左右成对，呈长方形，两侧在中线相连，是外鼻的骨性支架，影响鼻梁、鼻背的形态。当鼻骨骨折时可出现"鞍鼻"畸形，严重影响面容。对于先天性或外伤性鞍鼻畸形，可用隆鼻术加以矫正。而先天性驼峰鼻系鼻梁部鼻骨、中隔软骨和侧鼻软骨发育过盛所致，外伤性者多为鼻骨外伤后错位愈合或骨痂增生而在鼻梁部形成的棘状突起。临床上常用驼峰鼻矫正术矫正。另外，有"C"形、"S"形和侧斜形等鼻骨畸形，轻者可用隆鼻术矫正，重者可行人为的鼻骨骨折重新塑性。

4）上颌骨　上颌骨构成面部中 1/3 的长宽（高度）及突度。上颌骨左右成对，是面中 1/3 最大的骨骼。上颌骨上内方与额骨和鼻骨相连，内侧与对侧的上颌骨相连，外侧与颧骨相连，此外还和泪骨、筛骨、犁骨、下鼻甲、和腭骨等相连。其上面、内面和下面分别构成眶底、鼻底、鼻侧壁及口腔顶。上颌骨骨体中空为上颌窦。上颌骨的形态直接影响到面部的形态。面中 1/3 的长度由上颌骨的高度决定，当上颌骨发生骨折下坠时，面中 1/3 变长，呈"马脸"状。如果上颌骨过长、前突、后缩、发育不良等均会不同程度地造成面部畸形，行颌面美容手术可改观。

5）下颌骨　下颌骨呈马蹄铁形，是面部惟一可活动的骨骼。下颌骨的形态影响面形的长、宽度，最突出的是颏部的形态和下颌角的角度。下颌骨约到 25 岁才发育结束，在发育期间不断调整着其外形，其形态变化较大，尤其是儿童乳牙脱落和恒牙萌出阶段是颌骨发育生长最快时期，也是预防颌骨发育畸形的最好阶段，此时只要将咬合关系调整好，即可预防颌骨发育畸形。

下颌骨形态和位置的异常都会不同程度地改变面下部的高矮和宽窄。可行植骨术或下牙槽骨推移术进行矫正，细小的缺陷可利用充填材料进行美容。

二、面形的描述

面形的描述包括面的高度（上下距离）、宽度（左右径）及各部的形态、轮廓。

面部的高度（面高）是指从发缘点至颏下点的距离。正常的面高可分为基本相等的三部分：发缘点-眉间点-鼻下点-颏下点；即"三停"。

面的宽度是指面部左右侧之间的距离，可分为上、中、下三部分。上面部的宽度指双侧额骨颧嵴之间的距离，也称为最小额宽；中面部的宽度指左右颧点之间的距离，也称全面宽；下面部的宽度指双侧下颌角之间的距离。

面部轮廓是立体三维的，评价面形不能仅用平面和直线，而应该用几何图形和曲线。可以把面部看成 4 个几何图形：前额连接着头顶骨形成方形的体积；对称的颧骨和部分上颌骨呈偏长方形体积；上颌骨形成一个竖立的圆锥体；下颌骨呈马蹄形。这 4 块几何形体彼此穿插、衔接，形成面形的立体关系和结构上的均衡，是我们观察和塑造面形的重要依据。

面部的轮廓特征还可以用 4 个弓形刻划出来，第一弓形在眉处环绕着面部，并随着前额突出出来，这是眉弓形；第二弓形从一侧外耳孔到另一侧外耳孔环绕着面部，顺着面侧的颧突移动，滑入面部正面的颧骨上，这是颧弓形；第三弓形是上颌弓形；第四弓形是下颌弓形。根据 4 个弓形的半径（即弓形线段的长短），从美貌人群中测量数据中发现的规律是：颧弓形＞眉弓形＞上颌弓形＞下颌弓形。如果 4 个弓形结构紊乱，则视为不美或畸形，因此，个性的特征和面形是建立在弓形间的相互关系和弓形内部变化的基础上的。

三、面形的分型

面形的分型称面型。面型常称"脸型"，是对面部轮廓的形态学分类。

关于人的面型分类方法很多，有图形分类法，即用几何图形形容面型；字形分类法，即用汉字字形比喻面型；指数分类法，即用形态面高及面宽的形态面指数将面型分为超阔面型、阔面型、中面型、狭面型和超狭面型等五种形态，还可根据侧面轮廓分型。

1）图形分类法：根据玻契分类法，可将面型分为 10 种形态（图 3.2 - 3）：椭圆型、卵圆型、倒卵圆型、圆型、方型、长方型、菱型、梯型、倒梯型和五角型。

①椭圆型脸：特征是脸呈椭圆，额部比颊部略宽，颏部圆润适中，骨骼结构

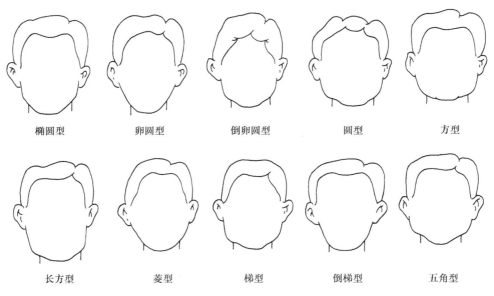

椭圆型　　　卵圆型　　　倒卵圆型　　　圆型　　　方型

长方型　　　菱型　　　梯型　　　倒梯型　　　五角型

图 3.2－3　面型的分类（玻契分类）

匀称。总体印象是脸型轮廓线自然柔和，给人以文静，温柔，秀气的感觉，是东方女性理想脸型。此种脸型也最受化妆师的青睐。

②卵圆型脸：特征是额部较宽、圆纯，颏部较窄、带圆，颧颊饱满，面型轮廓不明显，比例较协调，此种面型对女性不失美感。

③倒卵圆型脸：特征是和卵圆型脸相反，额头稍小，下颌圆纯较大，此面型不显秀气灵性，但显文静、老成。

④圆型脸：特征是上下颌骨较短，面颊圆而饱满，下颌下缘圆钝，五官较集中。总体印象是长宽比例接近 1，轮廓由圆线条组成，给人温顺柔和的感觉，此种脸型年轻人或肥胖人多见。

⑤方型脸：特征是脸的长度和宽度相近，前额较宽，下颌角方正，面部短阔。总体印象是脸型轮廓线较平直呈四方型，给人以刚强坚毅的感觉。多见男性。

⑥长方型脸：特征是额骨有棱角，上颌骨长，外鼻也长，下颌角方正。总体印象是脸的轮廓线长度有余，而宽度不足。多见于身高体壮、膀大腰圆的人。

⑦菱型脸：特征是面颊清瘦，额线范围小，颧骨突出，尖下颏。上下有收拢趋势，呈枣核型。总体印象是脸的轮廓线中央宽，上下窄，有立体线条感，多见于身体瘦弱者。

⑧梯型脸：特征是额部窄，下颌骨宽，颊角窄，两眼距离较近。总体印象是脸型轮廓线下宽上窄。显得安静，呆板。

⑨倒梯型脸：特征是额宽，上颌骨窄，颧骨高，尖下颏，双眼距离较远。总体印象是脸型轮廓线上宽下尖，显得机敏，但清高、冷淡。

⑩五角型脸：特征是轮廓突出，尤其是下颌骨发育良好，下颌角外展，颏部突出，常见于咬肌发达之男性。

2）字形分类法：将面部用汉字分类，可分为 8 种

①田字型：扁方而短，类似方形脸。

②由字型：上削下方，类似梯形脸。

③国字型：面型方正，类似长方形脸。

④用字型：额方，下颌宽扁。

⑤目字型：面部稍狭，类似长方形脸。

⑥甲字型：上方下削，类似倒梯形脸。

⑦风字型：额圆宽，腮及下颌宽大，类似五角形脸。

⑧申字型：上下尖削，类似菱形脸。

3）指数分类法：采用形态面高（鼻根至颏下的距离）和面宽（左右颧点之间的距离）两种测量值，组成形态面指数（形态面高÷面宽×100），根据指数大小将面型分为 5 种：

①超阔面型：形态面指数小于 78.9。

②阔面型：形态面指数于 79.0～83.9 之间。

③中面型：形态面指数于 84.0～87.9 之间。

④狭面型：形态面指数于 88.0～92.9 之间。

⑤超狭面型：形态面指数大于 93.0。

4）侧面轮廓分型

颏部、唇部、鼻部和额部可决定侧面的形态：（图 3.2－4）：

①半圆型（凸面型）：鼻、唇明显前突，颏部退缩显著，额部后倾。

②直线型（平面型）：鼻根、前鼻棘和颏点在同一直线上，五官位置较协调和平衡。

③新月型（凹面型）：额部和颏部明显向前突出，眼凹陷，鼻较平，唇后退。

四、面形的多样性特征

美的面形的结构共性并不排斥多样性，相反，面形美的规律正是包含在千变万化的个性之中。美的面形是客观存在，美的面形的差异同样是客观存在。面形在年龄、性别及种族方面都存在着差异。

人的面形在一生中不是一成不变的，儿童时期，由于颅骨较面骨发育早完成，在 6 岁以前，面部的五官基本集中于面的下半部，额部相对显得大，表现出一种幼稚面形。随着年龄的增长，面骨发育趋于完成，五官逐步上移展开，面形

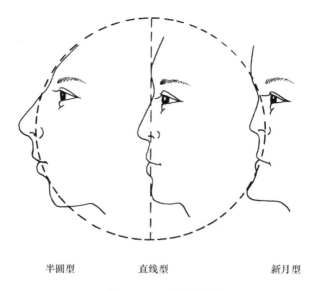

半圆型　　　　　　直线型　　　　　　新月型

图 3.2 - 4　面部侧面形态

逐渐显现成熟感。以眼的位置为例，儿童时期，眼位于面中下 1/3 交界处，成人则移至面中 1/2 处（图 3.2 - 5）。在美容外科医生实施面形改型手术时要注意这一特点，以免造成年轻人老年化，而人到中年发胖后，腮部、颌下、颏下的皮下脂肪增加，皮肤弹性下降，表现为面颊隆突，面部下半部宽大，脖子显短，呈"坠腮"形脸型，在面形改造时，去掉多余的脂肪和皮肤就可恢复年轻的容貌。

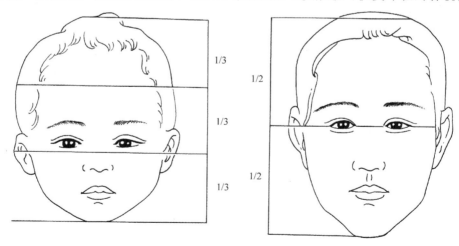

图 3.2 - 5　面形的年龄差异

中国美貌人群的 X 线头影测量表明，男女性的面骨形态存在差异。男性颜面在水平方向和垂直方向上的骨发育均大于女性。男性下颌骨发育较大，颏唇沟较深，女性的面高相对大于男性。男性面中上部较女性凹陷，面下突度大于女性。颧突度女性大于男性，而颧颊平面的垂直高度男性大于女性，男性在下颌角部位的颜面侧方宽度大于女性，所以男性以长方形、方形脸体现刚毅健壮之美，女性则以椭圆形、圆形脸表现出温柔恬静之美。

在种族上，面型的侧部轮廓形态存在着较大的差别。若将人的侧面轮廓归纳为3种面型（图3.2－6）：将眉间点至颏前点假想一条直线，则①鼻下点恰在此线上为"直面型"；②鼻下点位于直线后方的为"凹面型"；③鼻下点位于距此直线前方较远的为"凸面型"，鼻下点稍位于直线前方的为"微凸型"。黑种人以凸面型为主；黄种人大多为微凸型，少数直面型；白种人多为直面型，少数凹面型。

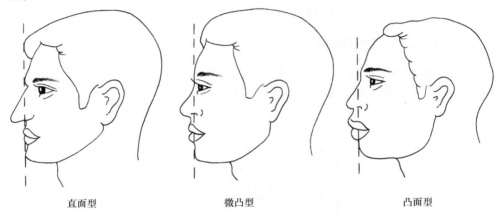

直面型　　　　　　　　微凸型　　　　　　　　凸面型

图3.2－6　面型（侧貌）的种族差异

第三节　头面颈部的分区及表面标志

头面颈部包括从头顶至颈根部的范围，可分为头部、面部和颈部三大部分。

一、头部分区及表面标志

1. 境界及分区　　本节的头部是指发迹以内的范围，即额部的前发迹至枕部的后发际。头部可分4个区：额区（额骨）、顶区（顶骨）、枕区（枕骨）和颞区（颞骨），本章将额区划分到面部。

2. 颅骨表面标志（参见图3.2－1）　　头部的表面标志主要指颅骨的解剖标志。

1）冠状缝：为额、顶两骨邻接处的骨缝。两端过翼点上侧向上后行，于头顶的冠状点（前囟门）相交。

　　2）矢状缝：为左右顶骨在头顶正中相交的骨缝。

　　3）冠状点：又称前囟门，为冠状缝和矢状缝的交点。

　　4）人字点：又称后囟门、顶枕点，为矢状缝和人字缝的交点。

　　5）顶结节：位于耳廓尖上方（约5cm处）顶骨最隆凸处，为头侧点所在。

　　6）枕外隆凸：枕鳞中央的骨性隆起，位于头颈交界处，头矢状线的后端。

　　7）上项线：为枕外隆凸向外侧至乳突的弯曲骨嵴，有胸锁乳突肌和斜方肌附着。

　　8）翼点：为蝶骨大翼、顶骨、额骨及颞骨鳞部相接处，又称翼区，其中心位于颧弓中点上方4cm及额骨颧突后方3cm处，其深面有脑膜中动脉额支经过。

　　9）乳突：位于耳垂的后下方，是颞骨乳突部向下的骨性突起。其外侧有胸锁乳突肌附着，内侧有二腹肌后腹附着。

二、面部分区及表面标志

　　1. 境界（图3.2-7）　　面部位于头部的下方，上起额部发迹，下至颏下点，两侧沿发迹到耳廓上缘至乳突基部，下界借下颌骨下缘至乳突尖的连线与颈部相连。

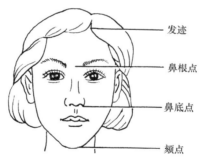

发迹

鼻根点

鼻底点

颏点

图3.2-7　面部境界

　　2. 分区及表面标志　　面部可从上至下分为三大部分，也可以以器官为准分为若干个区。

　　面部以眼裂和口裂为界分为上、中、下三大部分。上面部主要由额骨构成；中面部由上颌骨、鼻骨、颧骨等骨构成，该部骨性结构复杂，一旦发生骨折，复位较困难，既影响功能又有碍观瞻；下面部主要由面部惟一可动的下颌骨构成，下颌骨上有强大的肌肉附丽，一旦骨折，可发生一系列功能障碍，如张口受限、言语障碍甚至呼吸受阻。

　　按器官功能面部可分为10个区（图3.2-8）：即额区、眶区、眶下区、鼻区、颧区、颊区、唇区、颏区、耳区和腮腺咬肌区。

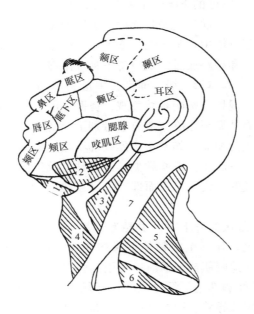

图 3.2－8　面颈部分区
1—颏下区；2—颌下区；3—颈动脉区；4—肌区
5—枕区；6—锁骨上区；7—胸锁乳突肌区

1）额区：位于双侧眉弓连线和发迹之间，由额骨构成骨性基础。上界为发迹，下界为眶上缘，两侧为上颞线。额骨的表面附丽着额肌，额肌收缩形成额纹（抬头纹）。额区的主要表面标志有：

①眉弓：额骨的前下方，眶上缘上方 1.5cm 处，呈微向上凸的横行弧状隆嵴。发育明显者男性占 95％，女性仅为 12％。该处皮肤表面生有眉毛。

②额结节：为额骨最突出部，距眉弓上方约 5cm，左右各一，二者连线的中点为额中点。

③眉间：为两眉弓之间的平坦区，其正中矢状面上最突出的一点为眉间点。

④眶上孔（眶上切迹）：位于眶上缘内、中 1/3 交界处，距正中线约 2.5cm，有眶上神经和血管通过，若按压此处有明显胀痛感；若为切迹，常可清楚扪及。

2）眶区：居于鼻侧两旁的外上方。主要为骨性眶腔及眶内容物。骨性眶腔由额骨、上颌骨、颧骨、蝶骨、筛骨和泪骨围成，呈外大内小的锥体形。内容物为眼球、肌肉、腺体、神经、血管、结缔组织等。眶区与鼻副窦相邻，当鼻副窦发生炎症或肿瘤时，可能波及眶区。上、下睑皮肤菲薄，老年易发生上睑松弛或下眼袋形成。眶区的主要表面标志见本章眼部和鼻部。

3）眶下区：位于眶区的下方。上界是眶下缘，下界是上颌骨牙槽突，内侧为鼻旁，外侧为颧骨，深面为上颌骨前面。该区的主要表面标志有：

眶下孔：位于眶下缘中点下方约 0.5～0.8cm 处，恰对鼻尖至外眼角连线的中点处，有眶下血管和神经通过，是行眶下神经阻滞麻醉之处。

4）鼻区：呈三棱锥体形，居于面部正中最突出的部位，为外鼻所在区。外鼻的任何畸形或不美观均会影响容貌美观。鼻两侧的鼻唇沟对面部手术切口的选择有意义。鼻区的静脉循环在临床上有着特别重要的意义，该区内静脉表浅、无静脉瓣，有静脉与颅内相通，如发生疖痈处理不当，感染可能随血液经眼静脉逆行流入颅内海棉窦，造成血栓或静脉炎，重者常危及生命，因此通常把鼻根至两侧口角的联线所构成的三角区称为面部“危险三角”（该区的表面标志见本章鼻部）。

5）颧区：位于眶区的外下方，主要为颧骨所在的位置，是面侧部最突出的部位。颧弓位于面侧，耳屏至眼眶外下缘的连线上，外伤时易发生骨折，当颧骨、颧弓向下移位压迫咬肌或颞肌时，可引起张口受限。

6）颊区：位于面侧部上下颌骨之间，即颊肌所在的位置。颊区内主要结构有颊肌、颊脂垫、腮腺导管、面神经分支、颌外动脉、面前静脉和结缔组织等。

7）唇区：即上、下唇所在的部位，上起鼻底，下至颏唇沟，两侧借唇面沟与颊区相连。

8）颏区：位于下唇的正下方，此区为下面部较突出的部位，是骨折的好发区，也是评价面形的关键部位，颏部过分突出或后缩，左偏或右偏均属面形畸形。

颏孔：位于下颌第 2 前磨牙根下方，下颌体上、下缘连线的中点处，距正中线约 2.5cm 处，开口朝向后外上方，有颏血管和神经通过，是颏神经阻滞麻醉之处。

9）耳区：耳廓是耳区的主要组成部分。前至耳屏前缘，后达乳突的前半，上下为耳根附着点。

10）腮腺咬肌区：位于面侧部、下颌升支外侧。有腮腺和与腮腺关系密切的面神经，颈外动脉的分支、静脉和咬肌。该区手术应注意保护面神经。

腮腺导管：其体表投影为耳垂至鼻翼与口角间中点连线的中 1/3 段，在此处的损伤容易伤及导管。

三、颈部分区及表面标志（参见图 3.2－9）

1. 境界　　颈部的上界为下颌骨下缘、下颌角、乳突尖、上项线和枕外隆凸的连线；下界为胸骨颈静脉切迹、胸锁关节、锁骨、肩峰至第七颈椎棘突的连线。

2. 分区　　颈部以斜方肌前缘为界分为前、后两大部。斜方肌前缘以前的部分称为颈前部，或称"固有颈部"即狭义的颈部；斜方肌前缘以后的部分称为颈后部或项部。

颈部以胸锁乳突肌为界又可分为：颈前三角、胸锁乳突肌区和颈后三角。①颈前三角：由二腹肌与肩胛舌骨肌。上腹又将该三角分为颏下三角、下颌下三角、颈动脉三角、肌三角。②颈后三角：被肩胛舌骨肌下腹将其分成为枕三角（肩胛舌骨肌斜方肌三角）和锁骨上三角（肩胛舌骨肌锁骨三角）。两侧的颈前三角又称为颈前区。

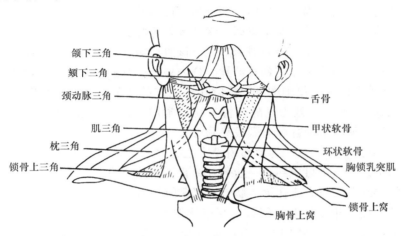

图 3.2－9　颈部的体表标志

3. 表面标志

1）舌骨　呈"U"形，位于舌根部下方的颈部软组织中。双目平视时，舌骨体平颏下点（下颌正中线最低点）下缘，后方平对第 3 颈椎。于甲状软骨上方，用拇指和食指挟持并探向深面来回移动、触摸可扪到水平位呈蹄铁形的舌骨，并可使它们左右移动。舌骨随吞咽和发音上下移动。

2）甲状软骨　位于舌骨体下方，位置表浅，在颈前正中可看见，并可触及，是颈部重要骨性标志。男性成人的甲状软骨有明显的喉结，妇女和小儿则不明显。甲状软骨上缘正对第四颈椎，此平面为颈总动脉分叉处及颈外动脉发出甲状腺上动脉的部位。甲状软骨上缘的甲状软骨上切迹为辨别颈前正中线的标志，在该切迹下方约 0.8cm 处为声韧带附着处。

3）环状软骨　位于甲状软骨下方，相当于第 6 颈椎水平。环状软骨呈戒指形，前部为弓，后部称板，是喉软骨支架的底座。在环状软骨下缘平面，椎动脉穿入第 6 颈椎横突孔。环状软骨与甲状软骨之间可摸到一条横裂，是环甲韧带（又称环甲膜或环甲中韧带）所在处。该处为行环甲膜穿刺或紧急切开以解除突然发生喉部阻塞的部位。

4）颈椎横突　第二至第六颈椎横突在乳突到颈动脉结节连线上，位置浅表易于触及。颈动脉结节，即第 6 颈椎横突前结节，位于环状软骨的两侧，相当于胸锁乳突肌前缘中点的深处。在此处以拇指向后加压，可将颈总动脉压向颈动脉结节，作为头部出血的暂时压迫止血点。胸锁关节上方约 3cm 处相当于第七颈椎横突水平，为星状神经节阻滞时体表定位重要标志。

5）胸锁乳突肌　位于颈侧部，是颈部外科的重要标志，是颈部分区和划分颈部三角的分界线。当头用力向一侧倾斜而面部转向对侧时，该肌隆起，起、止点及前、后缘明显。其后缘中点即后缘与颈外静脉交点为颈丛皮支浅出部位，故称为神经点，是颈丛皮神经阻滞麻醉点。该肌后缘常为临床显露胸导管或副神经等结构切口。其前缘为显露颈总动脉、颈内外动脉及颈内静脉等结构的切口处。

6）胸骨上窝　是位于胸骨颈静脉切迹上方的凹陷，是触诊气管的部位。距胸骨柄上缘 1～1.5cm 处为纵隔镜检查切口常用部位，也是低位气管切开部位，此处还有连接两侧颈前静脉的颈浅静脉弓。

7）锁骨上（大）窝　为紧邻锁骨中三分之一上方的三角区凹陷，窝内有许多重要结构。在窝中可摸到第一肋骨及锁骨下动脉的搏动，若上肢因外伤出血可在此处将动脉向后下方压在第一肋骨上以临时止血。锁骨下动脉外上方有臂丛自内上向外下经过此窝的上外侧部，在瘦体型者可以摸到。锁骨上臂丛阻滞麻醉术，通常在锁骨中点上方 1～1.5cm 处进针。在吸气性困难时，此窝加深，是呼吸系统"三凹征"之一。另外，锁骨上大窝内侧有一群沿颈横动脉分布的淋巴结，即锁骨上淋巴结，常为胃癌或食管癌最先受到侵害转移的淋巴结之一。

（吴继聪　彭晓云　巫国辉）

第四节　头面颈部的层次解剖

头面颈部裸露在外，是人体审美的"焦点"，也是医疗美容的重点。了解头面颈部的层次解剖的特点至关重要。

一、头皮

头部的皮肤、浅筋膜、颅顶肌和帽状腱膜紧密结合，不易分离，宛如一层，称为"头皮"。（图 3.2－10）根据头皮层次结构的不同可分为额顶枕区和颞区两个部分。

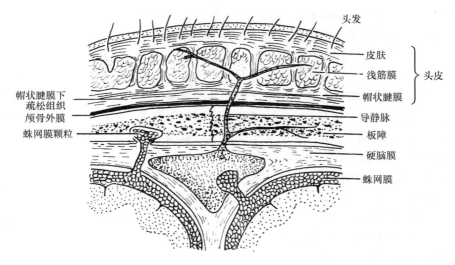

图 3.2 - 10　头皮的组织层次

1. 额顶枕区　　该区的结构由浅而深为：皮肤、浅筋膜、颅顶肌和帽状腱膜、腱膜下疏松组织和颅骨外膜。

1）皮肤：该区皮肤厚而致密，血管、淋巴管极为丰富，组织再生能力强，是良好的供皮区。断层皮片可反复切取，最多可达 6～8 次，皮片切取后，创面一般在 5～7d 愈合，对头发生长无明显影响，亦无明显疤痕。头皮内生有毛发，发根斜行穿过真皮到达浅筋膜附于毛囊，头皮手术切口应与毛发的方向一致，以减少毛囊的破坏。头皮内含有大量的毛根、毛囊、皮脂腺和汗腺，是疖痈和皮脂腺囊肿的好发部位。

2）浅筋膜：由致密坚韧的结缔组织构成。由垂直的纤维束把皮肤与深面的帽状腱膜连在一起，形成许多纤维隔，不易分离。颅顶的血管和神经大部分在浅筋膜内走行和分支后再进入皮肤。这些血管与纤维组织粘连，损伤后不能充分收缩，因而出血踊跃，且不易自行停止，需及时施行压迫或缝合等方法止血。此层感染时，渗出物不易扩散，以致肿胀局限，张力较大，压迫神经末梢，故早期即感剧疼。在作头皮单纯切开术时，应考虑切口的方向，避免损伤血管和神经主干。

3）帽状腱膜和颅顶肌：帽状腱膜坚韧致密，位于此区中部，前连额肌，后接枕肌，两侧至颞区逐渐变薄，形成颞浅筋膜。头皮裂伤如未伤及帽状腱膜，伤口不裂开，若伤口裂开，说明裂伤至少深达帽状腱膜；特别是横位裂伤，由于额肌、枕肌收缩，裂口更大。

4）腱膜下疏松组织：又称腱膜下间隙，为一薄层疏松组织，与颅骨外膜疏松结合，头皮撕脱即自此层分离。若此层内积血或积液可迅速弥散到整个颅顶。

此层感染，脓液可破坏深面的骨膜甚至引起颅顶骨坏死；也可使穿行其内的血管发生血栓进入颅内静脉窦，故临床常称此层为颅顶的"危险区"。

5）颅骨外膜：与颅顶骨借疏松结缔组织相连，惟在骨缝出与骨结合紧密，不易分开。所以在骨膜下积血或积脓时，因受骨缝限制，常局限于一块骨的范围内，可与弥漫性的帽状腱膜下积脓或积血加以鉴别。手术时除骨缝处外，其余骨面的颅骨外膜均易于剥离。成人的颅骨外膜对颅骨营养不起主要作用，剥离后不致使颅骨坏死；同时颅骨外膜缺乏生骨能力，缺损后不影响颅骨的生长。

2. 颞区　　此区与额顶枕区的不同点主要是颞筋膜（分为浅、中、深）和颞脂肪垫，这些结构在美容临床中有一定的意义。

1）皮肤：前部较薄，且可移动，后部与额顶枕区相似。

2）皮下组织和浅筋膜：皮下脂肪较少，其中主要有颞浅动静脉及耳颞神经穿行，在作带蒂皮瓣时应蒂朝下，且需将上述动、静脉和神经包括在内，以保证皮瓣的存活及皮肤的感觉。

3）颞浅筋膜：为帽状腱膜的延续部分，属于SMAS，称为颞浅筋膜SMAS。在颞区行眼角鱼尾纹除皱术时，切口一般只达浅筋膜，在浅筋膜内作钝性分离后切除多余皮肤即可。

4）颞中筋膜：颞中筋膜由含有较多脂肪的疏松结缔组织，容易分离。颞部的血管主干也行于颞中筋膜中，因此，在颞浅、中筋膜之间进行分离，不会损伤布于颞部的血管和神经。

5）颞深筋膜：致密坚韧，起于颞上线，向下分为两层附着于颧弓的内、外面。颞深筋膜特别致密并含有腱纤维，此层裂开后，其裂缘坚硬似骨，术中应注意鉴别。

颞深筋膜的浅层较薄，越颧弓时与颧弓骨膜结合较紧，需仔细剥离方可分开，向下下行续于咬肌筋膜；向前达眶外例缘续为骨膜，向后至颞窝后界续为骨膜。

颞深筋膜的深层较厚，沿颞浅脂肪垫深面下行达颧弓，并与颧弓上缘和深面的骨膜融合。向前和向后均与浅层相会融于骨膜。颞深、浅脂肪垫可通过这些孔洞相连续。在剥离颞深筋膜深层时，应注意保护穿过其间的颞深动静脉和神经。

6）颞脂肪垫：分为颞浅脂肪垫和颞深脂肪垫 颞部脂肪垫对头型和面型有一定的影响。（详见本节"面部皮下脂肪"）

7）颞肌：呈扇形。起于颞窝内侧壁整个骨面和颞深筋膜深层上部的内面，全部肌纤维形成粗大的扁束穿颧弓深面移行为肌腱，止于下颌骨冠突和下颌支前缘的上部，可上提和后退下颌骨。颞肌和颞深筋膜形成坚厚强韧的结构，即使切除全部颞骨鳞部，对脑的保护作用亦无大的影响。

8）颅骨外膜：此处骨外膜菲薄，紧贴颞骨不易剥离。

二、面颈部皮肤的特点

1. **面颈部皮肤簿而柔嫩** 面颈部是全身皮肤最薄的区域，平均厚度为0.5mm，其中眼睑部的皮肤最薄，近乎透明。因此，面颈部皮肤容易产生皱纹。

2. **面部皮肤的色泽** 面颈部皮肤的色泽可随健康或情绪的改变而变化，是观察人体健康和精神状况的窗口，也是容貌美的标志之一，尤其是唇红的皮肤，由于表皮缺少角质层可透出毛细血管网的血红色，更是容貌美的重要标志。

3. **面颈部皮肤的附属器** 面颈部皮肤富含汗腺、皮脂腺和毛囊。皮脂腺的正常分泌在皮肤表面形成一层脂类薄膜，保持了皮肤的润滑和饱满；也容易在腺管阻塞、细菌繁殖时，发生痤疮或皮脂腺囊肿；面颈部生有胡须是成年男性的特征，而女性唇毛有碍美观。

4. **面部皮肤血运丰富** 面部血运丰富使得面部组织再生和抗感染能力强，有利于创口愈合且瘢痕较小，这对面部美容手术和治疗极其有利；但是创伤时出血多，需及时止血。

5. **面颈部的皱纹** 面颈部的皮肤随着年龄的增长会出现皱纹。而皱纹的方向与表情肌纤维的方向有关。因此进行皮肤养护（护理）时，按摩的方向应与皱纹方向垂直，以利拉展皱纹，如果没有皱纹，则与表情肌的方向一致。面部手术切口方向应尽可能与皱纹方向一致，以使切口的瘢痕隐蔽；在无皱纹时，切口应与表情肌方向垂直。

三、面颈部的皮肤裂线与皱纹

面颈部的皮肤有先天即有的皮肤分裂线（Langer's纹）和后天出现的皱纹。这些皮纹的解剖如下：

1. **皮肤分裂线** 皮肤裂线（即 Langer's 纹）（图 3.2-11）是一种与身俱来的、肉眼不可见的皮肤内张力线。经显微镜观察证实皮肤裂线的排列方向依赖于皮肤真皮内纤维的排列方向。

面颈部的皮肤分裂线的走行有一定的方向，额结节及其以上区域呈水平向达颞区，然后斜向后下达头后部；额结节以下至上睑缘为呈上凸的弧形线，越向下弧度越小，至上睑缘时则与睑缘平行。眉间区以上至额结节水平的皮肤裂线为纵行走向；眉间区和外鼻为横向走行，并与眶下区的皮肤分裂线相移行；眶下区皮肤分裂线的主向亦为横行，只是其上部裂线越近下睑缘就越与睑缘平行，并略斜向外上达颞区；下部裂线略向外下走行达颊区，越接近鼻唇沟越与此沟平行；唇部裂线为纵行，但越邻近鼻唇沟越向上外倾斜；下唇裂线的中间部纵行，越向两侧越呈"八"字形散开，并弯向外上与腮腺咬肌区裂线相续，其两端的裂线呈弧形弯向外上与鼻唇沟纹相续；颏部裂线在中线上呈垂直走向，向两侧则向下外呈

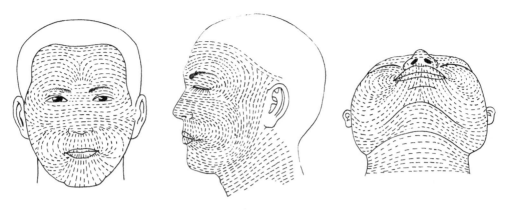

图 3.2－11　面颈部皮肤的 Langer's 纹

扇形分开；耳前区和腮腺咬肌区的裂线为稍向前下方的斜行方向，其下端的前部裂线与颏外侧的裂线相续，后部裂线与颈前上部裂线相续；颈前部裂线为横行走向，延续达颈侧部稍转向后上至项部，两侧裂线相交。额、颞、眶交界区和颧、颊、耳前交界区裂线呈三角形走向。

2. 体位性皱纹线（图 3.2－12）

体位性皱纹线产生的主要原因是"运动"和"松弛"，凡是运动幅度较大的部位都有宽松的皮肤，以适应肢体完成各种生理运动，这些充裕的皮肤在处于松

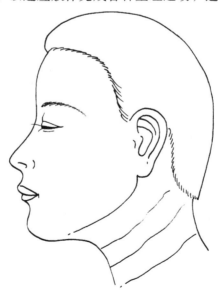

图 3.2－12　面颈部的体位性皱纹线

弛状态时即自然形成宽窄、长短和深浅不等的皱纹线；当皮肤被拉紧时，皱纹线随即消失；当体位发生改变时，皱纹线出现的部位亦发生改变。这种随体位的不同而出现的皮肤皱纹线称为体位性皱纹线。主要出现于颈部。正常人一出生其颈部即有1～3条横向皱纹，属正常生理现象，而非皮肤老化表现。但当人们进入壮年之后，随着年龄的不断增加和全身生理机能的逐渐降低，皮肤弹性亦逐渐减退，致使原来的体位性皱纹线逐渐加深和增多，这是皮肤老化的表现，如出现在面颈部，则有碍于美容，严重时可行美容手术切除多余的皮肤，并行筋膜悬吊固定术。

3. 动力性皱纹线

动力性皱纹线（图3.2-13）的产生是面部表情肌收缩牵拉皮肤的结果。表情肌起于骨面或筋膜，止于皮肤，收缩时牵拉皮肤，使皮肤呈现出各种不同形态、大小、深浅的皱纹，同时引起眼、耳、鼻、口等器官在形态、位置上发生相应的改变，从而显露出丰富多彩的表情。由于表情千变万化，因此表情肌数量多，结构精细，功能灵巧，各肌或肌群之间运动配合完美，从而使动力性皱纹线在形态和程度上也表现出多样性。其特点之一是当表情肌收缩时，肌纤维缩短，牵引皮肤形成与肌纤维长轴相垂直的皮肤皱纹线；另一特点是此线一旦形成，即使该部表情肌未收缩，皱纹线也不会完全消失。因此，动力性皱纹线的出现，为老化的征象。动力性皱纹线出现时间的早晚和轻重程度因人而异，与体质、情绪、工作环境和性质、职业等有关，瘦者或体弱者出现较早，胖者或体健者出现较晚，女性较男性出现要早；经常夸张性的面部表情可以加速此类线的提早出现

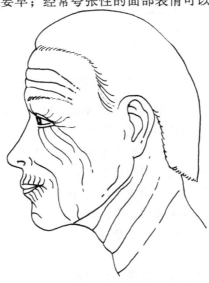

图 3.2-13 面颈部的动力性皱纹线

或程度的加深。

4. 重力性皱纹

重力性皱纹（图 3.2－14）出现的时间较晚，多在 40 岁以后逐渐发生。重力性皱纹线多发生在骨骼较突出处和肌肉较多处，其产生机理乃因骨胳和肌肉的萎缩减少了对皮肤的支撑作用，加之皮肤弹性下降，皮肤在重力作用下松弛下垂。随着年龄的不断增长，重力性皱纹线也越来越增多和加重。因此，重力性皱纹线的出现亦是老化的征象之一。但在体弱多病和重症营养不良的情况下，也可出现重力性皱纹线，呈现出"小老头"、"小老太"的征象，这种情况就不应视为老化的表现。

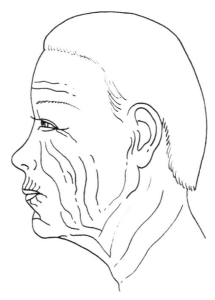

图 3.2－14　面颈部的重力性性皱纹线

在额部，由于颅顶骨（包括额骨）的萎缩，额肌和帽状膜腱松弛，额部皮肤弹性减弱而下垂所致的重力性皱纹线已融于动力性皱纹线，使额部皱纹加深。当额肌和皱眉肌萎缩松弛时，眉间皮肤下垂可加重鼻根横纹。

在睑部，由于皮肤薄，皮下组织疏松，当眼轮匝肌和额肌（额肌的少部纤维交错止于眼轮匝肌）松弛时，上睑皮肤即逐渐下垂形成所谓"肿眼泡"，以上睑外侧部为甚；在下睑，因眶隔萎缩，眶内脂肪疝出，加之皮肤臃肿下垂，形成所谓"眼袋"。"肿眼泡"和"眼袋"为睑部重力性皱纹的典型代表，明显时有碍美观。

在面颊部，因颧骨萎缩和口周辐射状肌松弛，颊脂体缩小，致使颧、颊部皮肤一并下垂。加之口角皮肤较固定，故下垂皮肤在口角外侧明显臃肿，甚至与松弛的下颌皮肤共同形成"重下颌"。

在颈部，皮肤本来就较松弛，随年龄的增长，皮下组织和颈阔肌也逐渐萎缩，加之皮肤弹性下降，皮肤更加松弛下垂。特别在颈前部，常沿颈阔肌内侧缘形成两条纵行的蹼状皮肤皱褶，俗称"火鸡颈"，此皱褶可从下颌下缘下垂至胸锁关节处。

四、面颈部浅筋膜及皮下支持韧带

面颈部浅筋膜由疏松结缔组织构成，内有表情肌、血管、神经及淋巴管，和少量脂肪组织。浅筋膜内有强韧的呈丝绒状的皮下支持带连于真皮乳头层，加之真皮内有大量弹性纤维和胶原纤维，表情肌纤维连于皮肤，故当外伤或手术切开皮肤时，皮肤创缘易向内卷，需经皮下稍作潜行分离后再行缝合，以利创口对合严密，避免术后形成内陷瘢痕而有碍美观。在鼻尖、鼻翼、额部及颏区的浅筋膜较少，皮肤与深层组织紧密相连，不易移动，分离皮肤时必须细心地锐性分离。

皮下支持韧带位于浅筋膜与皮肤间，是呈细条带状的致密结缔组织束，起自面颅骨骨面或筋膜，部分韧带伸向浅面，穿经 SMAS 和浅筋膜，止于真皮，直接固定和支持皮肤，另一部分韧带伸向浅部止于 SMAS，通过浅筋膜间接牵拉和支持皮肤。在行面部除皱术时，应视具体情况，切断某些韧带，可取得更理想的美容效果。面部皮肤支持韧带共有 6 对（图 3.2 - 15）。

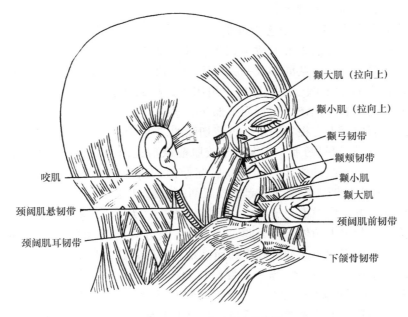

颧大肌（拉向上）
颧小肌（拉向上）
颧弓韧带
颧颊韧带
颧小肌
颧大肌
颈阔肌前韧带
下颌骨韧带

咬肌
颈阔肌悬韧带
颈阔肌耳韧带

图 3.2 - 15　面部皮肤支持韧带

1. 颧弓韧带　　位于颧小肌起点的后方。起于颧弓前端下缘骨膜或颧骨颊面，纤维束稍斜向前下穿 SMAS 和浅筋膜，呈扇形止于真皮。此韧带长约 1 cm，宽约 1 cm，厚约 0.3cm。面横动脉和面神经的颧支在 SMAS 的深面，前行于该韧带上、下方或穿经该韧带，并有面横动脉和细小的感觉神经伴该韧带达皮肤和皮下。因此，紧靠皮肤切断该韧带有利于保护血管和神经，如有出血，应行电凝止血。

2. 下颌骨韧带　　起点位于下颌体前 1/3，距下颌体下缘约 1cm 处的外侧面骨膜，呈与下颌体长轴平行的条带状。由 8～15 条呈双排平行排列的结缔组织小束组成，伸向浅面穿过表情肌肌束和颊脂肪团止于真皮。此韧带长约 0.7cm，宽约 3 cm，厚约 0.5cm。

3. 颈阔肌悬韧带　　被颈阔肌覆盖，略呈后上斜向前下的横向走行。该韧带起于茎突下颌韧带、茎突舌骨肌和二腹肌后腹，呈左右短和上下宽的扁带状纤维束横行向外经腮腺与下颌角和下颌下腺三者之间，再经胸锁乳突肌前方行向浅面，下部纤维止于颈阔肌深面，上部纤维止于与颈阔肌相续的 SMAS 的腱膜性区。其起止点之间长约 1.5cm，由耳垂点至下颌下腺后上缘宽约 6.5cm，在下颌角点平面厚约 0.3cm。面神经颈支紧贴韧带前面下行一段距离后分支布于颈阔肌；颈外静脉下行于韧带后方与胸锁乳突肌之间；耳大神经在韧带后方行向前上，距耳垂点 2～3.5cm 范围内斜穿韧带上段后分支入腮腺。在切断该韧带时应注意其前后方的血管和神经。

4. 颈阔肌耳韧带　　是连于颈阔肌后上缘与耳垂后下方三角形致密区之间的筋膜性韧带。耳垂后下方的皮下组织很少，此处的真皮直接与 SMAS 和腮腺被膜等结构紧密相连，共同形成一尖向下的三角形“致密区”，续于颈阔肌后上缘的 SMAS 行向后上融于致密区皮下组织中，故颈阔肌耳韧带实为颈阔肌后上缘与致密区之间的 SMAS。在行面颈部除皱术时，需切断此韧带，以便将颊颈部皮肤和颈阔肌向后上方提紧固定，再将切断的韧带固定于乳突骨膜上。

5. SMAS-颧颊部韧带　　纵行于咬肌前缘附近。据其起点的不同，由上而下可分为三组：上组纤维少，起于咬肌起始部的咬肌筋膜表面，行向浅面止于SMAS；中间组为韧带的大部，起于咬肌筋膜前缘和（或）颊咽筋膜，经颊脂肪垫的上后和下方行向浅面止于 SMAS；下组亦少，为 1～3 束纤维，在咬肌前缘下段的前方，起于下颌体上缘骨膜，行向上、浅方向止于颈阔肌。该韧带与血管神经的关系甚为密切。面神经颧支和面横动、静脉紧贴韧带上方，行向前上；腮腺导管前行于血管下方，相当于鼻翼与口角连线的中点至耳屏间切迹连线的中 1/3 段深面；面神经颊支向前穿行于中间组的纤维束间达颊脂肪垫浅面，然后分支布于上唇和鼻周围的表情肌；下组纤维束上方有面动脉、面静脉斜过，下方有面神经下颌缘支横过。上述血管、神经主干均行于 SMAS 的深面，在剥离

SMAS 和切断韧带时，勿伤及这些重要结构。

6.颈阔肌前韧带　　起于颈阔肌前上缘，斜向前外行向浅面止于颊部真皮。牵拉此韧带时，可使颊部呈现"酒窝"样改变。在行面部除皱术时需将韧带切断，以免上提颈阔肌时引起异常"酒窝"。

五、面颈部表浅肌肉腱膜系统（SMAS）

1.面颈部表浅肌肉腱膜系统（SMAS）的定义　　面颈部表浅肌肉腱膜系统是指颅顶和面颈部皮下组织深面的一层连续性肌肉腱膜结构。简称 SMS（superficial musculoaponeurotic system. SMAS）。其特点是位于皮下组织（浅筋膜）深面，构成面浅部软组织的第 3 层，由含有肌纤维成分的腱膜（即膜状的肌腱）和与腱膜相连续的同一结构层次的表情肌构成，向上为枕额肌和帽状腱膜，向下为颈阔肌，向前为眼、鼻和口周肌，向后为耳上肌、耳前肌、颞浅筋膜，向下为颈浅筋膜。SMAS 受面神经躯体运动纤维支配。

2.SMAS 的分区　　根据 SMAS 所含肌肉或腱膜的多少，可将 SMAS 分为肌性区、腱性区和混合性区（图 3.2－16）。

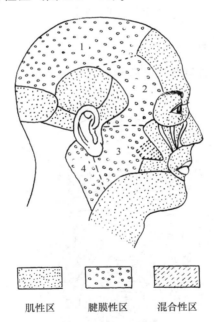

肌性区　　　腱膜性区　　　混合性区

图 3.2－16　面颈部表浅肌肉腱膜系统的分区

1—帽状腱膜；2—颞浅筋膜；3—耳前腱膜；4—颈浅筋膜

1）肌性区　　由浅层的表情肌构成，属于 SMAS 的周围部，以颅、面和颈部的前侧和前外侧最多也最重要。由上而下有枕额肌、眼轮匝肌、颧大肌、颧小肌、提上唇肌、笑肌、口轮匝肌、口角肌、降下唇肌和颈阔肌等；此外，尚有耳前、上、后肌。

2）腱膜性区　即中央部，主要由致密结缔组织膜构成，其间含有少量连续或不连续的肌纤维，因而坚韧结实耐牵拉。该区位于头颈部的侧面，被肌性区环抱。根据所在部位，由上而下又可分为颅顶区的帽状腱膜、颞区的颞浅筋膜、耳前区的耳前腱膜和胸锁乳突肌区的颈浅筋膜。

3）混合性区　仅位于颧大肌外侧缘的下半与耳前腱膜之间，为纵行带状区，其结构特点是由细薄且相互分离的纵横肌束和其间的菲薄结缔组织纤维膜交织而成。纵行肌束为颧大肌下半的薄弱肌束，向下编入口轮匝肌；横行肌束为颈阔肌前上部的薄弱分束，向前上亦编入口轮匝肌。此区恰位于颊脂肪垫的浅面，实为肌性区与腱膜性区的过渡区。由于纤维膜和肌束均薄弱，故不耐牵拉，因此为SMAS的薄弱区。

由上述可见，SMAS的周围均为表情肌，即上有额肌，前有眼轮匝肌、颧肌和笑肌，下有颈阔肌，后有耳周肌。腱膜性区实为这些肌肉的中间腱，只是在混合区处的肌肉和腱膜不甚连续和完整而已。肌性区、腱膜性区和混合区三者在浅筋膜深面相连续形成为同一层次的完整结构。

六、面颈部皮下脂肪

面颈部各区皮下脂肪量有较大差异，可分为多脂肪区、少脂肪区和无脂肪区（图 3.2 - 17）。

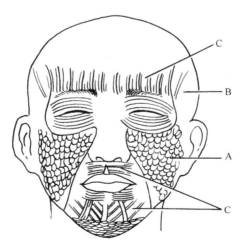

图 3.2 - 17　面部皮下脂肪分布
A—多脂肪区；B—少脂肪区；C—无脂肪区

1. 多脂肪区　位于鼻唇沟外平均约 2cm，口角外上平均约 2cm 处，是皮下脂肪最厚的部位，平均厚度 0.8 cm。一般在鼻唇沟外上方的皮下脂肪位于由表情肌围成的三角形凹陷内，窝的上界是眼轮匝肌下缘，内侧是上唇的表情肌，外侧是颧大肌。窝底有面动脉、上唇动脉以及面神经颊支等通过。此凹窝的下内方是多脂肪区和无脂肪区的分界线，该界线的表面解剖标志是鼻唇沟。因此可以理解肥胖可形成明显的鼻唇沟，消瘦也可形成明显的鼻唇沟，前者是由于"鼻唇隆起"，后者是由于皮肤松垂所致。不同原因引起的鼻唇沟畸形，采用不同的方法矫治。如由鼻唇隆起所致，可采用局部切除、吸脂、除皱术等方法。如果由于消瘦皮肤松垂所致，则可采用除皱术、局部填充等方法。

2. 少脂肪区　颞区是第一个少脂肪区。在皮肤和颞浅筋膜之间，仅有少量的薄层脂肪分布。为此，如颞区除皱的手术入路选择颞浅筋膜浅面分离，则应注意：1）在发际内时略偏向深层，以保护浅层的毛囊不受损伤；2）达发际外时略偏向浅层，以免损伤面神经颞支。

耳垂下及乳突以下区域是第二个少脂肪区。这里是颈阔肌—耳韧带所在部位。术中分离时只能采取锐性方法，因此既要注意不要分破皮肤，又要避免损伤仅有薄层 SMAS（浅表肌腱膜）覆盖的耳大神经、颈外静脉等结构。

3. 无脂肪区　口轮匝肌和眼轮匝肌表面几乎无皮下脂肪分布。真皮和轮匝肌纤维直接连结，因此这两个部位易产生短小细密皱纹。并且在上唇的口轮匝肌和提上唇、鼻翼肌的上外缘，一方是真皮和其深面的多量脂肪相对疏松连结，另一方是真皮与肌纤维紧密连结，二者交界线即是前述的鼻唇沟。

4. 颞脂肪垫　是位于颞部皮下深筋膜之间的脂肪，分为颞浅脂肪垫和颞深脂肪垫。颞脂肪垫支撑着颞窝的丰满度，直接影响头形和面形。颞脂肪垫将颞深筋膜与颞肌隔开，利于颞肌运动的作用，也为颞区手术时剥离提供了便利。

颞浅脂肪垫位于颞深筋膜浅、深层之间，上达颧弓以上约 4cm 处，上缘可呈直线形、凸向上的弧形或曲线形；下达颧弓上缘；前至颞窝前界；后至耳屏前 2.5cm 处。浅垫的前部以脂肪组织为主，前下部较厚，在眼轮匝肌外缘处可厚达 0.4cm；后部以结缔组织筋膜为主，后上部较簿。颧弓上缘骨膜形成的筋膜板将浅垫分隔为数块；筋膜板本身又是构成浅垫后下部的组成部分。

颞深脂肪垫位于颞深筋膜深层的深面，其与颞深筋膜深层之间有薄层颞肌。深垫较浅垫薄而小，上界达颧弓上方约 2 cm，前界邻近眶外侧缘，后界邻近耳轮脚，向下经颧弓深面的前部与颊脂肪垫相连。在耳前 3～4cm、颧弓上 1cm 范围内较厚，可达 0.4cm。深垫内有较丰富的细小动脉网和较多的小静脉。深垫的深面为颞肌及其肌腱。

5. 颊脂肪垫　位于颊部皮肤与肌肉之间，贴附于颊筋膜的浅面和咬肌的深面，其前内侧和上部贴上颌骨骨膜达翼上颌裂呈扁长的脂肪块，由三个相对独立的分叶组成，即前、中和后叶（图 3.2 - 18）。每叶有相对独立的包膜、各自的韧带、血管来源，叶间有疏松结缔组织连接，形成自然间隙，每个分叶的功能有所侧重。

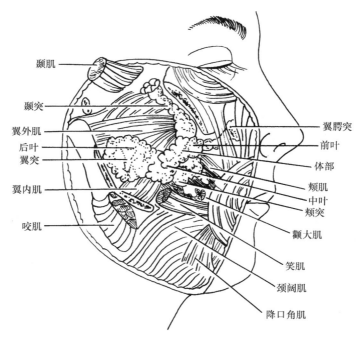

颞肌

颧突

翼外肌
后叶
翼突

翼内肌

咬肌

翼腭突
前叶
体部
颊肌
中叶
颊突
颧大肌

笑肌

颈阔肌

降口角肌

图 3.2 - 18　颊脂肪垫

前叶位于腮腺导管、面前静脉和眶下神经血管束的周围，充填于上唇方肌、颧肌、上颌骨和颊肌后（中）叶之间的间隙中，成人的前叶局限于上颌骨前面的间隙中，老年人的前叶较丰满。前叶的脂肪组织可伴随眶下血管神经束入眶，但和眼球周围脂肪组织有致密结缔组织分隔。

中叶连于前叶和后叶之间，在儿童时发达，成人或老年人已萎缩。

后叶终身存在。腮腺导管上方的脂肪属于后叶的一部分。后叶向翼内肌表面与翼外肌下部的外面突起称为翼突，其大小和年龄有明显关系，儿童期后叶较小，但翼突很大；而成人翼突可萎缩成很小的部分。翼突的变异较大，大者可一直延伸到下颌下腺窝内。后叶伸入到翼腭窝内的部分称为翼腭突，填充于翼腭窝内的血管和神经之间，还可伴随眶下血管入眶。

颊脂肪垫各叶由其包膜增厚形成的韧带组织固定在周围结构上。前叶籍上颌骨韧带和颊肌韧带固定在上颌骨和颊肌肌膜上；中叶通过颧骨后韧带和眶下裂后续韧带固定在颧骨后骨膜和眶下裂后缘上；后叶以眶下裂前缘韧带、颞肌腱膜韧带和颊肌韧带分别固定在眶下裂前缘、颞肌腱膜和颊肌筋膜上。在正常情况下颊脂肪垫不会随体位的变化而出现移位，当韧带松弛或发育不良、或颊脂肪垫的包膜破裂可导致颊突下垂或向口腔内脱出。

颊脂肪垫的血管来源为多源性，主要是上颌动脉的颊动脉和面动脉颊支的后支。

颊脂肪垫具有填充、滑动和缓冲作用。当肌肉收缩时，起到滑动垫的作用。颊脂肪垫前叶和后叶的部分突起可保护面前静脉、腮腺导管、眶下血管神经束等，可使其免受或减轻肌肉收缩挤压或外力损伤。颊脂肪垫也可移植一部分填充修复颜面其他处的凹陷畸形。在行鼻唇沟部除皱术时，沿腮腺导管可找到前叶，将其和眶下区皮下脂肪同时悬吊，可取得更满意的美容效果，

七、面部表情肌的美容解剖

面部表情肌属于皮肌，一般起于骨骼（图 3.2－19），止于皮肤。肌纤维附着于皮肤，表面无深筋膜（颊肌除外）覆盖，当其收缩时，拉紧面部皮肤，产生各种表情；松弛时，有弹性的皮肤就返回原来的状态。表情肌主要集中于面部的额、眼、鼻、口周和耳部。按表情肌的位置，可分为六群：颅顶肌、外耳肌、眼周围肌、鼻肌和口周围肌。

1. 颅顶肌　　位于颅顶部皮下，与颅部的皮肤和皮下组织共同组成头皮。颅顶肌由左、右枕额肌和颞顶肌构成。在此仅述与表情关系密切的额肌。

额肌居额部皮下，左右对称，宽阔而菲薄，无骨性附着。后方与帽状腱膜连续，前方止于眉部皮肤，部分纤维与眼轮匝肌混合，在中线发出一小束纤维至鼻背，其深面的筋膜止于眶缘的上部，故筋膜深面的液体不能蔓延至上眼睑。此肌两侧共同作用时，向前牵拉帽状腱膜，使头皮向前，并使额部皮肤产生横纹（如仰视或惊讶时）；上提眉部及略使眼睑上提，是眼轮匝肌的拮抗肌。额肌受面神经颞支支配。

2. 外耳肌　　外耳肌在人类属退化肌，位于耳廓周围，包括三条肌肉：①耳上肌：又称耳提肌，最大，呈三角形，肌腹阔而薄，起自帽状腱膜，抵止于耳廓软骨，作用为上提耳廓。②耳前肌 较其他肌小，常缺如，起自帽状腱膜，止于耳廓软骨的前部，作用为牵引耳廓向前。③耳后肌：位于耳后，起自乳突外面，止于耳部软骨的后面，作用为牵引耳廓向后。

3. 眼周围肌

1）眼轮匝肌：围绕眼裂周围的皮下，为椭圆形扁肌，分眶部、睑部与泪部。A 眶部：为三部中最大的部分，是眼轮匝肌最外围的部分。作用为使眶部周围皮肤产生皱纹，使眉下降，上提颧部皮肤，使睑用力闭合。B 睑部：位于眼睑皮下，肌束很薄。其深面穿上睑提肌。作用为眨眼，并能舒张额部皮肤。C 泪部：位于睑部的深面。作用为使眼睑紧贴于眼球上，防止外来异物侵入和藏于结合膜

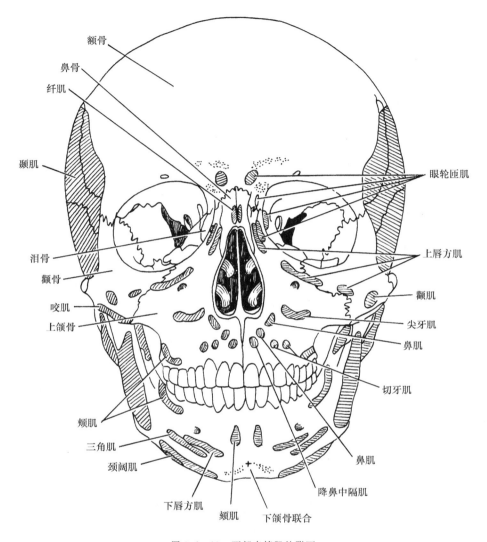

图 3.2 - 19　面部表情肌的附丽

囊内，同时使泪囊扩大，囊内产生负压，以促进泪液的流通。眼轮匝肌受面神经的颞支和颧支支配。

2) 皱眉肌：位于眼轮匝肌眶部及额肌的深面，两侧眉弓之间，起自额骨鼻部，肌纤维斜向上外，终于眉部皮肤。此肌收缩时牵眉向内下，使鼻根部皮肤产生纵沟，出现皱眉的表情（如疼痛时的表情）。皱眉肌受面神经颞支支配。

3) 降眉肌：又称鼻根肌，为额肌的延续部分。起自鼻骨下部的鼻背筋膜和鼻背板的上部，于中线两侧向上，其肌纤维与额肌内侧部的肌纤维相连续，止于眉间部皮肤，收缩时牵拉眉间皮肤向下，使鼻根部皮肤产生横纹；亦可上提鼻背板，从而缩短外鼻的长度并开大鼻孔。

4. 鼻肌

1）鼻肌横部：发育较好，位于外鼻下部的两侧皮下，在提上唇肌深面，此肌收缩时，使鼻孔缩小，同时也牵动鼻前庭缩小，故又称鼻孔收缩肌或压鼻孔肌。

2）鼻肌翼部：又称鼻孔开大肌，较弱小，居横部的下方，起自上颌骨，经鼻翼外侧行向内上，止于大翼软骨的外侧面，此肌收缩时，牵引鼻翼向下外方扇动，尚能使鼻孔扩大。

3）降鼻翼肌：起于尖牙上方的上颌骨，行向上止于大翼软骨外侧脚边缘，有降鼻翼的作用。

4）降鼻中隔肌：分深浅两部，浅部起自口轮匝肌；深部起自上颌骨的中切牙的牙槽骨，止于鼻中隔软骨的下面。作用为牵引鼻中隔下降。此肌在鹰钩鼻者较发达，故在矫正鹰钩鼻时，应将此肌适当切除部分。

5. 口周围肌　　口周围肌在结构上高度分化，形成复杂的肌群。其中口轮匝肌为环行，其余肌皆呈放射状排列。按层次可分为浅、中、深三层，但是这三层肌实际是相互掩盖，相互交错的。

1）浅层：

①口轮匝肌　或称口括约肌，位于口裂周围的口唇内，为椭圆形的环形扁肌，上至外鼻，下至颏结节的上方。口轮匝肌除了环行肌外，尚有部分肌纤维为颊肌、切牙肌、颧肌及降口角肌的延续，所有至口周围的肌皆交错编织于该肌内。收缩时可使口裂紧闭，并可作努嘴、吹口哨等动作，若与颊肌共同收缩，可作吸吮动作。此肌受面神经的颊支和下颌缘支配。一侧面神经瘫痪时，则可能出现口涎外溢及吸吮、吹口哨等动作受影响等症状。

②提上唇肌　位于眶下部的皮下，近似长方形的扁肌。起点分二部：内侧部起自上颌骨额突的下部；外侧部较宽，起自眶下缘至眶下孔之间的部分。二部分肌纤维向下集中止于上唇、鼻翼及鼻唇沟附近的皮肤。此肌上提上唇，牵引鼻翼向上，使鼻孔开大，同时加深鼻唇沟。该肌由面神经颊支配。

③颧小肌　起自颧骨的颧颌缝之后，肌纤维行向内下方至上唇。此肌提起上唇以暴露上颌牙齿，还参与提起并加深鼻唇沟。该肌由面神经颊支支配。

④颧大肌　位于颧小肌的外下侧，起自颧骨接近颧颞缝处，肌束斜向内下方，终止于口角的皮肤和颊黏膜，部分肌纤维移行于口轮匝肌。此肌牵拉口角向上外方活动，使面部表现笑容。

⑤笑肌　由少数横行的肌束构成，部分肌束起自腮腺咬肌筋膜，部分肌束起自鼻唇沟附近的皮肤，还有部分肌束和颈阔肌后部肌束相连。肌束向内集中止于

口角皮肤，并和降口角肌结合。此肌牵引口角向外侧活动，显示微笑面容。

⑥降口角肌 位于口角下部的皮下，为三角形的扁肌，起自下颌骨的下缘（自颏结节至第一磨牙之间的部分），肌纤维斜向上内方，遮盖颏孔，逐渐集中于口角，部分肌纤维终于口角皮肤，部分肌纤维至上唇移行于口轮匝肌。此肌收缩时，使口角下垂，产生悲伤、不满及忿怒的表情。该肌受面神经下颌缘支支配。

2）中层

①提口角肌 位于提上唇肌及颧大肌的深面，肌纤维斜向下外方，集中于口角，部分肌纤维移行于口轮匝肌。此肌收缩时，上提口角。该肌受面神经颊肌支支配。

②降下唇肌 或称下唇方肌，位于下唇下方两侧皮下，为菱形的扁肌，外侧部分被降口角肌遮盖，起自下颌体前面的斜线（即颏孔至颏结节之间的斜线）肌纤维斜向内上方，与口轮匝肌相互交错，止于下唇的皮肤及黏膜。此肌收缩时，使下唇下降，产生惊讶，忿怒的表情。

3）深层

①切牙肌 位于口轮匝肌的深面，有时缺如。此肌收缩时牵引口角向内侧。

②颏肌 或称颏提肌，位于降下唇肌的深面，该肌收缩时，上提颏部皮肤，使下唇前送。该肌受面神经的下颌缘支支配。

③颊肌 位于颊部的深部，为一长方形的扁肌，内面为口腔黏膜。起自下颌骨颊肌嵴、上颌骨的牙槽突的后外面及翼突下颌缝（颊咽缝），向前至口角。此肌与口轮匝肌共同作用，能作吹喇叭、吹口哨动作，故该肌又名吹奏肌，参与咀嚼运动。当该肌瘫痪时，食物便堆积于口腔前庭内。在表情动作中可使口裂向两侧张大。该肌受面神经颊支支配。

6. 颈阔肌 主要位于颈部皮下，宽而菲薄。颈阔肌前部纤维向上，逐渐靠近正中线，至颏联合下方，左右相互交错，并止于下颌骨体的下缘，中部纤维越过下颌骨下缘后，经面动脉与面前静脉浅面，朝向口角，与笑肌、三角肌、下唇方肌相融合；后部纤维则移行于腮腺咬肌筋膜。颈阔肌收缩除使颈部皮肤出现斜行皱纹外，还可牵拉口角和下唇向下，并协助降下颌。此肌受面神经颈支支配。面神经颈支麻痹，可引起下颌缘支的假性麻痹，从而影响病人的张口和微笑。

八、面颈部皱纹与表情肌的关系

面部动力性皱纹与面部表情肌有着密切的关系，即皱纹的方向和表情肌纤维的方向呈垂直或者切割状（图 3.2 - 20）。

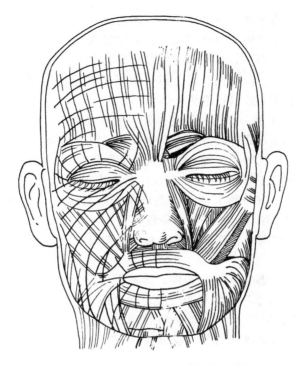

图 3.2－20　面部皱纹与面部表情肌

1. 额纹　　为额肌收缩所致,俗称抬头纹。位于眉和眉间的上方至邻近前额发际处,呈横向排列,恰与额肌纤维走行方向垂直。沟纹一般为 3~6 条,可分为正中组和外侧组,两组之间可稍有连续或有分叉,外侧组的产生乃因额肌直接收缩所致,中间组的产生则系两侧额肌共同牵拉正中皮肤的结果。一般情况下,左、右额纹对称。额纹出现较早,少数人可于 20 多岁即开始展现。随着年龄的增长,皮肤逐渐老化,弹性下降,额纹也随之加深。

2. 眉间纹　　位于两眉之间,多为 2~3 条,主要为垂直走向,但下部纹常向两侧略呈八字形展开,亦与眉间肌纤维方向垂直。

3. 鼻根纹　是位于鼻根部的横纹,常为 1~2 条。位于左、右内眦连线上方,此纹为纵行的降眉肌收缩所致。

4. 眼睑纹　　分布于上、下睑皮肤,为眼轮匝肌收缩所致。上睑纹细密明显,中间部呈垂直向,内侧部稍向内上方辐射,外侧部亦逐渐向外上方散开。下睑纹稍粗浅,呈垂直状或稍斜向外下,如有眼袋时皱纹不明显。鱼尾纹 呈粗细不等的条纹状,沿外眦部作放射状排列,闭眼时因眼轮匝肌收缩致纹理更为明显。随着年龄的增长,皮肤弹性降低而松弛,鱼尾纹会逐渐加深并向两侧延伸。

5. 鼻唇沟纹　　位于鼻唇沟外侧缘,即颊脂垫与口轮匝肌相交处的皮肤皱襞，多为一条，但有时在主纹的内侧或外侧可有一与主纹相平行的次纹，次纹常较短浅。任何人在微笑时均可出现此纹，但年轻人在不笑时可消失。中年起则逐渐显露，不笑时也可存在，笑时则更明显。鼻唇沟纹若下延至下颌体下缘，则应视为明显老化的现象。鼻唇沟纹是上唇外上侧呈放射状排列的表情肌收缩所致，年老者也有与皮肤重力性皱纹混为一体。

6. 颊纹　　位于颊部鼻唇沟纹的外侧，为一或数条，并略与鼻唇沟纹平行。较明显的颊纹常上延过颧部，并可与下睑外侧纹和下部鱼尾纹相连续。其产生原理同鼻唇沟纹，但出现较晚。瘦人的颊纹较为明显。

7. 唇纹　　是上、下唇的皮肤皱纹，在唇中部呈垂直状，两侧的纹理渐向外上（上唇）或外下（下唇）倾斜，在口角处则呈放射状排列，为口轮匝肌所致。唇部因缺乏皮下组织，皮肤与口轮匝肌紧连，口轮匝肌又较宽，故皱纹呈现出密而细的特点，红唇处较明显；拱嘴时皮肤部可有 2～3 条粗纹，上唇纹较明显。

8. 颏纹　　位于颏部，横行走向，多不明显，为颏肌收缩所致。

9. 耳前纹　　位于耳轮脚与颧弓根之间及其上方，呈纵行走向，一般为 1～2 条，老年人和瘦者明显。此纹为耳前肌收缩所致。

10. 颈部纹　横形条纹，为颈阔肌所致

九、皮肤切口与表情肌的关系

面颈部美容手术切口的选择原则是创伤小、隐蔽、愈合后瘢痕不明显。过去

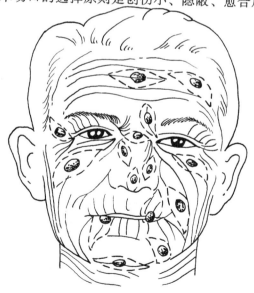

图 3.2－21　面部皱纹与手术切口

的教科书认为手术切口方向应与皮肤裂线一致。其理由沿此线方向作手术切口，皮肤张力小，有利于创口的愈合；现在临床美容手术通常是按照皱纹线的走向作切口（图 3.2－21 面部皱纹与手术切口），理由是顺皱纹线的方向作切开皮肤对真皮内胶原纤维和皱纹线下的弹性纤维切断最少，因此创口张力小，愈后瘢痕小，外表美观。

（吴继聪　彭晓云）

第三章 头面颈部的美容应用解剖

第一节 眶 部

眶部主要包括眼眶、眉区、眼睑、眼球、泪器、结合膜及眼肌等。这里仅叙述眼眶、眉区和眼睑等三个部分（图 3.3－1），其他内容详见系统解剖。

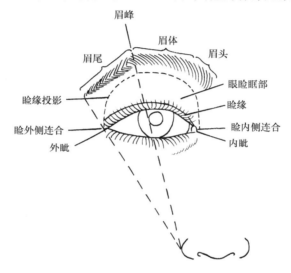

图 3.3－1 眉和眼睑

一、眼眶

眼眶是位于面颅上部的一对骨性腔隙，对称性地分列于鼻根两侧。

1. 眼眶的形态结构 眼眶是呈尖向后的四棱锥形的骨性腔隙，眶口略呈四边形，向前下外倾斜。眶尖指向后内方，相当于视神经孔的部位。

（1）眶口的构成 眶上缘由额骨构成，内侧部钝圆，外侧部锐薄，在内、中 1/3 交界处有眶上孔或眶上切迹。眶下缘较厚，由内侧的上颌骨和外侧的颧骨构成，中央下方有眶下孔。眶内侧缘由额骨和上颌骨额突的泪前嵴连结而成。眶外侧缘钝圆，由额骨颧突和颧骨的额蝶突连结而成。

（2）眶壁的构成 眶壁由额骨、蝶骨、颧骨、上颌骨、腭骨、泪骨和筛骨构成。

① 上壁：主要由额骨眶部构成，分隔颅前窝与眶腔。该壁前外侧，额骨颧

突的后方有泪腺窝，上壁前内侧距眶缘约 4mm 处有滑车小凹，上斜肌的软骨性滑车附着于此。在额筛缝处有筛前孔和筛后孔。

② 内侧壁：主要由泪骨和筛骨构成。其前部有泪囊窝，经鼻泪管通鼻腔的下鼻道。窝后方以菲薄的筛骨眶板与筛窦相隔。

③ 下壁：由颧骨、腭骨和上颌骨构成。呈三角形，斜向上内，移行于内侧壁。下壁中央有眶下沟及眶下管，向前开口于眶下孔。

④ 外侧壁：较厚，主要有颧骨和蝶骨大翼构成。后部分别借眶上裂和眶下裂与上壁和下壁分开。眶上裂下缘的骨棘称外直肌棘，系外直肌起点，也是总腱环附着点。在眶缘稍内方有一眶外侧结节，是睑外侧韧带、外直肌固定韧带、提上睑肌腱膜和眼球悬韧带的附着处。

（3）眶的容积和测量

眶的容积平均约为 30 立方毫升。

国人成人眶口高度为 34.9～36.7mm，宽度为 38.5～39.0mm，眶深为 47～49mm。

（4）眶的方位

两眶的眶轴（自蝶骨小翼根骨片前缘至眶高中点的连线）相交于后方，形成的夹角称分歧角，其大小有个体差异，且随年龄而变化，儿童较小，成人较大，约达 45°，故小儿内斜视可随年龄增长而减轻或消失。

左、右眶内侧壁形成相互平行的矢状位。

左、右眶外侧壁向后的交角称眶外壁角，近于 90°。

自鼻眼至两侧眶外缘所成的夹角称眶角，约为 145°。

每侧眶内、外侧壁所成之夹角约为 45°。

临床上，有关眼眶方位的知识对修复眼眶骨折或矫正眼眶畸形有着重要的参考价值。

2. 眼眶的类型　　根据眶指数可将眼眶分为大、中、小 3 型。

眶指数 ＝（眶高÷眶宽）×100

国人眶指数平均为 89.74，眶的分型见表。

眶的分型

指数范围	眶类型	眶形态	分布人种
小于 84	小型	横长方形	黑种人
84～89	中型	略呈长方形	白种人
大于 89	大型	近似圆形	黄种人

3. 眶的毗邻　　眶上方借额骨眶板与颅前窝相隔，前上方与额窦相邻，眶

下壁下方为上颌窦，内侧毗邻筛窦，后部毗邻蝶窦。

二、眉区

眉区是眉毛所在区域，由眉毛、眉区软组织和骨性眉弓组成。

1. 眉　　眉是位于额和上睑之间的横向呈弓形分布的一束毛发。眉不但能分流由额部流下的汗水和雨水，防止其进入眼内，而且对衬托一个人的容貌美起着十分重要的作用。同时，还参与表情活动。

（1）眉的形态　　眉毛是由硬而较粗的短毛排列而成，其密度为 50～130 根/cm^2，呈自限性生长。自内向外可分为头、体、峰和尾四部分。眉头多呈尖向内下方的三角形：尖部眉毛细而疏，多伸向内上方；中部稍浓密，朝向上方；近眉体部的眉毛则较浓密，朝向外上方。眉体的眉毛粗而硬，黑而长，排列较密。可分为上、中、下 3 行，均向外生长但毛梢较集中而呈横嵴状隆起，使眉富于立体美感。眉峰位于眉的中、外 1/3 交界处的黄金分割点，为眉的最高点，眉毛也最浓密、粗黑，为眉的形态增添了美感。眉尾多呈细长状伸向外下方，眉毛细而软，色最淡，至尾端逐渐稀疏，可分上、下部，上部眉毛伸向外下，下部眉毛朝向外或外上。眉毛的形态与年龄、性别、种族、遗传、健康状况和饮食习惯有关。儿童眉毛短稀而色淡，青壮年者密粗而黑长，老年人则又可变为稀软而色淡或变灰白。男性眉毛较女性粗浓黑长。了解眉毛的形态对于眉毛再造或立体文眉具有重要的指导意义。

（2）眉的分类　　眉的分类方法很多。常以眉的形态、位置、疏密等作为分类依据。

1）根据眉的形态分类　　常见的有新月眉（呈新月状）、大刀眉（犹如古代战刀）、剑眉（形如宝剑）、柳叶眉（如垂柳之叶）、一字眉（又称水平眉）、八字眉（两侧眉成"八"字形）等等。

眉的形态可衬托一个人的气质和性格，如新月眉给人以柔美、秀丽之感，被人称为美人眉；柳叶眉则给人以活泼、开朗、大方之感，等等。

2）根据眉的位置分类

① 根据眉头位置

A. 标准型：眉头位于内眦垂线上，两眉之间为一眼裂长度。

B. 靠内型：也称向心眉，左、右眉头靠近正中线，眉毛常较浓密，给人以严肃、英武之感。

C. 靠外型：也称离心眉，左、右眉头相距较远，眉头在内眦垂线的外侧。这种眉给人以安祥、温和、悠然自得之感，但如离得太远，则给人以愚钝之感。

② 根据眉峰位置

A. 标准型：眉峰位于中、外 1/3 交界处。

B. 靠内型：眉峰位于中 1/2 处。

C. 靠外型：眉峰位于外 1/4 处。

③ 根据眉梢位置

A. 水平型：给人以稳健、文静之感。

B. 上升型：给人以活泼、生动之感。

C. 下降型：给人以亲切、慈祥之感。

3）根据眉的疏密来分类可分为三种：稀少、中等和浓眉。稀少者为眉毛不能完全盖住皮肤；中等者为眉毛几乎完全盖住皮肤，但眉间无毛；浓眉者为眉毛完全盖住皮肤，眉间有毛，甚至连成一片。

（3）眉的美学标准　眼睛有"心灵窗户"的美誉，但一双靓丽的眼睛离不开眉毛。从"眉开眼笑"、"眉目传情"等可以看出，两者相互配合、相互协调，体现了动态美。

究竟什么样的眉毛最理想，最符合美学标准，这很难一概而论。一副理想的眉应与年龄、性别、面型、体型乃至职业、性格等均相适应，表现为其眉的形态、疏密、粗细、长短应各具特色。

一副理想的眉，应具备下列基本条件：

① 眉的位置：眉头位于内眦垂线上；眉尾抵达鼻翼至外眦的延长线，并略比眉头高 2～3mm；眉峰位于眉的中、外 1/3 交界处。

② 眉的形态：略呈微弧向上的隆起，男性多为剑眉或一字眉，女性多为新月眉或柳叶眉。

③ 眉的一般状况：男性眉毛宜浓密，女性眉毛宜稍淡疏；眉色清晰有光泽，眉毛完整无缺失；左右对称、协调。

2. 眉区软组织结构　眉区软组织结构包括皮肤、浅筋膜、帽状腱膜前后鞘、肌层、眉脂肪垫和骨膜。

（1）皮肤：生有眉毛，较眼睑皮肤为厚，眉体部皮肤更甚。该处皮肤移动性大，以上下移动为主，这对眉参与面部表情很有意义。另外皮肤中含有丰富的皮脂腺。

（2）浅筋膜：为含有少量脂肪成分的疏松结缔组织，向下与眼睑浅筋膜相延续。

（3）肌层：起于帽状腱膜的额肌自上而下垂直走行，在眉区与眼轮匝肌眶部肌纤维相互交织，并发现少量额肌纤维止于眉区皮肤。皱眉肌起自额骨鼻部，斜向外上，跨眶上血管和神经浅面止于眉区内侧半皮肤。降眉肌位于皱眉肌始段的内侧，起于鼻根，上行止于眉头部及相邻眉间皮肤。

（4）帽状腱膜前、后鞘：由帽状腱膜形成，包裹额肌及眼睑匝肌。前鞘通过纤维结缔组织小梁与眉区皮肤牢固相连，而与上睑皮肤连结疏松。后鞘以眉脂肪垫与眶骨膜粘连，尤其在内侧粘连牢固。后鞘往下延伸进入眼睑即为眼轮匝肌筋膜。

（5）眉脂肪垫：因在疏松结缔组织纤维交织成的网眼中嵌有脂肪成分而得名。位于眉区中、外 2/3 的帽状腱膜后鞘的深面。眶上血管束恰好纵行于脂肪垫内侧端的内侧。眉脂肪垫向下与眶隔前脂肪垫相延续。关于眉脂肪垫的存在，有学者认为它有利于紧密相连的眉区皮肤和肌层在额骨上滑动。

三、眼睑

眼睑为覆盖在眼球前方的能灵活运动的两片帘状组织。眼睑通过眨眼动作实现其保护眼球的作用，可避免异物、强光、烟尘等对眼球的损害，并有助于泪水的分泌和排泄，使眼球表面能够经常处于湿润状态，保持角膜的透明性。此外，还参与多种表情活动。

1. 形态　　眼睑以睑裂为界分为上睑和下睑。上睑较下睑宽大，其上界为眉毛的下缘，与眶上缘大体相当。下睑下界移行于面颊部皮肤，二者间无明显分界线（图 3.3－2）。

上睑因有提上睑肌，所以它的活动范围较下睑大得多。睁眼前视时，上睑上提几乎达角膜的上缘，下睑缘平角膜下缘；闭眼时，仍主要是上睑动作，下睑仅稍稍向上。

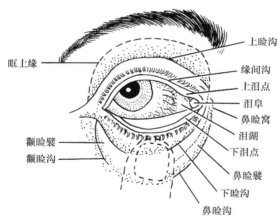

图 3.3－2　眼睑的表面标志

（1）睑缘　睑缘为上、下睑的游离缘。睑缘宽约 2mm，其前缘圆钝，后缘呈直角。睑缘被沿其长轴走行的睑缘灰线分为前带和后带，睑缘灰线标志着皮肤与结膜的结合线。在睑缘后带上，有睑板腺（Meibom 腺）开口，上睑约为 25个，下睑约为 20 个，肉眼可见，呈规则点线状。在前带上生有 2～3 行睫毛。上睑睫毛较长，为 8～12mm，数目较多，约 100～150 根，向前上方弯曲；下睫毛较短，为 6～8mm，数目较少，约 50～75 根，向前下方卷曲，所以当闭眼时，上、下睑的睫毛并不互相交织。

睫毛的长度因个体、年龄及种族而异，一般儿童的睫毛最长，最弯曲。青春期睫毛较长。睫毛的生理寿命约为 3～5 个月，睫毛若被人为拔掉，可 1 周后再度长出，约 10 周时间达到原长度。

假如自睫毛根部作垂直线，上端为 0°，下端为 180°，这样可用量角器测得睫毛倾斜度。上睑睫毛平视时为 110°～130°，闭眼时为 140°～160°，下睑睫毛平视时男性为 100°～120°，女性比男性平均小 10°。这些数据，对倒睫、睑内翻及睑缘赘皮等病的诊断与治疗较为重要。

睫毛不仅能挡尘、避光，对眼起保护作用，而且本身具有重要的美容作用。细长、微翘、亮黑而闪动的睫毛使眼睛充满了神采，增添了容貌美。因此，睫毛已成为女性眼部重要修饰部位之一。

（2）睑裂　上、下睑缘之间的裂缝称为睑裂。上、下睑缘在内外侧端的交角分别称为内眦与外眦。外眦呈锐角，眼睁大时为 60°，平常状态约为 30°～40°。外眦距完眶缘约 5～7mm。内眦钝圆，与眼球之间有泪湖相隔。泪湖内侧有小丘状泪阜，外侧有粉红色结膜半月襞。

上睑缘距内眦约 6mm 处和下睑缘距内眦约 6.5mm 处，均有一小突起称泪乳头，乳头中央的小孔称泪小点，系泪道的入口。泪点内侧的睑缘既无睫毛，也无睑板腺。

睁眼时，内、外眦之间的连线称为睑裂轴。国人睑裂轴以水平位为最多，占82.06%，上翘位（向外上方）次之，占 13.23%，下倾位（向外下方）最少，仅占 4.71%。

正常情况下，国人同眼内、外眦间的距离，即睑裂长度，男性平均为28.3mm，女性平均为 27.1mm。睑裂高度（为平视时上下睑缘中点之间的距离），男性平均为 7.7mm，女性平均为 7.4mm。

睑裂一般分为三型：细窄型，中等型及高宽型，以中等型为美。

（3）眼睑的沟　在上、下睑的表面，常可看到若干条线沟，这不单是功能上的需要，而且使眼部富有立体美感，令人赏心悦目。

① 睑眶沟：位于眶上缘下方，呈与眶上缘走行一致的弧形浅沟。其内侧段较外侧段更明显。此沟睁眼时较闭眼时更明显，老年人较年轻人更明显，白种人较黄种人更明显。睑眶沟有分流从额眉流下的汗水或雨水的作用。

② 上睑沟：亦称重睑沟，相当于睑板上缘位置。此沟的形成是由于提上睑肌牵张的结果，故睁眼时提上睑肌收缩，使沟更明显。如果提上睑肌机能消失或减弱（即上睑下垂）时，此沟不明显或缺如。

③ 下睑沟：距下睑缘约 3～4mm，微向下凸的弧形浅沟，眼向下注视时更明显。

④ 颧睑沟：相当于眶下缘外侧半的皮肤由外眦行向内下的浅沟，是眶区与颧区的分界线，乃因下睑皮下疏松结缔组织与颧区皮下致密结缔组织相交而成。

⑤ 鼻睑沟：相当于眶下缘内侧半的皮肤由内眦行向外下的浅沟，是眶区与鼻区的分界线。随年龄增长，颧睑沟和鼻睑沟均越来越明显，在老年人，两沟常合成一条半环形浅沟。

（4）眼睑的皱襞

① 上睑襞：又称重睑襞，是由上睑沟上方皮肤下垂、折叠并悬垂于沟前的皮肤皱襞。

② 内眦襞：又称内眦赘皮，是盖于内眦呈新月状的皮肤皱襞。根据其方位和走向可分为 3 类（图 3.3－3）：上睑型（其襞缘与上睑缘连续，并遮盖部分下睑缘）；内眦型（其襞缘呈典型的新月状，长轴呈纵行走向，凹面朝外，同等遮盖部分上、下睑缘和睑襞内眦部）；下睑型（其襞缘与下睑缘连续，并遮盖部分上睑缘，又称倒向性内眦赘皮）。

内眦襞可缩小鼻侧视野范围，且使内眦角失去原有的曲线美，从而影响容貌美。不过，随年龄增长，有部分人的内眦襞可减轻甚至消失。如 10 岁以后仍未明显减轻可考虑手术矫正。

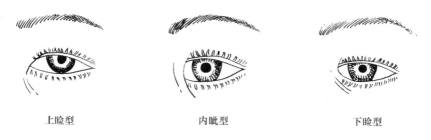

上睑型　　　　　　　　　内眦型　　　　　　　　　下睑型

图 3.3－3　先天性内眦赘皮（襞）的类型

2. 类型

（1）眼睑的分类　正常情况下，下睑形态变化少，而上睑变化大，且对颜面部的美容影响也大。

上睑形态根据有无皱襞及皱襞特征分为 4 类：①单睑（俗称单眼皮）：没有上睑裂，东方人约占 40％～60％；②重睑：俗称双眼皮，有一条上睑沟和一条上睑襞；③隐重睑：上睑沟靠近睑缘并与睑缘平行，重睑不明显；④多重睑：有两条或两条以上的上睑襞。

单睑根据皮肤松弛程度及皮下脂肪多少分为 3 类：①正力型：眼睑皮肤弹性

好，无松弛，皮下脂肪适度，多见于年轻人；②超力型：俗称肿眼泡，眼睑皮下脂肪较多，使眼睑皮肤显得饱满，甚至呈肿胀样；③无力型：眼睑皮肤松弛甚至下垂，皮下脂肪少或缺如，常见于体瘦的中、老年人。

重睑常根据上睑沟的走向和内睑形态分为4类：①平行型：上睑沟与睑缘平行，内睑较宽且宽度基本一致；②广尾型：内睑呈内窄外宽的形状；③新月型：上睑沟两端离睑缘较近，而中间离睑缘较远，内睑呈新月状；④窄尾型：与广尾型相反，内睑呈内宽外窄的形状。

（2）眼型　从眼睛整体形态来看，可谓千姿百态。国人眼型常见有以下几种。

1）标准眼：也称杏眼，眼睛位于标准位置上，睑裂长宽比例适当，较丹凤眼宽，眦角较钝圆。黑珠与眼白露出较多。男性多见。

2）丹凤眼：外眦角大于内眦角，外眦略高于内眦，睑裂细长呈内窄外宽。黑珠与眼白露出适中，眼睑皮肤较薄富有东方情调，形态清秀可爱。无论男女均为美形眼标准之一。

3）圆眼：也称荔枝眼、大眼。睑裂较宽，睑缘呈圆弧形，黑珠、眼白露出较多，使眼睛显得圆而大。给人以目光明亮、机灵之感。

4）眯缝眼：睑裂小狭短，内外眦角均小，黑珠、眼白大部分被遮挡，眼球显小。显得温和，但有畏光之感。眼睛缺乏神采。

5）吊眼：也称上斜眼。外眦角高于内眦角，眼轴线向外上倾斜度过高，外眦角呈上挑状。双侧观看呈反"八字"形。显得灵敏机智，目光锐利，但给人以冷酷的感觉。

6）垂眼：也称下斜眼。外形特征与吊眼相反，外眦角低于内眦角，眼轴线向下倾斜，双侧观看呈"八字"形。显得天真可爱，但给人以阴郁、老态的感觉。

7）三角眼：主要由于上睑皮肤中外侧松弛下垂，外眦被部分遮盖，使眼裂变成近似三角形，中老年人多见。也有先天性三角眼者，但少见。

8）欧式眼：多见于西方人，国人较少见。主要特征是上睑凹陷不丰满。眼形显得整洁、舒展，年轻时具有成熟感，中老年则显憔悴。

9）肿泡眼：也称金鱼眼，眼睑皮肤显肥厚，皮下脂肪臃肿，使眼的立体感减弱，外形不美观。给人以迟钝、神态不佳的感觉。

10）突眼：睑裂过于宽大，眼球大，向前方突出，黑珠全暴露，眼白暴露范围也多，若黑珠四周均有眼白暴露则称"四白眼"，通常是一种病态表现。

11）近心眼：内眦间距过窄，两眼过于靠近，五官呈收拢态，给人以严肃紧张甚或忧郁感。

12）远心眼：内眦间距过宽，两眼分开较远，使面部显宽，失去比例美，给人以呆板的感觉。

3. 层次结构   眼睑由浅入深依次为皮肤、浅筋膜、肌层、肌下筋膜系统、睑板和睑结膜等（图 3.3－4）。肌下筋膜系统包括眼轮匝肌筋膜、眶隔，在上睑还包括提上睑肌腱膜。

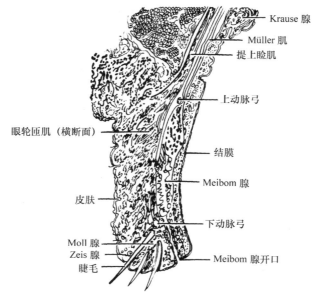

图 3.3－4   上眼睑的层次构造

（1）皮肤   极薄、富有弹性，易于移动和伸展，表皮有数层角化细胞，真皮乳头低而少，其弹性可随年龄变老而逐渐下降，尤其外眦部还有形成皱纹的倾向。在内、外眦的皮肤分别与内、外眦韧带紧密相连，故移动性小。睑缘部皮肤明显增厚，睑缘灰线后部为皮肤与结膜的过渡区，为复层柱状上皮，有时为复层鳞状上皮，但不角化。

（2）浅筋膜   是由疏松结缔组织构成，其内含少量的脂肪组织，因而使皮肤富有延展性和移动性。在局部炎症或静脉回流障碍以及肾炎时，由于渗出液积聚可引起眼睑水肿。

在睑缘部的浅筋膜内有睫毛毛囊、汗腺和皮脂腺等皮肤附件。睫毛毛囊基部常可伸入眼轮匝肌纤维之间，汗腺和皮脂腺导管直接开口于睫毛毛囊内，毛囊周围无立毛肌。其中汗腺管腔较大，导管呈螺旋状，开口于毛囊，称睫毛腺（Moll腺）；皮脂腺又称 Zeis 腺，通常每根睫毛毛囊周围有 2 个皮脂腺，都开口于毛囊，此腺发炎肿胀即形成麦粒肿。

（3）肌层   即眼轮匝肌，又围绕眼眶和睑裂的环行肌肉纤维构成，分为眶部、眶隔部和睑板部。眶部起于眶内侧缘和内眦韧带，沿眼眶周边走行，在眉区与额肌纤维相互交织。眶隔部和睑板部较薄，起于内眦韧带和泪后嵴，分别走行于眶隔和睑板前面，止于外眦韧带。

眼轮匝肌受面神经支配，其作用是闭眼，睑部轻度收缩可眨眼，眶部紧张收缩则见之于咳嗽和喷嚏时。

（4）眼轮匝肌筋膜与眶隔　肌下牢固附着一层致密的结缔组织，即为眼轮匝肌筋膜。它实际上为帽状腱膜后鞘的往下延续。

眶隔位于眼轮匝肌筋膜深面，亦是一层致密结缔组织膜，又称睑板阔韧带或眼眶睑板韧带。眶隔起始于眶缘骨膜，上睑眶隔在睑板上缘附近与提上睑肌腱膜融合，下睑眶隔则直接附着于睑板外周缘。上、下睑眶隔的外侧部较内侧部厚而强韧。

眼轮匝肌筋膜与眶隔之间为网状结缔组织，因嵌有脂肪成分故称眶隔前脂肪垫，它的存在有利于眼轮匝肌在舒缩时滑动。在上睑眶隔前脂肪垫与眉脂肪垫相延续。

（5）提上睑肌腱膜与节制韧带　提上睑肌起始于视神经管上方的蝶骨小翼，肌腹在眶壁与上直肌之间前行，至眶缘下方移行为腱膜，转向前下方走行。腱膜上窄下宽，呈扇形，附着于睑板前表面，下1/3居多。内侧角较薄弱，止于内眦韧带和额泪缝；外侧角较厚，经泪腺的睑部和眶部之间前行，止于外眦韧带和眶外侧结节。重睑者常同时发现腱膜往前发出许多细纤维束止于睑板前的眼轮匝肌和皮肤。

节制韧带又称 Whitnall 韧带，是提上睑肌移行为腱膜之前，肌表面的筋膜增厚形成的一束横行腱膜，它向内止于滑车及其后面的眶骨，向外止于泪腺，并穿过泪腺止于外侧眶缘。其上方被眶脂体覆盖。

（6）Müller 氏肌　上睑 Müller 氏肌较大，宽约 1.0cm，以腱的形式起于提上睑肌肌腹末端横纹肌纤维之间，又通过腱止于上睑板上缘。与睑结膜粘连紧，愈近睑板上缘愈紧。

下睑 Müller 氏肌小而薄，起于下直肌的鞘膜，行向前上方，止于下睑板下缘。Müller 氏肌受交感神经支配，协助开睑，在惊恐、愤怒或疼痛时发挥作用，加大睑裂张开程度。

（7）睑板　睑板是眼睑的支架，呈半月形，由坚韧的纤维组织构成。上、下睑板长约 29mm，厚 1mm。上睑板较大，中部宽度为 9mm，下睑板薄而狭，中部宽度为 5mm。

在睑板内有睑板腺，又称 Meibom 腺，是一种垂直排列的腺体，上睑大约有 25 条，下睑大约有 20 条。此腺阻塞，可形成睑板腺囊肿。

（8）睑结膜　与睑板紧贴难以分离，但穹隆部结膜很松弛。

4. 单睑与重睑的解剖差异

单睑与重睑的解剖差异

项　　　目		单　　　睑	重　　　睑
①皮肤		较厚	较薄
②上睑沟		无	有
③内眦赘皮		多见	少见
④浅筋膜		较厚	甚薄
⑤眼轮匝肌		较发达	较不发达
⑥提上睑肌腱膜	A. 是否发达	否	是
	B. 是否有纤维分布到睑板前的皮肤	否	是
⑦眶隔前脂肪垫		较厚	较薄
⑧眶隔与提上睑肌腱膜的融合		位置低，融合差	位置高，融合佳
⑨眶脂体		膨隆并垂于睑板前	脂肪较少，不膨隆
⑩睑裂指数（睑裂高与睑裂长之比）		1∶3.9	1∶3，接近黄金分割值

四、眼睑的血管、淋巴回流和神经

1. 血管　　眼睑的血供极丰富，因而眼睑损伤后具有很强的再生和修复能力，伤口愈合快，且无明显的瘢痕。这为眼睑的美容手术提供了极好的条件。

（1）动脉（图 3.3－5）　来源于颈内动脉的眼动脉及来源于颈外动脉的分支。眼动脉的分支有额动脉，眶上动脉，鼻背动脉及泪腺动脉，颈外动脉的分支有面动脉、眶下动脉和颞浅动脉。

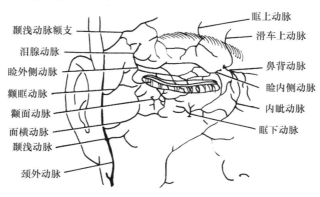

图 3.3－5　眼睑的动脉

上、下眼睑的浅层组织由这些小动脉的分支吻合形成的动脉网供应；深层组织则由这些动脉形成的4个动脉弓供应。每个眼睑有两条动脉弓，即一条睑缘动脉弓和一条周围动脉弓。它们是由鼻背动脉发出的睑内侧上、下动脉和泪腺动脉发出的睑外侧上、下动脉构成的。

睑缘动脉弓离睑缘约3mm，位于睑板与眼轮匝肌之间；周围动脉弓较小，沿睑板周缘走行。两动脉弓之间有些小动脉吻合支，形成睑板前后动脉丛，分别供应睑板腺及结膜等。

(2)静脉（图3.3-6）　　位置比较表浅，包括睑板前静脉丛和睑板后静脉丛，分别收集睑板前浅层组织及睑结膜的静脉血。向内侧回流入内眦静脉和面静脉；向外侧回流入颞浅静脉前支和面横静脉，再汇合注入下颌后静脉。

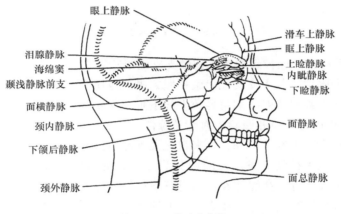

图3.3-6　眼睑的静脉

内眦静脉在内眦动脉外侧，距内眦约8mm，系由滑车上静脉、眶上静脉和上睑静脉汇合而成，沿鼻两侧行向外下续为面静脉，并于睑内下方收纳下睑静脉。

内眦静脉向后与眼上静脉相交而注入海绵窦。头面部静脉没有静脉瓣，血液可逆流，故内眦静脉的血可流入颅内。因此，若鼻睑部的炎症病灶受到挤压时，细菌可随静脉血逆流入海绵窦，引起颅内感染。

2. 淋巴回流　　有浅深两组（图3.3-7）。浅部淋巴管汇合形成睑板前淋巴丛，收集眼睑皮肤及眼轮匝肌的淋巴；深部淋巴管汇合形成睑板后淋巴丛，收集睑板及结膜的淋巴。上睑内侧1/4和下睑内侧1/2的浅淋巴及下睑内侧2/3和泪阜的深淋巴注入下颌下淋巴结，全部上睑和下睑外1/3的深淋巴及上睑外侧3/4和下睑外侧1/2的浅淋巴注入耳前淋巴结。因此，当睑脓肿或患眼睑恶性肿瘤时，应注意检查这些淋巴结的状态。

3. 神经　　有运动神经和感觉神经。

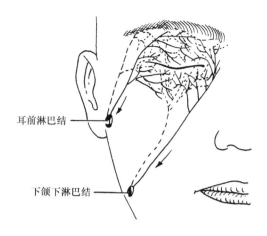

图 3.3 - 7 眼睑的淋巴回流

（1）运动神经　面神经的颞支和颧支支配眼轮匝肌、额肌和皱眉肌。动脉神经经眶上裂入眶后，其上支支配上睑提肌。眼轮匝肌麻痹或不全麻痹可引起眼睑闭合障碍。而上睑提肌麻痹则可导致上睑下垂。交感神经纤维来自颈上交感神经节，分布于 Müller 氏肌和眼睑的血管及腺体。

（2）感觉神经（图 3.3 - 8）　来自三叉神经节的分支，包括眼神经和上颌神经。眼神经由三叉神经节发出，随即分为 3 支，即鼻睫神经、额神经和泪腺神经，均经眶上裂入眶。鼻睫神经分出滑车下神经，分支分布于内眦和上睑内侧皮肤。额神经分出滑车上神经、额支和眶上神经，均有分支分布于上睑皮肤。泪腺神经沿外直肌上缘达泪腺，在此发出分支分布于上睑外侧和外眦部皮肤。

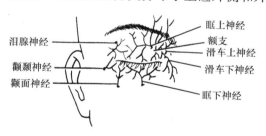

图 3.3 - 8 眼睑的感觉神经

上颌神经自三叉神经节发出后穿圆孔入翼腭窝，分出眶下神经和颧神经。眶下神经经眶下裂入眶，又经眶下孔出眶，分支分布于下睑皮肤。颧神经经眶下裂入眶，前行入颧眶孔并分 2 支：颧面神经分支分布于下睑外侧，颧颞神经分支分布于外眦部皮肤。

五、美容应用解剖

1. 重睑术的应用解剖　　前面已述，单睑的皮肤较厚，皮下组织较多，眼轮匝肌较发达，眶隔前脂肪垫较厚，眶隔与提上睑肌腱膜融合位置低，眶脂体垂于睑板前，此外，上睑提肌腱膜的纤维仅分布至睑板前表面，没有分布到睑板前眼轮匝肌和皮肤。这样提上睑肌在将睑板向上提起时，睑板前的皮肤和眼轮匝肌纤维都不能随睑板一同上提，结果上睑的皮肤不仅没有上睑皱褶出现，而且睑缘处的皮肤下垂还更严重。

因此，重睑术的主要操作应该是：将眼轮匝肌的板前部分剪去一些，使板前的皮肤能与睑板前的提上睑肌腱膜粘着；对于过多的眶脂体，可适量剪除，但不能去除太多，因为眶脂体不仅便于提肌活动，使上睑运动灵活，而且可使眶下凹处略丰满，使受术者显得年轻；对于年龄大，上睑皮肤松弛的患者，术中可去除一小条皮肤，这样重睑效果好，受术者显得年轻，富有朝气。

重睑术的术前设计很重要，可参考前面所讲的重睑分型。究竟选择哪一种类型，必须结合受术者的脸型、性格、职业、个人要求等因素综合考虑。

2. 眼袋整形术的应用解剖　　眼袋通常是指下眼睑组织臃肿膨隆。多发生于 40 岁以上的中年人。少数青年也有发生。

（1）青年型（轻型）：18～30 岁左右。往往有家族遗传史，主要为眶脂过多，无眶隔、肌肉及皮肤松弛。采取下睑结膜切口进路，切除过多的眶脂。部分病人眼轮匝肌肥厚者，则可行睑下缘皮肤切口入路，剪除多余肥厚的眼轮匝肌。

（2）中老年型（中型）：30～55 岁左右，临床多见。主要是由于皮肤、眼轮匝肌、眶隔的退行性变，出现萎缩、皱纹、松垂，致眶内脂肪膨出，在眶下缘处臃肿膨隆。选用睑下缘皮肤切口入路，主要包括切除部分眶脂、松弛皮肤与眼轮匝肌、悬吊眼轮匝肌等步骤。

（3）老年型（重型）：58～60 岁以上，眼袋加重，眶脂脱出和眼轮匝肌下垂均超过眶下缘，呈现新月形膨隆。需切除多余眶脂、下垂的眼轮匝肌与皮肤，并悬吊眼轮匝肌。

根据下睑解剖，下睑眶脂被纤维隔膜分成内、中、外三团。故术中常需依次切除这三部分脂肪球方能取得满意效果。注意眶脂不可切除过多。此外须留意在剥离、切除内侧眶脂时勿伤及下斜肌。

（罗建国）

第二节 颊 部

一、颊部的境界

颊部是颌面部的一区。颊部外面为皮肤，内面为口腔黏膜。颊部在皮肤表面的境界分为上、下、内、前、后五个侧面：上界为颧骨和颧弓的下缘，下界为下颌底，内侧为外鼻的鼻唇沟，前界为唇面沟，后界为咬肌前缘。颊部在口腔黏膜面的境界是：上、下界为口腔前庭的上、下穹窿；前界为第 2 前磨牙相对的黏膜；后界为连接上、下牙槽突末端的纵行黏膜皱襞（深面即翼下颌韧带）。

二、颊部的层次结构

颊部的层次结构由浅而深，依次为皮肤、浅筋膜、SMAS、颊脂肪垫、颊筋膜、颊肌、黏膜下层和黏膜。

1）皮肤　颊部皮肤结构与唇部皮肤类同，但含有较粗大的弹性纤维，故具有较大的弹性和延展性。颧弓韧带止于颊部皮肤。颊部皮肤的感觉神经为颊神经。

2）浅筋膜　较疏松，含有较多的皮下脂肪，并借笑肌和咬肌之间的间隙与深部的颊脂肪垫（颊脂体）相连。

3）SMAS　属 SMAS 的混合区，即薄弱区（详见头面颈部软组织的特点一节）。

4）颊脂肪垫　是位于颊间隙内的一个较大的脂肪块，颊脂肪垫的浅面包有一层菲薄的结缔组织筋膜囊，深面为颊咽筋膜的颊部（颊筋膜）。下颌神经的分支颊神经和上颌动脉的分支颊动脉下行穿颊脂肪垫向前下达颊肌表面。

5）颊筋膜　是覆盖于颊肌表面的深筋膜，属颊咽筋膜的颊部，是颊咽筋膜的前大部，恰将颊脂肪垫与颊肌隔开。其后部续为咽上缩肌表面的咽筋膜。颊咽筋膜在颊肌和咽上缩肌之间增厚形成翼下颌韧带（颊咽缝）。

6）颊肌　位于颊部的深层，颊筋膜与颊部黏膜下层之间，为略呈前后走向的长方形扁肌，浅部纤维止于口角皮肤。深部纤维又分两种情况续于口轮匝肌：即上、下部纤维不交叉，分别融入上、下唇的口轮匝肌深部；中部纤维则交叉，中部下份纤维交叉至上唇，中部上份纤维交叉至下唇，亦分别构成口轮匝肌的深部。故深部纤维又称颊肌的唇部。在相当于上颌第 2 磨牙相对处的颊肌有腮腺导管穿过。

颊肌可牵拉口角向后，并使颊部贴进上、下颌牙以协助咀嚼和吸吮。当颊部因口腔充满气体而鼓胀时，颊肌收缩可将气体驱出口腔。此肌由面神经颊支支配。

7）黏膜下层　含有较多弹性纤维，排列较紧密，并将颊黏膜与颊肌密切相连，使黏膜被固定于颊肌上，当颊肌收缩时，颊黏膜不致于起皱襞而随颊肌移动。同时，该处黏膜下层还有颧大肌部分纤维穿过而止于颊黏膜。

8）黏膜　颊黏膜表面被覆一层复层扁平上皮，固有膜内亦含有多量弹性纤维，使黏膜保持较强的弹性，并避免出现皱襞。黏膜内有较多的黏液腺和混合腺，这些小腺也常伸入达颊肌纤维束之间，腺体开口于黏膜面。在正对上颌第 2 磨牙的颊黏膜上有一小突起称颊乳头，是腮腺管的开口。颊黏膜的感觉神经为下颌神经的分支颊神经分布。

三、颊部的美容标志

1）颊脂肪垫　颊脂肪垫的存在，使面颊部显得更为丰满。此垫在婴儿时期较为发达，有协助颊肌发挥吸吮动作的作用；也有协助颊肌挤压颊部食物，阻止其停滞于颊部的作用。也可移植颊脂肪垫的一部分以填充修复颜面其他处的凹陷畸形。（详见 3.2.2 头面颈部软组织的特点）

2）鼻唇沟　鼻唇沟是面颊部动力软组织和非动力软组织之间相互作用的结果，而微笑是形成鼻唇沟的关键。鼻唇沟的上 1/3 受上唇肌肉，尤其是上唇提肌的影响，中 1/3 为环绕口角边缘的部分，主要受口轮匝肌的影响，下部 1/3 则受颈阔肌的影响。当上述表情肌收缩时，唇被牵拉向鼻唇沟方向，但由于颊部脂肪的影响，而在鼻唇沟处受阻，鼻唇沟加深。鼻唇沟的深度及长度因人而异，一生中不断变化。

①鼻唇沟的位置　鼻唇沟是由鼻翼两侧至口角外下方的浅沟，上端起于鼻翼外上方的鼻翼沟，随即行向外下方。鼻唇沟可分为鼻面沟和唇面沟。位于鼻区与眶下区之间的称为鼻面沟，向下位于颊区与唇区之间的称为唇面沟。年轻人的鼻唇沟，一般不到达颏部的外侧。老年人的鼻唇沟可延伸到颏区与腮腺咬肌区之间，即为老化的表现。儿童和年轻人的鼻唇沟，只有发笑时才明显。在老年人，不笑时也很明显，笑时则显著加深。鼻唇沟的长度和深度因人而异，随年龄的增长而逐渐加深加长，年老体瘦者常在主沟的内侧或外侧出现较短而浅的副沟。

②鼻唇沟的形态分类　鼻唇沟的形态并非人人相同，在同一个人的不同时期也有差异，即使在同一时期因表情不同也会发生变化。但其大致形态可分为外凸型、直线型、内凸型和 S 型 4 种类型（图 3.3-9）。

A 外凸型：鼻唇沟自鼻翼两侧即明显的向两侧展开，然后向下弯向口角的外下方而终，全长呈凸向外侧的弧形，在口角的外上方弯曲度最大。

B 直线型：鼻唇沟自鼻翼外侧至口角外侧呈对称的直线状。

C 内凸型：鼻唇沟起始段紧贴鼻翼外侧下降，达上唇时则向外侧展开，终于口角两侧，全长微向内下凸起，颧颊部明显隆起下突（4）S 型：鼻唇沟的上段

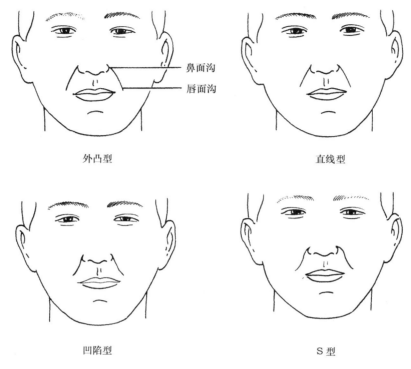

鼻面沟

唇面沟

外凸型　　　　　　　　　　　　　直线型

凹陷型　　　　　　　　　　　　　S 型

图 3.3 - 9　鼻唇沟的形态分类

为外凸型，下段为内凸型。

③鼻唇沟的分区（图 3.3 - 10）　依鼻唇沟各段在面部的位置不同分为 4 区：Ⅰ 区，为鼻外侧区，位于鼻区与眶下区之间；Ⅱ 区，即上唇外侧区，位于上唇与颊区之间；Ⅲ 区，为下唇外侧区，位于下唇与颏区之间；Ⅳ 区，即颏外侧区，位于颏部的外侧，但一般人不明显。

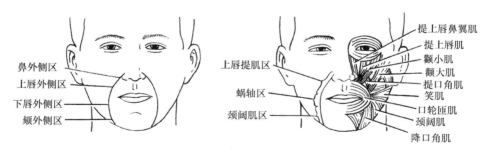

鼻外侧区　　　　　　　　　　　　上唇提肌区　　　　　　提上唇鼻翼肌
上唇外侧区　　　　　　　　　　　　　　　　　　　　　　提上唇肌
　　　　　　　　　　　　　　　　蜗轴区　　　　　　　　颧小肌
下唇外侧区　　　　　　　　　　　　　　　　　　　　　　颧大肌
颏外侧区　　　　　　　　　　　　颈阔肌区　　　　　　　提口角肌
　　　　　　　　　　　　　　　　　　　　　　　　　　　笑肌
　　　　　　　　　　　　　　　　　　　　　　　　　　　口轮匝肌
　　　　　　　　　　　　　　　　　　　　　　　　　　　颈阔肌
　　　　　　　　　　　　　　　　　　　　　　　　　　　降口角肌

图 3.3 - 10　鼻唇沟的分区

依鼻唇沟与深部肌肉的相对应关系分为 3 区：Ⅰ 区，上唇提肌区，约占鼻唇沟的上 1/3，该区为上唇提肌群的止点，包括提上唇肌、提上唇鼻翼肌、颧小肌和颧大肌，其中以提上唇肌和颧大肌最为重要；II 区，蜗轴区，位于口角的外侧，为鼻唇沟的中段，系口周肌群在口角外侧会聚所致，扪之呈结节状团块，谓之蜗轴；III 区，颈阔肌区，位于下唇外下方，为鼻唇沟的下段，系颈阔肌中部纤维与口轮匝肌、降下唇肌和降口角肌相融合之处。

④鼻唇沟形成的解剖学基础　鼻唇沟是由于皮肤凹陷而形成的一条沟状皮肤皱襞，称鼻唇襞，是面颊部动力软组织与非动力软组织之间相互作用的结果。

A 动力软组织因素：包括口周肌群和纤维结缔组织，这是形成鼻唇沟最主要的因素。口周呈放射状的肌肉都有止于鼻唇沟皮肤的纤维，这些肌纤维既有固定鼻唇沟皮肤的作用，又有收缩时牵拉皮肤向外周移位而加深鼻唇沟的作用。鼻唇沟内侧真皮内的弹性纤维较外侧多，故内侧皮肤富有更大的弹性和延展性，使内侧皮肤不会出现皱襞，而且当放射状肌纤维收缩时，内侧皮肤可向外侧移位而加深鼻唇沟。

B 非动力软组织因素：包括：A 沟外侧的皮下脂肪多于内侧；B 沟外侧的上部有颊脂肪垫充填，故使该处皮肤隆起丰满，若脂肪垫松垂，则鼻唇沟上段更为明显；C 由于鼻唇沟外侧真皮内弹性纤维较少，当有皮肤萎缩、松弛等老化现象出现时，皮肤在重力作用下而下垂，也加深鼻唇沟的深度。

鼻唇沟为一凹陷的皮肤皱襞，其组织结构系沟内、外侧各层结构的过渡区，鼻唇沟部皮肤是口周肌的止点，皮下有排列较致密的纤维与肌纤维交织，故鼻唇沟的深浅、长短和位置随肌肉的收缩而变化。

3）颊（笑）窝　颊窝是位于颊部中央的皮肤凹陷，亦称面靥。因其在微笑时更为明显，故又称笑靥（ye），美称酒窝。尤其是在展现女性容貌美中，颊窝起着特殊的作用。拥有颊窝者只是少数，男性约占 17.3% 左右，女性约占 16.8%，平均为 17%。

①颊窝产生的解剖学机制　颊窝的产生与笑肌有着密切的关系。笑肌为一呈三角形带状的扁肌，多数肌纤维起自腮腺咬肌筋膜，少部纤维起自颈肌上缘的后部，向内微向下行，经颈阔肌上缘达口轮匝肌口角部的外侧，止于该处的真皮，收缩时向后内牵拉皮肤而呈现颊窝，同时表现笑容，笑肌也因此而殊得美名。笑肌多发育不全，可能系多数人不具有颊窝的原因。若发育良好，则颊窝就较明显。

②颊窝的形态分类　颊窝的形态可分成 4 类：A 竖椭圆型（占 46%）；B 浅圆盘型，占 34%；C 锥尖圆点型，占 12%；D 窄长沟型，占 8%。（邹景平等研究结果）并认为以锥尖圆点型为最美，其次是圆盘型；而窄长沟型有给人以皱纹之感，而失去颊窝存在的意义。面部若笑肌止端呈小点状附于皮肤，则形成的颊窝为锥尖圆点型；若止端为粗点状，则形成圆盘型；若止端的少量纤维稍向上、

下方移位，则形成竖椭圆型；若止端亦呈扁带状，则形成窄长沟型。

③颊窝的位置及手术设计点（图3.3-11）　先天性酒窝的位置大部分位于外眦（外眼角）向下的垂线与口角向外侧的水平线的相交点，少部分在口角水平线之下0.5cm或外眦垂线内、外0.5～1.0cm。

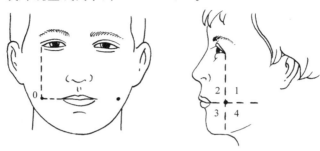

图 3.3-11　颊窝的位置

以两口角连线的延长线为横坐标，外眦垂线为纵坐标，两线相交于0点，于是将面颊部分成4个象限，即外上象限，内上象限，内下象限，外下象限。据邹景平等人对1736人（男876人，女875人）调查，有颊窝者的颊窝位置33％位于0点处，18％位于0点以上1.0cm范围以内的外眦垂线上；其余都分散在4个象限中距0点1.0cm范围内，而68％都在外上象限。

人工酒窝的设计一般以先天性酒窝的位置为准，即以0点为基点，活动范围在0.5cm以内为宜，若不宜选用0点，以偏置外上象限为佳，这还可避开面动脉和腮腺导管，还应根据施术对象的脸型、口裂大小等因素，适当调整设计点的位置。颊窝手术设成形术一般在口内施行，方法简便，没有瘢痕，效果满意。

四、颊部的血管及神经

颊部的血液供应主要来自颌外动脉、眶下动脉和面横动脉，彼此之间有众多的吻合支。因此切断一支动脉，不致影响该区的血供。静脉血主要回流至面前静脉。淋巴管注入颌下淋巴结。感觉为三叉神经上、下颌支支配，运动则由面神经支配。

（吴继聪　彭晓云）

第三节　唇　　部

唇部位于面部的下1/3。其上界为鼻底线，下界达颏唇沟；两侧以唇面沟为界与颊部相邻。以"口裂"（即指横行裂孔）为界，将唇部分为上唇和下唇；口裂的两端为口角。上唇、下唇、又可分为白唇和红唇，白唇即唇部的皮肤部分；红唇为上下唇的游离缘，是皮肤与黏膜相切的移行部。

一、唇的表面标志

1. 上唇的表面标志　　人类上唇的形态变化大，标志明显，对唇形美影响大。上唇的表面有人中、唇缘弓、唇珠三个重要结构。

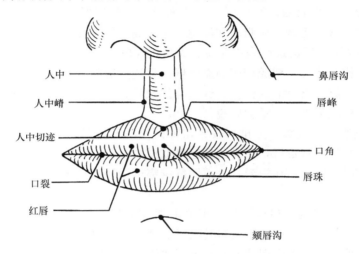

图 3.3－12　唇的表面标志

①人中和人中嵴：上唇皮肤部表面正中为人中，这是人类特有的结构。人中部中央纵行的凹陷为人中凹。人中凹上接鼻小柱，下续唇谷，高度为 13～18mm。两侧隆起的边缘为人中嵴，也称人中柱，是唇峰的最高点。

②唇缘弓：也称唇红线，是口唇皮肤部和唇红部交界处呈现出的弓形曲线。上唇唇缘弓的曲线起伏弧度变化大，形成了上唇的唇峰（唇弓峰）和唇谷（唇弓凹）。唇谷，位于唇缘弓的中央最低凹处。此谷上续人中凹，下与唇珠相毗邻。唇谷中央凹处形似钝角形，称为中央角，国人一般为 150°～160°。中内角两边呈弧形曲线，向两侧外上方走行续于唇峰内侧边。唇峰，是唇谷两侧的两个高凸起部，位于唇缘弓与人中的交界处，构成唇缘弓的最高部。唇峰中央最高凸起部也形似钝角形，称左右外侧角，国人一般为 210°～240°。两侧唇峰的两边向外续于口角，内侧为唇谷两边，两侧唇峰的最高点比唇谷最低点高出 3～5mm。

③唇珠：上唇唇线弓与中央唇谷下前方有一结节状突起，在婴幼儿最为明显，称唇珠。唇珠两侧的红唇欠丰满，而成唇珠旁沟。此沟衬托唇珠，使之更为突出而增添唇形的美感魅力。

2. 下唇的形态　　下唇形态变化较小，形态结构也较上唇简单。下唇唇缘弓（唇红线）微隆起呈弧形，红唇部较上唇稍厚，突度比上唇稍小，高度比上唇略短，与上唇对应协调。下唇与颏部之间形成的沟为唇颏沟，此沟存在与否，过浅或过深对容貌美有直接影响。

二、唇部的层次解剖

唇部的软组织由浅入深分为五层：皮肤、浅筋膜、肌层、黏膜下层和黏膜。

1. 皮肤　　白唇的皮肤较厚，与浅筋膜和表情肌紧密结合，不易移动，很难分离。皮肤富于毛囊、皮脂腺和汗腺，是疖痈的好发部位；成年男子上下唇皮肤上生有胡须；红唇的皮肤表皮菲薄，无角化现象，不含色素，真皮乳头层血管互相交织，排列密集，构成稠密的血管网，可透过薄的表皮见到含有丰富毛细血管网的乳头，故红唇呈血红色。唇红（除红缘外）上皮内不含皮脂腺、汗腺和毛囊，神经末梢极为丰富，感觉敏锐。

2. 浅筋膜　　较薄，为排列较紧密的疏松结缔组织，纤维交织成网，其间有分布于口唇的血管走行，当有急性感染或过敏时，口唇的水肿甚为显著。浅筋膜将皮肤与肌层紧密连在一起，表情肌纤维穿过浅筋膜止于皮肤，使皮肤不易移动。

3. 肌层　　主要为口轮匝肌，但并非单纯的括约肌，而是由几层不同方向的口周肌束参与组成；口轮匝肌与其附近的面部表情肌一起对开、闭口，各种面部表情，吐纳、发音等生理功能具有重要作用。口周的皱纹与口轮匝肌的方向垂直呈放射状。

4. 黏膜下层　　位于肌层的深面，内含上下唇动脉及黏液腺。黏膜下层含有由排列较致密的弹力纤维网和分布于网眼内的许多小的黏液腺即唇腺构成，当黏液腺受损易发生黏液囊肿。

5. 黏膜　　为覆盖于口唇内表面的薄层上皮，属复层扁平上皮，没有角化层，表面光滑，深面与黏膜下层结合紧密，故不能单独移动。黏膜表面有唇腺的开口，排出的唾液可润滑唇黏膜。在上、下唇正中各有一条垂直的韧带分别称上唇系带和下唇系带。

三、唇部的血管及神经

唇的血液供应主要来自于面动脉的分支上、下唇动脉，此外还来自眼动脉和眶下动脉的分支。上唇动脉较为粗大迂曲，沿途向上发出鼻中隔支和鼻翼支，分布于鼻中隔的前下份和鼻翼。上、下唇动脉在靠近唇缘处形成冠状动脉环，距黏膜近而离皮肤较远。以手指夹摸口唇时，可于黏膜面感其搏动；在行唇部手术时，可用唇夹或拇、食二指夹住口唇暂时止血。唇的静脉血主要经面前静脉回流，与眼静脉有广泛吻合，当面静脉回流受阻时，则可能逆流入海绵窦，故上唇在面部"危险三角"界内。上唇的淋巴管可注入颌下淋巴结、耳前淋巴结或颈深上淋巴结，下唇淋巴管可注入颏下淋巴结或对侧的淋巴结。上唇的感觉神经主要由眶下神经的分支支配，下唇的感觉神经主要由下牙槽神经的分支颏神经支配；口唇部肌肉运动由面神经支配。

据临床观察，不论上下唇都有左右横行的血管，除了一条动脉和一条静脉外，当切断口唇时，还发现2～4个小血管的出血点，其位置在红唇和白唇交界处的肌肉中，但主要偏重于红唇部分。这些小血管对唇部转移皮瓣的血运极为重要。当上唇转向下唇或下唇转向上唇作桥形组织瓣，组织瓣蒂很窄，但因包括这些小血管在内，坏死的危险性极少。换言之，在作这种组织瓣时，蒂部必须包括红唇和很少一部分（如2mm）白唇。在手术时切开红唇，特别容易出血，也是由于损伤了这些小血管的缘故，如唇裂手术作红唇交叉时，也可遇到这种易出血的现象。

四、唇的美学标志

唇的形态因种族、性别、年龄等不同而有不同的特征，通常多以红唇的形态、厚度、和口裂宽度等来衡量红唇的美学特征。

1. 红唇的正面形态　　当上下唇轻轻闭拢，正面观看唇形轮廓时可分为三型（图3.3－13）：

①方型唇，②扁平型唇，③圆形唇。

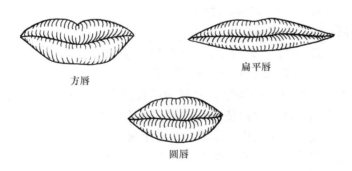

图 3.3－13　红唇的正面形态

2. 唇的侧面形态　　唇的侧面形态主要取决于上下颌骨及牙齿的发育及形态，所谓"唇齿相依"互相影响。唇的侧面形态分为直唇型、轻度凸唇型和凸唇型。各人种的凸唇的比例均随年龄增长而减少。

3. 红唇的厚度（图3.3－14）　　指口唇轻闭时，上下红唇中央部的厚度可分为4型：

①薄唇：厚度在14mm以下。

②中厚唇：厚度在15～18mm之间。

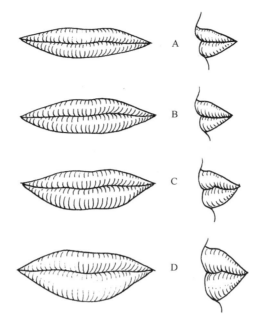

图 3.3－14　红唇的厚度分型

③厚唇：厚度在 19～22mm 之间。

④厚凸唇：厚度在 22mm 以上。

国人上唇厚度平均为 5～8mm，下唇厚度为 10～13mm。下唇一般比上唇厚，男性比女性厚约 2～3mm。黑种人唇厚多，白种人薄唇多，而黄种人居中。另外有一种称为"重唇"的唇形，表现为唇红部与口唇黏膜部相接处形成一横沟，当张口时在唇红部后面似还有一口唇，故称"重唇"，闭口时则不明显。常见于上唇，出现于磨牙萌出后。原因是口轮匝肌深层直接与唇红上皮相连，而紧邻唇红的口腔黏膜又发育过度而松垂，故出现了重唇。手术切除多余黏膜即可得到满意的效果。

4. 口裂宽度　　指上下唇轻度闭时，两侧口角间距离，可分 3 型。

①窄小型：宽度在 30～35mm 之间。

②中等型：宽度在 36～45mm 之间。

③宽大型：宽度在 46～55mm 之间。

理想的口裂宽度，大约相当于两眼平视时两瞳孔的中央线之间距离。

5. 唇的分型　　唇的形态可依据其高度、厚度、前突度、口裂宽度等分为下列类型（图 3.3－15）。

①理想唇型：口唇轮廓线清晰，下唇略厚于上唇，大小与鼻型、眼型、脸型

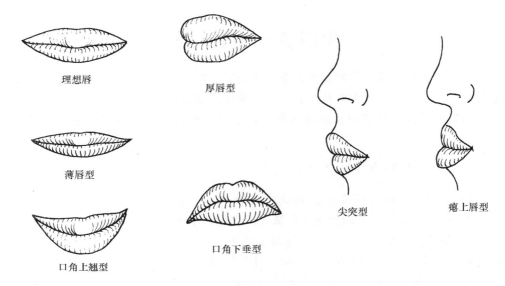

理想唇　　　　厚唇型

薄唇型

口角上翘型　　　口角下垂型　　　尖突型　　　瘪上唇型

图 3.3 - 15　常见唇型

相适宜，唇结节明显；口角微翘；整个唇有立体感。

②厚唇型：口轮匝肌与疏松结缔组织发达，使上下唇肥厚，如超过一定的厚度，唇型即有外翻倾向。厚度在 19～22mm 以上。

③薄唇型：唇红部单薄。厚度在 14mm 以下。

④口角上翘型：由上下唇的两端会合而形成的口角向上翘，可以产生微笑的感觉。

⑤口角下垂型：突出特征是由上下唇会合形成的口裂两端呈弧线向下垂，给人以愁哭不愉快的感觉。

⑥尖突型：薄而尖突的口唇，特征是唇峰高，唇珠小而前突，唇轮廓线不圆滑，尖突的口唇往往伴有狭小的鼻子而影响整个脸型。

⑦瘪上唇型：当牙齿反颌时就会形成上唇后退，下唇突出的形态，这种口唇一般都是上唇薄下唇厚。

一个大小厚薄都很理想的所谓标准唇型，并不一定适合于所有的人。唇型的美与丑，不能脱离每个人的具体特征，只有与脸型相配，与五官协调，与性格气质相符的唇型，才能产生动人的美感和魅力。人们审美观念也随时代在转变，我国传统美女为"柳叶眉，杏核眼，樱桃小嘴一点点"，而今有人认为女性"嘴大点厚些才显得漂亮大方"。

（艾星文　吴继聪）

第四节　外　　鼻

鼻位于面部的中心，在面部起着承上启下，联系左右的作用。由于其解剖位置的突出和醒目，对面部轮廓和容貌美起着举足轻重的作用。

鼻包括外鼻、鼻腔和鼻旁窦三部分，本节主要介绍与容貌美关系密切的外鼻。

一、外鼻的表面标志 （图 3.3－16）

1）**鼻根**：外鼻与额部相连的部位，既额鼻缝处，是鼻最狭窄的部分。

2）**鼻尖**：鼻的前下端呈游离状隆起的部位，是面部最突出之处。

3）**鼻背**：又称鼻梁，是鼻根与鼻尖之间的隆嵴。鼻背上部以骨作为支架，比较硬而固定，下部以软骨作为支架，比较软而且具有一定的活动性和弹性。

4）**鼻驼峰**：在鼻背的上、中 1/3 处略隆起，是鼻骨与鼻软骨衔接之处，约平眶下缘。

5）**鼻底**：即鼻的最下部，与上唇皮肤相接。

6）**鼻小柱**：位于鼻中隔的前下缘，借其分隔左右鼻前孔。

7）**鼻（前）孔**：鼻小柱两侧的圆形小孔，气体出入的门户，由鼻翼、鼻底和鼻小柱围成。

8）**鼻翼**：鼻尖两侧呈半球状的隆起部，其下缘游离，参与围成鼻孔。当呼吸困难时，鼻翼可出现显著扇动，小儿呼吸困难时，鼻翼扇动更为明显。

9）**鼻唇沟**：即鼻翼外侧至口角外侧的凹陷部分，双侧呈对称性的"八"字形分布。其上部名鼻面沟，下部名唇面沟，二者合称鼻唇沟。

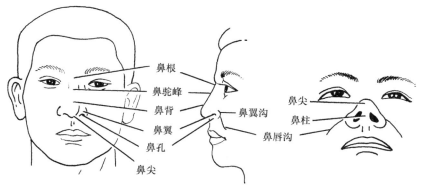

图 3.3－16　外鼻的表面标志

二、外鼻的分区（图 3.3 - 17）

根据外鼻解剖结构的差异，可分为 7 个区（美容单位）：

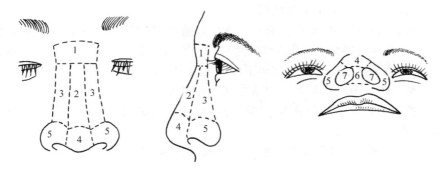

图 3.3 - 17　外鼻的分区

1—鼻根区；2—鼻梁区；3—鼻侧区；4—鼻尖区；5—鼻翼区；6—鼻柱区；7—鼻孔区

1）鼻根区：自额鼻缝至内眦平面之间的外鼻上段。
2）鼻梁区：自内眦平面至鼻翼最高点，鼻正中最隆起的长条区。
3）鼻侧区：鼻梁两侧的区域。
4）鼻尖区：上界与鼻翼的上界等高，下界为鼻柱的前端，两侧为鼻翼沟。
5）鼻翼区：为鼻翼沟与鼻孔前外侧边围成的区域。
6）鼻柱区：即鼻中隔的下缘，其前后界是左、右鼻孔前、后界之间的连线。
7）鼻孔区：为鼻翼下缘、鼻柱和鼻基底围成的间隙。

三、外鼻的角度（图 3.3 - 18）

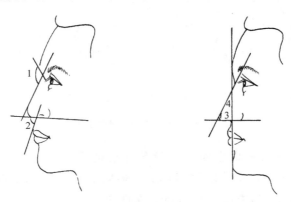

图 3.3 - 18　外鼻的角度

1—鼻额角；2—鼻唇角；3—鼻面角；4—鼻尖角

1）鼻额角：眉间点至鼻梁点连线与鼻梁线夹角称为鼻额角，此角的大小和位置的高低对容貌美甚为重要。其位置约平上睑缘最高点平面，多为130°～140°。鼻额角过大则显得额鼻扁平，过小显得额鼻前突；该角位置太高，则呈长鼻畸形，位置太低，又呈短鼻畸形。

2）鼻唇角：鼻小柱前端至鼻底连线（即鼻小柱中线）与鼻底至上唇红唇缘间连线的交角为鼻唇角。一般为90度左右；该角度太大，鼻基部明显上翘，显得鼻背短；该角度过小，鼻基部则下倾或上唇突出，均影响美观。

3）鼻尖角：鼻梁线与鼻柱中线之夹角，多为70°～85°。

4）鼻面角：额中点至鼻下点连线与鼻梁线（取鼻梁点至鼻尖点的直线）的交角，多为29°～33°。

鼻额角和鼻唇角在鼻部审美中占有极其重要的位置。

四、外鼻各部的形态类型

外鼻的形态包括鼻根、鼻背、鼻尖、鼻孔、鼻翼等部的形态，对各部的形态分类如下：

1）鼻根的类型：鼻根的形态可根据凹陷度和厚度分类

①鼻根的凹陷度可分为5级（图3.3－19）：0级-无凹陷，额、鼻骨之间几成一直线或有微弧形成；Ⅰ级-略有凹陷；Ⅱ级-明显凹陷，额、鼻骨之间有明显转折；Ⅲ级-额、鼻骨之间有明显转折，额骨显著前凸，鼻根点深陷；Ⅳ级-鼻根点极深，额、鼻二骨之间几成直角转折，此型为猿人特有。

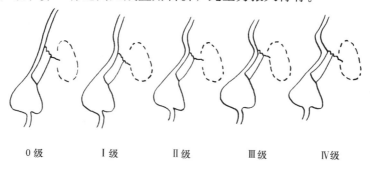

0级　　　　Ⅰ级　　　　Ⅱ级　　　　Ⅲ级　　　　Ⅳ级

图3.3－19　鼻根凹陷度分级

②鼻根的厚度（鼻根表面至内眦角连线的垂距）可分为3级：Ⅰ级小于7mm，常见于短头型；Ⅱ级为7～11mm，多见于中头型。Ⅲ级大于11mm，多见于长头型。国人平均男性为8.5mm，女性为6.3mm。

2）鼻背的类型：可分为凹型、直型和凸型三种，各型中又可分为不同的形态（图3.3－20）。

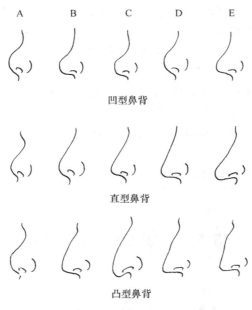

A　　B　　C　　D　　E

凹型鼻背

直型鼻背

凸型鼻背

图 3.3－20　鼻背的类型（侧面观）

①凹型鼻背：骨部和软骨部可组合为凹凹型，直凹型或凹直型，其中以直凹型为常见。凹型鼻背中又可分为5种类型：A鼻梁短，鼻根低平，鼻尖向上，鼻基部朝向前上方。B．鼻梁短，鼻根高度中等，鼻尖向上，鼻基部略向前上方。C．鼻梁短，鼻根高度中等，鼻尖向前，鼻基部呈水平位。D．鼻梁中等长，鼻根高度中等，鼻尖向前，鼻基部朝向前上方。E．鼻梁中等长，鼻根高，鼻尖向前，鼻基部呈水平位

②直型鼻背：骨部和软骨部组合为直直型。直型鼻背也可分为5种类型：A．鼻梁短，鼻根低平，鼻尖向上，鼻基部朝向前上方。B．鼻梁中等长，鼻根高，鼻尖向上，鼻基部朝向前上方。C．鼻梁中等长，鼻根高度中等，鼻尖向前，鼻基部略向前上方。D．鼻梁长，鼻根甚高，鼻尖向前，鼻基部呈水平位。E．鼻梁中等长，鼻根高度中等，鼻尖向下，鼻基部朝向前下方

③凸型鼻背：骨部和软骨部可组合为凸直型、凸凸型和直凸型，其中以凸直型为常见，直凸型罕见。凸型鼻背也可分为5种类型：A．鼻梁短，鼻根低平，鼻尖向上，鼻基部朝向前上方。B．鼻梁中等长，鼻根高度中等，鼻尖向前，鼻基部略向前上方。C．鼻梁长，鼻根高度中等，鼻尖向下，鼻基部朝向前下方。D．鼻梁长，鼻根高度中等，鼻尖向下，鼻基部略向前下方。E．鼻梁长，鼻根高度中等，鼻尖向前。鼻基部呈水平位、凹陷和鼻尖呈钩状。

　　鼻背的形态与种族、遗传、年龄和性别有关系，欧洲人、希腊人鼻背都较高，且多为凸型鼻背；黑人和蒙古人种的鼻背较低平。鼻背的形态随年龄而变化，小儿多凹陷鼻背，随年龄增大，鼻背的凸度增大，这与鼻骨发育较晚有关。同族人不同性别鼻背的形态中也有差异，国人男性鼻背骨部多为直形，软骨部也以直形鼻背为主，女性的凹型鼻较凸型鼻多，凹陷的程度较大。

3）鼻尖的类型：可分为尖小型、中间型及钝圆型；据鼻尖朝向还可分为上翘型、向前型及下垂型。

4）鼻翼的类型（图3.3－21）：根据鼻翼向前外突出的程度和形状，可分为3型：

①扁平型：鼻翼外表不显突出，与鼻外侧面几乎为同一平面，不显鼻翼沟。国人此型少，男性约为3％，女性约为5％；

②微突型：鼻翼外表微隆起，鼻翼沟宽浅。国人多数为此型，男性约占70％，女性约占80％；

③半球型：鼻翼外表隆起明显呈半球型，鼻翼沟清晰呈半环状。国人男性约占30％，女性约占17％。

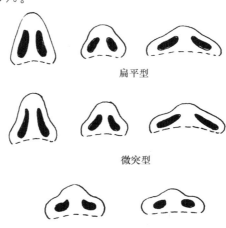

扁平型

微突型

半球型

图 3.3－21　鼻翼的类型

5）鼻孔的类型：可分为纵椭圆型、三角形、斜椭圆形、圆形、斜卵圆形和横椭圆形六类。我国人的鼻背较低，鼻孔一般近似圆形。

五、标准的外鼻

1．标准的外鼻具备的条件

1）位置标准：从纵向上看，鼻恰位于面部的中1/3；从横向上看，两侧鼻基底宽度与鼻高之比约为0.618；两鼻翼点间宽与内眦间宽度相等；在标准姿势时，两瞳孔与鼻下点围成等边三角或以两瞳孔连线的中点为圆心，圆心至外眦的长度为半径画圆，其圆经过鼻翼及鼻柱点。

2）形态正常：鼻背挺直（女性略呈弧形）；鼻尖圆阔水平（女性微翘）；鼻

翼呈半球形；鼻孔卵圆形；额鼻角和鼻唇角等角度在正常范围；鼻梁线位于正中，鼻两侧对称。

2. 特殊形态的外鼻　　对于外鼻的类型，至今仍无公认的分类的方法。对形态不理想的鼻型通常的有如下的分类（图3.3-22）：

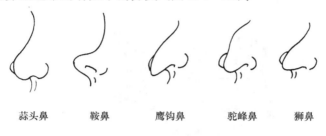

蒜头鼻　　　鞍鼻　　　鹰钩鼻　　　驼峰鼻　　　狮鼻

图 3.3-22　外鼻的特殊类型

A. 蒜头鼻：鼻尖和鼻翼部明显圆大，而鼻背又较窄平，全鼻状如一半蒜头；

B. 鞍鼻：鼻背明显塌陷并短缩，致使鼻基部和鼻尖明显上翘，鼻唇角大于110°。全鼻状如马鞍，常伴有面部中 1/3 发育不良而呈现"蝶形脸"畸形；

C. 鹰钩鼻：鼻背较长，鼻背上部常较窄而隆起，鼻基部呈下倾型，鼻尖呈尖小型并弯向前下方，全鼻状如老鹰的嘴，多见于犹太人，故又称犹太鼻；

D. 驼峰鼻：鼻背于上、中部明显隆起，以鼻驼峰处最为明显，犹如驼峰；鼻背过长，故常伴有鼻尖下垂，多因鼻软骨发育过盛所致，可有遗传性；

E. 狮鼻：鼻背凹陷，上部瘦小，下部较粗大，状如雄狮。

另外，还可分为塌鼻（外鼻低平，鼻孔横椭圆形）、朝天鼻（鼻背短，鼻基部上翘且鼻孔多可见）、长鼻（外鼻过长）、短鼻（外鼻过短，鼻背塌陷）、歪鼻（鼻某部或全部偏离中线位置，常见为鼻背歪曲）等。

六、外鼻的支架

外鼻的支架是决定外鼻形状的基础，由上部不能移动的鼻骨和下部可动的鼻软骨构成。

1. 鼻骨（图3.3-23）　　成对，多数为上窄下宽、上厚下薄的长方形扁骨，少数可呈上端尖细的三角形扁骨。鼻骨上缘呈锯齿状与额骨相接，相接处称鼻额缝，此缝用拇指可扪及，是确定鼻根点的标志。鼻骨两侧与上颌骨的额鼻突紧密结合。鼻骨的中上 1/3 交界处较细，有隔背软骨的鼻背板附着，以手扪之，有一明显的硬棘，称为"鼻驼峰"。鼻骨下部宽、薄，呈"人"字形的切迹向外下方展开与鼻软骨相连，鼻骨下 1/3 易发生骨折，在行鼻的美容整形时应动作轻柔，避免人为造成骨折。左、右鼻骨多不对称，或左右愈合成一块骨；或有一侧或双侧发育不良或完全缺如，则由增大的上颌骨额突代偿。根据鼻骨的大小形态，可将鼻骨分为 4 种类型（图 3.3 - 23）：

①普通型，为最常见的类型；②长型：内外侧缘均可超过 29mm，最长可达 36mm 者；③窄型：鼻骨全长均较瘦细，最窄之处可仅为 2mm 左右，故易骨折；④短宽型：其下部可宽达 12mm，中部最窄之处也可达 6mm 宽，这种骨显得壮实，不易骨折。

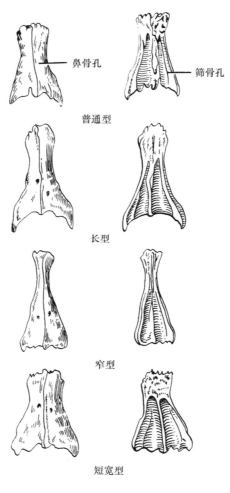

鼻骨孔

筛骨孔

普通型

长型

窄型

短宽型

前面　　　　　　　后面

图 3.3 - 23　鼻骨的类型

2. 鼻软骨（图 3.3 - 24）　　位于外鼻的下部和鼻中隔前下部，具有大的韧性和活动性。包括隔背软骨、大翼软骨、小翼软骨、鼻副软骨和犁鼻软骨。

1）隔背软骨　由鼻外侧软骨和鼻中隔软骨共同构成"个"字形的隔背软骨，

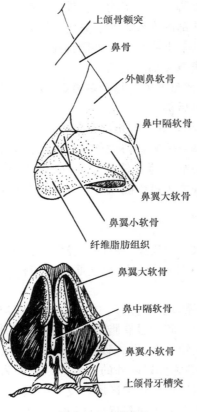

图 3.3－24　鼻软骨

其前缘突出于梨状孔。

　　①鼻外侧软骨又名鼻背板，为成对的三角形软骨，是构成鼻外侧面中部的基础。其前缘较厚，上部与鼻中隔软骨相移行；下部与鼻中隔软骨间有一窄缝，该缝对鼻下部起到活瓣的作用。后缘较薄，伸入鼻骨下端的后方约 1cm，与鼻骨紧密相连；再外侧则与上颌骨额突相连。下缘亦较薄，略弯向外侧，被大翼软骨上缘覆盖，并伸入到鼻前庭数毫米，形成鼻阈。两软骨相连处，为经鼻前庭入路的手术切口位置所在。

　　②鼻中隔软骨又名鼻隔板，为略呈四边形的菲薄软骨，但边缘较厚，增加了与周边相嵌的接触面积。前上缘由上而下与鼻骨间缝、鼻外侧软骨前缘和大翼软骨相连；前下缘主要接大翼软骨；后上缘较薄，嵌入筛骨垂直板；后下缘与犁骨、犁鼻软骨和上颌骨鼻嵴相连。其后角锐长，向后上嵌入筛骨垂直板与犁骨之间，有的可达蝶骨。

　　2）大翼软骨　为一对呈开口向后的"U"形薄软骨板，位于鼻背板下方，鼻翼的前内侧。由内、外侧脚和穹隆部构成。外侧脚构成鼻翼大部的基础，内侧脚狭细，构成鼻尖和鼻柱前部的支架，左、右内侧脚在正中线借结缔组织相连，并以相同方式连于鼻背板的前下缘。内、外侧脚在鼻尖部以锐角相交形成大翼软骨穹隆部，两侧穹隆部构成鼻尖部的支架。

3）小翼软骨细小，数目不等，每侧多为2～4块，借结缔组织连于大翼软骨与上颌骨额突之间的鼻翼后部。

4）鼻副软骨亦较细小，其形态位置和数目均不恒定，多为1～2块，也可缺如，多位于近正中线的鼻外侧软骨与大翼软骨之间，借结缔组织连于其他软骨。

5）犁鼻软骨 为一狭窄而薄的软骨片，位于鼻中隔软骨板后下缘下部的两侧，鼻前棘的后上方，镶嵌于鼻中隔软骨、犁骨和上颌骨之间。

七、外鼻的层次解剖

外鼻由表及里有皮肤、浅筋膜、鼻肌、鼻背筋膜和骨膜。

1. 皮肤和浅筋膜　　外鼻的皮肤和浅筋膜在结构上可大致分为不同的3个区：

1）骨性区：为鼻驼峰以上的鼻区。皮肤和浅筋膜均较薄，但是真皮内富含胶原纤维和弹性纤维，浅筋膜为含有脂肪组织的疏松结缔组织，因此皮肤的移动性较大，易于剥离，皮肤缺损在 $1cm^2$ 以内时，可直接拉拢缝合。

2）上部软骨区：鼻尖和鼻翼以外的软骨部，主要为鼻背板和鼻隔板前缘所在区。此区皮肤和皮下组织均较骨性区厚，皮下组织纤维排列较致密，因而皮肤移动性减小，剥离较困难，但中线附近皮肤稍有移动。

3）下部软骨区：包括鼻尖和鼻翼在内。此区皮肤更厚，浅筋膜是鼻部最致密者，将皮肤与深部组织紧密相连而不能移动，剥离时需采取锐性分离。汗腺和皮脂腺丰富，易引起感染。

外鼻皮肤和浅筋膜的特点有利于美容手术。由于真皮内含有大量的胶原纤维和弹性纤维，故弹性大、具有较大的延展性，使得较小的皮肤缺损，可直接拉拢缝合；在行隆鼻术时植入的充填物不会绷得太紧而影响血运；因皮肤具有较大的收缩性，在行大鼻缩小术后，无需切除松弛的皮肤，不致留下刀痕。

2. 鼻肌（详见面部表情肌）　　不发达，分为三个小肌。①横部：位于外鼻下部的两侧皮下，在提上唇肌深面，此肌收缩时，使鼻孔缩小。②翼部：居横部肌的内侧，较弱小。肌纤维向上，较短，止于鼻翼软骨的外侧面。此肌收缩时，牵引鼻翼向下外方扇动，尚能使鼻孔扩大。③降鼻中隔肌：分深浅两部，浅部起自口轮匝肌；深部起自上颌骨的中切牙的牙槽骨，止于鼻中隔软骨的下面。作用为牵引鼻中隔下降。鼻肌均由面神经颊支支配。

3. 鼻背筋膜　　位于鼻背的肌层与鼻骨骨膜之间，为一层含有大量胶原纤维的疏松结缔组织，因而具有较强的弹性、韧性和延展性，对隆鼻术中假体的植入和固定很有利，这和颅顶部的软组织层次相类似，即鼻背筋膜相当于帽状腱膜下疏松结缔组织，故在分离时较容易。在外鼻的软骨部是否存在这层结构，有人认为此层一直延伸到鼻尖，但此层已变薄并与软骨膜结合紧密。

4. 骨膜与软骨膜　　在外鼻的骨性部，鼻背筋膜的深面是鼻骨骨膜，骨膜菲薄并与鼻骨结合紧密而不易分离，在鼻骨间缝和额鼻缝处有起自骨膜的纤维垂直进入"T"形骨缝中。在软骨部的软骨外面贴附一层软骨膜。

5. 外鼻的血管神经

1）动脉：外鼻和鼻中隔的动脉主要来自上颌动脉（颌内动脉）、面动脉（颌外动脉）和眼动脉的分支：

①眶下动脉：为上颌动脉的分支。经眶下裂、眶下沟和眶下管出眶下孔达面部，有小分支行向内下布于鼻外侧。

②鼻后中隔动脉：为上颌动脉的分支。在翼腭窝内分出后达鼻中隔后部分支布于鼻中隔的大部。

③上唇动脉：面动脉的分支。可由外而内先后发出鼻翼外侧支、鼻前庭支和鼻中隔支经皮下达鼻的相应部位。

④鼻外侧动脉：面动脉在经过鼻外侧时发出，经皮下达外鼻布于鼻翼和鼻外侧部。

⑤内眦动脉：为面动脉的终支，在上行过程中发出细支布于鼻背上部。

⑥鼻背动脉：为颈内动脉的分支眼动脉在眶底内侧部分出，于滑车与睑内侧韧带之间穿过眶隔和眼轮匝肌下降达鼻背，与内眦动脉吻合，分布于鼻背。

⑦筛前动脉：系眼动脉在眶内的分支，先经筛前孔入颅前窝，沿鸡冠两侧前行，经鸡冠前端两侧的小孔入鼻腔，除分支布于鼻腔上、后部以外，鼻外支经鼻骨内面下行，至鼻骨与鼻软骨相交处穿出并下行达鼻尖部。

上述动脉在外鼻皮下形成广泛的动脉网，包括鼻尖网、鼻翼网、鼻背网和鼻根网。其中鼻尖网和鼻翼网最稠密，其次是鼻根网，而鼻背网则排列稀疏。由于血管网位于皮肤与肌层之间，故隆鼻术紧贴鼻骨骨面可减轻血管损伤，减少出血。但起自上唇动脉的鼻支常经鼻柱的后端入鼻，故在行皮肤切开时应注意，如有出血应结扎或电凝止血。

2）静脉：外鼻的静脉与动脉伴行，向上可经内眦静脉至眼静脉回流入海绵窦，向外可经面深静脉入翼静脉丛仍回海绵窦，向下可经面静脉回流入颈内和颈外静脉。临床上将鼻根至两侧口角连线所围成三角称"危险三角"，该区静脉无瓣膜，故外鼻生疖肿时，如果压挤，感染可经面静脉、眼上静脉至海绵窦引起颅内感染。

3）神经：外鼻的神经主要有支配鼻肌运动的面神经和支配感觉的三叉神经

分支。

①面神经颊支：面神经进入腮腺后发出上、下颊支，分别经腮腺管的上、下方水平前行，布于所有鼻肌。

②三叉神经的分支

A 滑车上神经：为眼神经分出的额神经在眶内的分支，穿眶隔和眼轮匝肌，布于鼻根部皮肤，还布于额中线两侧和上睑内 1/3 的皮肤。

B 滑车下神经：为眼神经的鼻睫神经终支之一，沿上斜肌和内直肌之间前行，经滑车下方出眶，布于鼻根部皮肤和内眦部皮肤。

C 筛前神经：由鼻睫神经分出后向上穿眶颅管入颅前窝，沿鸡冠两侧在筛板与硬脑膜之间前行，伴筛前动脉入鼻腔，除分支布于鼻腔上部黏膜外，鼻外支穿鼻骨与鼻软骨之间达鼻背，经鼻肌横部下方下降，布于鼻背下部、鼻尖和鼻翼的皮肤。

D 眶下神经：为上颌神经主干的直接延续，经眶下裂入眶后即易名为眶下神经，伴眶下动脉，经眶下沟、眶下管出眶下孔，布于睑裂与口裂之间的皮肤；其鼻外支行向内侧，布于鼻外侧区皮肤；鼻内支行向下内，经鼻翼外侧达下缘，再向内钩绕鼻翼外下缘，布于鼻前庭皮肤。

依据外鼻皮神经的来源，外鼻手术的阻滞麻醉点如下（图 3.3 - 25）：

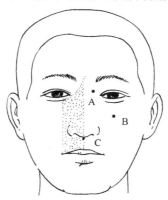

图 3.3 - 25　外鼻的感觉阻滞麻醉点

A—滑车上下神经点；B—眶下神经点；C—鼻柱点

A 点位于眉头与内眦之间，为滑车上、下神经的共用麻醉点，进针后向内上、内下注药；也可两点合成一点，即在同一平面的中线上，向四周注药。B 点位于眶下缘中点下方约 1cm 处，为眶下神经麻醉点，进针后回抽无血（以免扎入眶下血管内）即可向内上、内下注药。C 点位于鼻柱前端，可麻醉筛前神经终末支。这种麻醉可行全外鼻手术，例如隆鼻术等。若只行鼻下 1/3 手术，可只取

B 点及 C 点即可；若手术不涉及到鼻柱，也可不需 C 点麻醉。

（吴继聪　巫国辉　傅明辉）

第五节　外　　耳

耳又称前庭蜗器，（详见系统解剖），包括外耳、中耳和内耳。本节主要介绍与容貌美容密切相关的外耳耳廓的美容解剖。

一、耳廓的表面标志（图 3.3 - 26）

耳廓对称地排列于头部的两侧。耳廓的位置是上缘约与眉等高，下缘（耳垂附着点下界）约与鼻底平齐。耳廓形似贝壳，凸面朝向后内侧，凹面朝前外侧。耳廓的基本解剖标志如下：

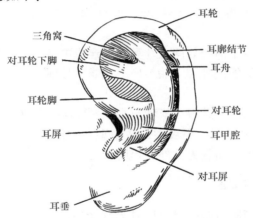

图 3.3 - 26　外耳的形态及表面标志

1. 耳轮　　耳廓上、外侧的游离缘，构成耳廓上缘和外侧缘。耳轮从外后向前呈卷曲状，越向上卷曲越甚。

2. 耳廓结节　　又称达尔文结节。位于耳轮后上方，微隆起不明显，是动物耳尖的遗迹，也是耳廓分型的重要依据。

3. 耳舟　　对耳轮与耳轮之间狭长的凹陷。

4. 对耳轮　　位于耳轮的前方并与之平行的弧形隆起。对耳轮上部分叉为对耳轮上脚（后脚）和对耳轮下脚（前脚）。

5. 耳甲　　对耳轮的前方凹陷处，由耳屏、对耳轮下脚、对耳轮和对耳屏所围成，几乎占耳廓大部分。

6. 对耳屏　　对耳轮下端的结节状隆起。

7. 耳垂　　位于耳廓的下端，约占耳廓全高的 1/4，柔软、无软骨，是佩带耳饰的部位。

8. 耳屏　　外耳门前外侧纵行的软骨隆起。在耳屏前方约 1cm 外可触及颞浅动脉搏动。

9. 外耳门　　耳廓前部的凹陷处，向内与中耳相通。

10. 耳轮脚　　耳廓上端经外耳门上方伸入耳甲上部的隆起。

11. 三角窝　　对耳轮上、下脚之间三角形凹陷。

12. 上、下耳根　　耳廓上缘与头皮附着处称上耳根，下缘即耳垂与面部附着处称下耳根。

二、耳廓形态及角度

耳廓呈 "3" 形，耳长通常为 62～65mm，54.9mm 以下为小耳，65mm 以上为大耳。耳幅一般为男性 31～34mm，女性 29～33mm。耳垂高平均 16mm 左右。

耳廓上缘最高点平面与眉间点、鼻根点连线中点平面一致。耳垂下缘最低点平面通过鼻小柱基底线。耳廓上端与眉毛连线、耳廓下端与鼻小柱基底连线基本平行。

耳廓并非紧贴头颅，其最大横轴与头颅颞面间夹角称耳廓外展度。据耳廓外展度，耳廓可分为微展型、小展型、适中型、大展型、超大展型五型。国人以 60～79 度适中型居多，而且男性外展程度较女性大。

三、耳廓的美容解剖

耳廓除耳垂为脂肪与结缔组织构成无软骨外，其余均由弹性软骨构成支架，外被韧带、肌纤维和皮肤。

1. 耳廓皮肤　　耳廓皮肤较薄，真皮无乳头层，缺乏皮下组织，紧密地附着于软骨，因此在耳部炎症时不易扩散而压迫神经末梢致剧痛。尤其在耳廓前外侧面皮下组织菲薄，粘连更为紧密，不易分离；外伤发生血肿后难以自行吸收，如不及时处理易导致耳廓变形。后内侧面的皮肤则稍疏松，皮肤较厚，与软骨间有少量疏松结缔组织；临床常作耳廓皮肤软骨复合移植组织供区。皮肤上有细毛。在耳部两面皮下，都有皮脂腺，特别在耳甲腔和三角窝处，发育较好。汗腺数量较少，散在分布。

2. 耳廓软骨（见图 3.3 - 27）　　耳廓软骨是不规则的单块弹性软骨，向内续为外耳道软骨，二者交界处为耳界切迹。其形状大致与耳廓外形相似，由软骨细胞、基质、大量弹性纤维构成；弹性纤维不规则网状存在，软骨细胞散在分布其中。耳廓软骨最大特点是富有弹性、柔韧。耳垂无软骨，另在耳轮与耳屏之间有裂隙，由致密结缔组织和耳廓锥状肌封闭。在耳轮脚前上端与耳轮相续处有一向前下的小锥状软骨突称耳轮棘，为耳轮大肌、耳廓锥状肌及耳廓前韧带附着处。又于耳轮下端发出一向前下小舌状突起，称耳轮尾，是对耳屏肌附着处。耳甲隆起二部之间的浅凹沟，称耳轮脚沟，它与耳轮脚的位置一致。耳甲隆起与三角窝隆起之间，有一横沟，称对耳轮横沟，它相当于前外侧面的对耳轮下脚。耳界切迹与屏间切迹之间的窄区，称为耳软骨峡。耳软骨峡向前内侧卷起伸向上方即耳屏位置的软骨称耳屏板，作长方形扁板状，有耳屏肌附着，与耳软骨峡相连，此板原属外耳道软骨的一部。

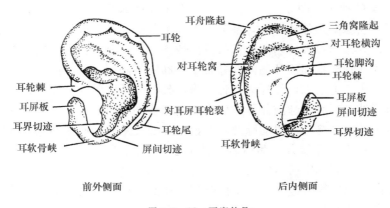

图 3.3－27　耳廓软骨

3. 耳廓的韧带　　可分两类，一是非固有韧带，连接耳廓与颞骨；一是固有韧带，连接软骨本身的内部韧带。

非固有韧带是固定耳廓软骨的重要结构，主要作用是将耳廓软骨固定于颞骨上。有三条：

①耳廓前韧带：自耳屏软骨板、耳轮棘到颞骨颧突的根部；向前固定耳廓。

②耳廓上韧带：自耳轮棘到骨性外耳道上缘；向内上悬吊耳廓。

③耳廓后韧带：自耳廓后面的耳甲隆起到颞骨乳突外侧面；向后上固定耳廓。

固有韧带位于耳廓软骨裂隙之间并连接裂隙二侧软骨。有二条：

①耳屏耳轮韧带：自耳屏到耳轮，为一韧性纤维束，在前方补充外耳道，且形成外耳道与耳甲的分界。

②对耳轮耳轮尾韧带：自对耳轮到耳轮尾。

4. 耳廓的肌肉　　可分两类，一是起于颅骨或头皮止于耳廓软骨的耳廓外肌；一是起止于耳廓软骨本身的耳廓内肌。耳肌均受面神经支配，属退化肌肉，收缩力很小甚至没有。主要作用是与韧带一起维持耳廓正常位置、形态。如缺乏耳后肌致招风耳，缺乏耳上肌致垂耳。

①耳廓外肌有 3 块：A 耳前肌；B 耳上肌；C 耳后肌。人类的耳廓外肌属退化性肌，活动甚微。耳前肌拉耳廓向上向前；耳上肌轻提耳廓，耳后肌则拉耳廓向后。

②耳廓内肌共 6 块：耳轮大肌；、耳轮小肌、耳屏肌、对耳屏肌、耳廓横肌和耳廓斜肌。耳廓内肌很不发达，因之，人的外耳几乎不能运动。

四、耳廓的血管、淋巴管和神经

1. 耳廓的动脉（图 3.3－28）　　来自颈外动脉的分支，有耳后动脉和颞浅动脉。耳后动脉由颈外动脉在耳垂下方向后上分出，沿耳廓根部上行，沿途分数条耳后支，分布于耳廓后内侧面；另发出数条穿支，分别穿过耳轮、三角窝、耳甲艇等处的软骨至耳廓前外侧面，分布于耳廓前外侧面后部。此外还恒定发出一条耳前支，在耳垂上方，经耳廓软骨下缘，分布于耳廓前外侧面耳轮、耳舟、对耳轮下部等处。耳后动脉滋养耳廓后内侧面和前外侧面的后部，而前外侧面的前部，则由颈外动脉终支颞浅动脉发出的数条耳前支滋养。颞浅动脉在腮腺内、耳屏下端分出后经耳屏前方、颧弓后端浅面上行，经耳前分上、中、下三组耳前支。此外，分布到耳廓后内侧面的，还有枕动脉的分支。动脉主干均经耳根前后贴软骨膜向耳廓边缘行进，其分支位于耳廓深部，沿软骨膜发出。相邻的小动脉之间，都有交通支相连接于皮下相互吻合。在耳甲、三角窝等处，血管分布比较丰富。

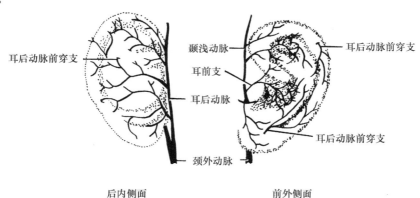

耳后动脉前穿支

颞浅动脉
耳前支
耳后动脉
耳后动脉前穿支
耳后动脉前穿支
颈外动脉

后内侧面　　　　　　　　　前外侧面

图 3.3－28　耳廓的动脉

2. 耳廓的静脉　　动脉血管是由耳后动脉、颞浅动脉，从耳廓根部向耳廓周缘发支分布。而静脉则由耳廓周缘向耳廓根部汇集。前外侧面的静脉较细小，位于动脉浅面，在三角窝等处，形成静脉网，最后汇集成数条耳前静脉，注入于颞浅静脉。耳轮、对耳轮、耳舟和耳垂的静脉支汇成耳后静脉的耳前支，于对耳轮下端，绕过耳廓软骨下缘至耳廓后内侧面，注入耳后静脉。耳廓后内侧面的静脉，汇成3～5条耳后支，从耳廓周缘走向耳根，注入耳后静脉。耳后静脉是伴随同名动脉的两条较细的静脉，有时可经乳突导血管与横窦相通。在耳部皮肤内有许多动静脉吻合。

3. 耳廓的淋巴管　　从耳中央部来的和从外耳道后面来的淋巴管，集合汇入乳突尖部淋巴结，很少注入耳后淋巴结。肿胀增大的耳后淋巴结，常是由于小面积的头皮感染所致，但有时误认为乳突疾患所致。耳廓前外侧面的淋巴管注入位于耳屏皮下的耳前淋巴结，少数到腮腺淋巴结，最后注入颈深淋巴结。

4. 耳廓的神经　　除使耳廓肌活动的运动神经外，还有耳廓的感觉神经及随颈外动脉来的交感神经。

①耳廓的运动神经：耳廓外肌的耳前肌、耳上肌由面神经的颞支支配；耳后肌由面神经的耳后支支配。耳廓内肌中的大耳轮肌、小耳轮肌、耳屏肌、对耳屏肌由面神经颞支支配；耳廓横肌、耳廓斜肌由面神经的耳后支支配。

②耳廓的感觉神经：来源较多，有来自脊神经的颈丛和脑神经的三叉神经、面神经和迷走神经的分支：

A 枕小神经：发自颈丛（C2 或 C2、3），于胸锁乳突肌后缘中点即神经点浅出后沿肌后缘向上，至耳廓上部发耳前支、耳后支和穿支，分布于耳廓上三分之一皮肤。耳前支经后内侧面绕耳轮上部，穿支则自后内侧面穿过耳轮软骨；二支都至前外侧面，分布于耳轮、耳舟的上部、对耳轮上脚和三角窝的一部分。耳后支分布于耳廓后内侧面上 1/3 的皮肤。

B 耳大神经：发自颈丛（C2、3），为较大分支，从胸锁乳突肌后缘中点走出，转折上行于肌的表面，于耳垂下缘高度发出耳前支和耳后支。耳前支穿过位于对耳屏与耳轮下端之间的耳垂上部，到前外侧面沿耳舟上行，分布于耳垂、耳轮、对耳轮、耳舟下 2/3、对耳屏以及耳甲艇、耳甲腔外侧部和三角窝尖部。耳后支分布于耳廓后内侧面的下 2/3 部。

C 耳颞神经：为三叉神经第三支下颌神经的分支，随颞浅动脉伴行，发耳前支分布于耳屏、耳轮脚以及耳垂、耳甲艇和三角窝的内侧部分。

D 迷走神经耳支：发自颈静脉神经节（上神经节），为该节中假单极神经元的周围突，经颈静脉窝外侧壁，然后进入面神经管中，并入面神经干，但出茎乳孔后，离开面神经干，沿耳廓根部，贴乳突骨面上行，发出一些小支，分布于耳廓后内侧面对耳轮沟等处，并发穿支至耳廓前外侧面，分布到邻近耳轮脚起始处的耳甲艇部分，及围绕外耳门附近的耳甲腔部分。

E 面神经耳支：由面神经出茎乳孔后发出，沿耳廓根部于后内侧面上行，除发运动支外，亦发前穿支至耳廓前外侧面耳甲腔、耳甲艇、三角窝等处。

耳廓的感觉神经极为丰富，迷走、面、耳颞、耳大等神经在耳甲艇、耳甲腔和三角窝等处形成稠密的网，神经纤维在表皮、真皮、皮下、毛囊及软骨膜等处，形成多种感觉末梢：游离神经末梢、毛囊游离神经末梢、梭形神经末梢（类似鲁菲尼小体，在软骨膜内）和环层小体（在皮下）。分布于耳廓皮肤的各个脑、脊神经间的吻合，也非常丰富，在耳廓根部的周缘，几乎连成一环。

③耳廓的交感神经：耳廓的交感神经来自颈动脉交感丛，该神经丛沿着动脉分布，粗细不等的纤维缠绕管壁，纤维的密度随动脉管径减小而减少。大的静脉管壁，只有稀疏的纤维分布，而以动静脉吻合支上纤维密度为最大，在血管之间，也有纵横交错的粗细纤维互相连接。

耳甲艇、耳甲腔和三角窝等处，是胸腹腔内脏各器官疾患时，出现敏感点之处，也是神经丛和血管丰富的地方，耳针疗效可能与针刺耳廓敏感点通过神经系统的调整作用有关。

五、耳廓类型

耳廓由软骨部和耳垂两部分组成。软骨部为主体的较大部分，耳垂为下方较小的下垂部分。软骨部和耳垂的形态均存在着个体差异，大体分类如下：

1. 软骨部的类型（图 3.3 - 29）   耳廓软骨部的类型，通常据耳廓的形态及其达尔文结节的形态分为 6 类：

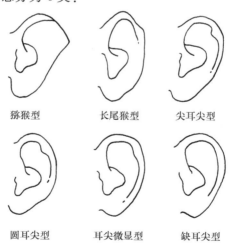

猕猴型　　　　　长尾猴型　　　　尖耳尖型

圆耳尖型　　　　耳尖微显型　　　缺耳尖型

图 3.3 - 29　耳廓软骨部的类型

①猕猴型，耳廓弯曲度较小，前外侧缘的耳轮不明显，耳舟亦浅阔；没有达尔文结节，该处耳廓边缘呈锐薄的外展状；

②长尾猴型：耳轮较猕猴型明显而长，已由耳轮脚延伸达耳廓结节处，但耳廓结节不明显，耳廓外侧边缘仍缺乏耳轮；

③尖耳尖型：（达尔文结节）型，最显著的特点是耳廓结节明显而尖突；耳轮脚完善；

④圆耳尖型：（nNPp5nian tubercte），其特点是耳廓结节大而圆；

⑤耳尖微显型：耳廓结节细小，耳轮清晰；

⑥缺耳尖型：无耳廓结节，耳轮完善。

国人耳廓基本为④型和⑤型，②和③型极少，没有①型。

2. 耳垂的类型　　耳垂的形态往往因种族、民族及个体差别而各异。根据耳垂附着于面部的多少和耳垂边缘下垂的多少等不同形态，通常将耳垂分为圆形、方形和三角形三种基本类型。近年来，学者们又从这种基本类型衍生为圆形、卵圆形、方形、附连方形、三角形和附连三角形六种基本类型（图 3.3－30 耳垂的类型）：

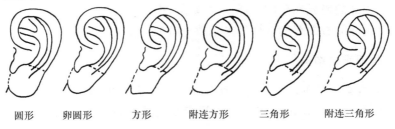

圆形　　卵圆形　　方形　　附连方形　　三角形　　附连三角形

图 3.3－30　耳垂的类型

①圆形：耳垂下端呈圆弧下垂状，形似标准圆的一部分，常较肥厚。

②卵圆形：为圆形耳垂的一种特异，耳垂下端下垂，形如卵圆小头。

③方形：耳垂下端比较整齐，下缘较水平，下缘与内侧缘和外侧缘的夹角为较明显直角。

④附连方形：耳垂整体形态为方形；下缘较水平，与外侧缘几为直角，但内侧缘完全附连于面部。

⑤三角形：耳垂下端呈锐角存在，整个耳垂呈尖向下的三角形，多较瘦薄。

⑥附连三角形：与附连方形相似，其内侧缘与面部完全附连；外侧缘与面部呈明显钝角，但整个耳垂仍呈三角形。与三角形一样，常较瘦弱，较少脂肪组织，甚至只以一个皮肤皱襞存在。

国人耳垂形态在 3 种基本类型的分布较均衡，但仍以圆形为多。

（巫国辉）

第六节 颈 部

一、概述

颈部位于头与胸部之间，连接头、躯干和上肢。颈部外形与性别、年龄、体型密切相关：女性和小儿颈部的皮下脂肪较多，轮廓较圆；瘦体型颈细而长，表面标志清楚；胖体型颈粗而短，体表标志模糊。

颈部的支架是脊柱的颈段，两侧有纵列的大血管和神经，颈根部有胸膜顶和肺尖，并有斜行的大血管和神经。颈部的活动范围颇大，移动时颈的长度和各器官的位置都有所改变。头后仰时，颈前部变长，颈段气管与皮肤接近；头旋转时，喉、气管和血管移向旋转侧，而食管移向对侧。脊柱颈段前方的肌纵行细小，后部的肌多而粗壮。两侧有较粗大的肌。颈部的淋巴结较多，主要排列在血管和器官的周围。因此颈部癌瘤沿淋巴道扩散时，累及的范围很广泛。

（一）颈部的境界和分区（详见本章第一节）

（二）颈部的表面解剖（详见本章第一节）

二、颈部浅层结构

颈部美容常于颈部浅层进行，所以本节主要介绍颈部浅层结构。颈部深筋膜浅面的结构均属浅层，包括皮肤、浅筋膜及浅筋膜内的皮神经、浅血管及皮肌（颈阔肌）等。

（一）皮肤

颈前外侧部的皮肤较薄。活动性较大，色泽接近面部，整形外科常取此处皮瓣以修复面容。颈前外侧部的皮纹呈横行，故颈部多选择横行切口，以利愈合。颈后部的皮肤较厚，活动性较小。

（二）浅筋膜

浅筋膜即皮下组织，是位于皮肤和深筋膜之间的疏松结缔组织层，较薄而难以形成独立的一层。浅筋膜内有浅静脉穿行：

1. 浅静脉　颈部浅静脉无动脉伴行，其组合和位置变异较多。颈部浅静脉穿深筋膜处，其管壁与筋膜紧密粘连，当静脉切断或损伤时，由于筋膜的牵张，静脉的管壁不易塌陷闭合，有招致空气栓塞的危险。

（1）颈前静脉，是颈外静脉的属支，在颈前正中线的两侧下行。有时仅有一条，位于前正中线附近。静脉下端行向外侧，经胸锁乳突肌深面，汇入颈外静脉，静脉内无瓣膜。

（2）颈外静脉在胸锁乳突肌浅面向下后斜行，汇入锁骨下静脉或颈内静脉。颈外静脉末端的瓣膜功能不完全，不能阻止血液的回流。当上腔静脉回流受阻或右心衰时，颈静脉表现为"怒张"状，作肝颈静脉回流试验，也是通过颈外静脉的高度充盈显示出来的。由于颈外静脉的位置表浅，可作切开或穿刺行上腔静脉插管，或测定中心静脉压。

2. 皮神经　　颈丛各皮神经都在胸锁乳突肌后缘中点处穿出深筋膜，该处是施行颈部阻滞麻醉的部位。从此处皮神经向各方散开分为：

（1）枕小神经（来自第 2、3 颈神经）勾绕副神经，沿胸锁乳突肌后缘上行，分布于枕部皮肤。

（2）耳大神经（来自第 2、3 颈神经）为颈丛中最大的分支，分布于耳根附近皮肤。

（3）颈横神经（来自第 2、3 颈神经）向前行，经颈外静脉的深面分布于颈前部皮肤。

（4）锁骨上神经（来自第 4、3 颈神经）分为内侧、中间、外侧三支越过锁骨浅面，分布到颈前外侧部、胸前部及肩峰处的皮肤。

（三）颈阔肌（详见表情肌）

*由于颈部皮肤色泽接近面部，临床上采用带蒂转移的颈阔肌肌皮瓣修复面容缺损。颈阔肌肌皮瓣的应用解剖如下：

1. 颈阔肌皮瓣的血供　　颈阔肌的血供是多源性：上部血供可来自面动脉、颏下动脉、耳后动脉和枕动脉的小支；中部可来自甲状腺上动脉和直接发自颈外动脉的小支；下部可来自颈横动脉浅支（颈浅动脉）、甲状颈干和锁骨下动脉的小支；还有穿过胸锁乳突肌而来的穿支。这些血管均较细小，外径一般不超过 1.0mm。在上述众多的血供来源中，较为重要的，可选作血管蒂者有二：上部粗大的血供来源是颏下动脉，下部较大的血供来源是颈横动脉浅支。

2. 颈阔肌皮瓣的神经　　支配颈阔肌运动的神经为面神经的颈支，它沿下颌骨下方进入肌质。若利用颈阔肌皮瓣修复面部，应在肌皮瓣蒂部保护好面神经颈支，以便保持颈阔肌的收缩功能，修复口角和唇部的表情活动。

管理肌皮瓣区感觉的神经为颈丛皮支的颈横神经，该神经从胸锁乳突肌后缘中点穿出后，向前行，分布于颈阔肌表面的皮肤。若将颈阔肌皮瓣向上转移至面部时，需在胸锁乳突肌后缘处切断颈横神经。当肌皮瓣移置到面部后，再将颈横神经与面部的颏下神经或眼下神经缝接起来，以取得感觉的功能。

颈阔肌皮瓣可作 180°的旋转移位，若以面动脉的分支或颏下动脉为肌皮瓣的蒂，可向上修复眶下大部分面容，也可用以修复口底部缺损。若以颈浅动脉为蒂，可用以修复胸上部及颈对侧的缺损。

（四）颈外侧浅淋巴结

或称颈浅淋巴结。在胸锁乳突肌浅面，沿颈外静脉排列，接受枕和耳后的淋巴管。其输出管注入颈外侧深淋巴结。

三、颈浅肌

（一）胸锁乳突肌

胸锁乳突肌起自胸骨柄和锁骨的胸骨端，斜向外上方。止于乳突和枕骨上项线的外侧。一侧收缩使头转向对侧；两侧同时收缩使头后仰，并可屈颈。受副神经和颈 2～3 神经的分支支配。当该肌功能失调则出现"斜颈"畸形。

（二）舌骨上肌群

舌骨上肌群位于舌骨与下颌骨之间。包括四对肌肉：二腹肌、茎突舌骨肌、下颌舌骨肌和颏舌骨肌。舌骨上肌群的主要功能是上提舌骨，协助吞咽；舌骨固定时，可拉下颌骨向下致张口。

（三）舌骨下肌群

舌骨下肌群位于中线两侧，舌骨下方，纵行排列于中线的两侧，盖于喉、气管和甲状腺的前方。每侧四块，分浅、深二层排列：肩胛舌骨肌、胸骨舌骨肌、胸骨甲状肌和甲状舌骨肌。舌骨下肌群主要下拉舌骨，胸骨甲状肌拉喉向下，甲状舌骨肌拉喉向上。

四、颈部深筋膜和筋膜间隙

充填于颈部各器官间的结缔组织统称为深筋膜，由于颈部器官较多，分布于其间的筋膜也较复杂。

（一）颈部深筋膜

颈深筋膜位于颈阔肌深层，包裹颈部肌肉和脏器等。可分为以下层次：

第一层：为颈深筋膜浅层。又称封套筋膜或包被筋膜，像一个圆筒形的套子环绕颈部。封套筋膜包围下颌下腺，构成下颌下腺间隙。包围腮腺，构成腮腺间隙。分为深浅两层包裹胸锁乳突肌和斜方肌。

第二层为颈深筋膜中层，又称内脏筋膜。这层筋膜围绕颈部的器官，即咽、食管、喉、气管和甲状腺等；壁层分两层包围颈内静脉、颈总动脉（向上包围颈内动脉）及迷走神经，构成颈血管鞘。

第三层为颈深筋膜深层，又名椎前筋膜。此筋膜上方附着于颅底，下方续于上纵隔。臂丛根部、颈丛、交感干和膈神经均位于椎前筋膜的深面。

（二）颈筋膜间隙

主要的间隙有胸骨上间隙、气管间隙、咽后间隙、椎前间隙和血管神经间隙等。

1. 胸骨上间隙，位于胸骨上方，在颈封套筋膜浅、深两叶之间。间隙内有颈浅静脉弓、淋巴结和脂肪组织。

2. 气管前间隙，位于气管前筋膜与气管之间，延伸于舌骨与胸骨颈静脉切迹之间的颈部。气管切开时必须经过此间隙。

3. 咽后间隙，位于椎前筋膜的前方，间隙内的蜂窝组织很疏松。此间隙向上达颅底，向下通纵隔。咽后间隙的脓肿常位于咽后壁中线的一侧。感染若循食管后间隙向下蔓延，可达后纵隔间隙。

4. 椎前间隙，位于脊柱与椎前筋膜之间，颈椎结核所致的寒性脓肿常积留于此间隙的中份。脓肿若向下蔓延可至胸腔后纵隔；若向两侧可循锁骨下血管及臂丛蔓延到腋窝，若穿破椎前筋膜可到咽后或食管后间隙。

5. 血管神经间隙，是由颈动脉鞘包围疏松结缔组织而形成的潜在性间隙，间隙内的积脓或积血可向下蔓延至前纵隔。

五、颈部的形态及影响美观的因素

颈部是人体的暴露部位，其形态、颜色、长短、粗细和位置等，都是构成人体形态美的重要因素，对于一个人的容貌美显得十分重要。但对于颈部美的衡量标准可因各风俗习惯、时代时尚和文化教育的不同而有不同的看法。一般公认比较美观的颈部，应该是细长适度，呈圆柱状，颈前正中略呈纵向隆起，颈部较平坦且无脂肪堆积，成年男性喉结突出，可随吞咽和说话而上、下移动；成年女性甲状腺比较明显，局部丰满，皮肤色泽正常，弹性好，光滑无皱襞；颈部位置居中左右对称，无歪斜，活动自如。但有些因素明显影响颈部的形态美：

（一）脂肪堆积

颏下脂肪堆积过多可出现"双下巴"，又称"水牛颈"或"火鸡颈"，使颈部看起来臃肿粗短。至中老年后，因皮肤的老化而松弛，同时因重力作用而下垂，在颈部皮下组织、颈阔肌及其深层形成纤维组织带，呈现出类似蹼的形状，在吞咽及抬头时更为明显。严重者转头时感觉不太灵便，甚至在睡眠时可能发生呼吸困难。

颏下脂肪堆积在检查时可发现皮肤松弛及脂肪堆积，扪诊时皮下无包块。此症不但影响颈部美观，严重时可出现明显病理方面的变化，故多需行手术切除多余的颏下脂肪。

（二）甲状舌管囊肿、甲状舌管瘘

甲状舌管囊肿为先天性发育畸形。可出现于舌根处盲孔至胸骨颈静脉切迹的任何一点上。囊肿一般在颈部正中线上，若较大则可偏向一侧。囊内液状物常为脱落的上皮细胞、液化或炎症反应产物，而非真正由囊壁分泌。囊肿可因反复炎症而逐渐增大，有时可在颈部出现窦道开口，则称甲状舌管瘘。此症多见于儿童，成年人偶见。手术切除应彻底，以防复发。

（三）甲状腺的疾病

异位甲状腺组织、单纯性甲状腺肿、甲状腺功能亢进、甲状腺炎、甲状腺瘤及甲状腺癌等除疾病本身外，还使颈部呈现弥漫性增粗或结节状增粗，明显影响颈部的形态，此症若保守治疗无效时，多需行手术治疗。故在手术治疗时，应从美学的角度慎重选择手术切口，以免增加颈部形态的进一步损害。

（四）先天性斜颈

先天性斜颈有肌性和骨性之分，前者由肌肉短缩造成，后者由颈椎畸形造成。临床上常见为前者。先天性肌性斜颈是由于胸锁乳突肌挛缩引起的，病因可能为宫内胎位不正、胎儿受压、羊水过多、产伤撕裂血管形成血肿后肌化等，遗传是少数患者的发病因素之一。先天性肌性斜颈多于出生数日后发现，胸锁乳突肌呈纤维性萎缩、变短，呈条索状，牵拉枕部偏向患侧，下颌转向健侧肩部，健侧面部饱满，患侧面部变小，眼睛不在一个水平线上，严重者可出现颈椎侧凸畸形。

先天性肌性斜颈一般不能自行恢复，应早发现，早治疗，可行保守治疗，也可行手术治疗，效果显著。

（五）蹼颈

蹼颈为先天性畸形，为常染色体异常所致。蹼颈畸形多发于女性，并出现侏儒状体形，可同时存在有蹼肘、蹼膝、内眦赘皮以及四肢淋巴水肿，智力发育迟缓。临床可见两侧颈短而宽，形成蹼状并与肩部相连，由于牵拉而使后颈部发际线低。蹼状仅限于皮肤，皮下组织与肌肉组织不会形成蹼样改变。此症应以早期手术矫正为好。

（六）颈部瘢痕挛缩

颈部瘢痕挛缩多因烧伤、外伤或手术不当、溃疡等原因所致，多发生于颈前部，也有发生在颈侧者。瘢痕可为块状、条状或蹼状。轻度瘢痕浅，面积小，对面部各部器官的外形和功能均无明显影响；中度瘢痕较深，面积较大，但范围仅限于颈部，常有闭口困难，下唇和口角向下移位，头部后仰和转动较受限；重度瘢痕硬如板块状，可波及面、颈、颏和胸部，甚或可致颏胸粘连，头部可处于强迫体位。

手术是治疗瘢痕挛缩的有效办法，待瘢痕成熟，基底松解后，行手术切除、"Z"字成形术及植皮术等。

（巫国辉　李　祥）

第四章　躯干的美容应用解剖

第一节　概　　述

躯干位于人体的中心部位，支撑着头颈部，并与上下肢相连，同时内藏重要的生命器官。故躯干无论在功能上还是形体上都是极为重要的部位。

一、躯干的境界与分区

躯干前面借胸骨柄上缘、胸锁关节、锁骨上缘与颈部为界，下界借耻骨联合、腹股沟分别与会阴部、下肢相邻。后面上界借两肩峰至第 7 颈椎棘突的连线与项部为界，下界借髂嵴、两髂后上棘连线分别与臀部、骶部相邻。两侧借三角肌前、后缘与上肢相邻。

躯干的前面包括胸、腹两个区域，以剑突、两侧肋弓为界；后面包括背、腰部两个区域，以第 12 胸椎及第 12 肋下缘为界。

二、躯干的体表标志

1. 胸部

(1) 胸骨柄和体，柄的所在位置相当于第 3～4 胸椎的高度；体的所在位置相当于第 5～8 胸椎的高度。

(2) 胸骨柄上缘，即胸骨颈静脉切迹（又名胸骨上切迹）（胸 2 与胸 3 之间）。

(3) 胸骨角，即 Louis 角，又称 Ludwig 角，是胸骨柄与体结合处的横嵴，两侧接第 2 肋软骨。

(4) 肋，除了第 1 和第 12 肋之外，其余均能很容易触摸到。

(5) 乳头，在女性，乳头的位置变化很大；在男性，乳头常位于第 4 肋间隙，距正中线约 10cm（成人）。

(6) 胸骨上窝，为位于胸骨颈静脉切迹上方，两侧胸锁乳突肌之间的凹陷，窝底可摸到气管颈段。

2. 腹部

(1) 剑突，位于胸骨下端，是腹前正中线上端的起点。

(2) 肋弓，从剑突两侧相邻的第 7 肋软骨起，分别向两侧的外下方呈弓状延伸，至第 10 肋软骨为止，全程可清楚扪及，构成腹部的前上界。

（3）脐，是腹部的重要标志。在健康的成年人，脐一般相当第 3、4 腰椎之间，婴儿脐的位置较低。

3. 背腰部

（1）肩胛冈，冈的内侧端平第 3 胸椎棘突。

（2）肩胛下角，对第 7 肋或第 7 肋间隙。

（3）胸腰椎棘突，在背腰部正中线上，能摸到全部胸腰椎棘突。

三、躯干的标志线

（1）前正中线：即躯干前面正中的垂直线。

（2）胸骨线：沿胸骨最宽处外侧缘引出的垂直线。

（3）锁骨中线：自锁骨中点向下引出垂直线，在男性和儿童常通过乳头，故又名乳头线。

（4）腋前、中、后线：分别经过腋窝的前皱襞、腋窝顶和腋窝后皱襞向下引出的垂线。

（5）肩胛线：自肩胛下角向上、下引出的垂直线。

（6）后正中线：即身体后面正中的垂直线。

（罗建国）

第二节　胸　　部

一、胸部的境界及分区

1. 境界　　胸部上界与颈部相邻。两侧以三角肌前缘与上肢分界。下方以剑突、两侧肋弓与腹部为界。

由于膈向上隆凸，胸部表面的界线与胸腔的范围不一致，比胸腔长，腹腔上部的脏器隔着膈突向胸腔，故胸部外伤时，除胸壁受损外，可能伤及其深面的腹腔脏器。

2. 分区　　胸部分为胸前区、胸外侧区。

（1）胸前区又称胸前部，内侧界为前正中线，外侧界为腋前线，上界为锁骨，下界为肋弓前部。

（2）胸外侧区又称侧胸部，介于腋前、后线之间，上界为腋前、后襞在胸侧壁上的连线，下界为腋前、后线之间的肋弓后部。

二、胸廓形状

正常人胸廓呈圆锥形，上部狭小与颈部相连，下部宽阔与腹部相连。左右径长，前后径短，两者之比为 4：3，婴幼儿及老人的比例几乎相等。正常人脊柱的胸椎部分稍向后凸，老年人则更明显。

在某些病理情况下，胸廓可出现畸形。佝偻病时胸骨（尤其是下部）显著前突，胸廓的前后径增大，左右径缩小，称之为鸡胸。先天性鸡胸可能与遗传有关，由于膈肌前部发育不全不附着在剑突及肋弓上，而是附着在腹直肌鞘的深面，吸气时胸骨下部因无膈肌支持而前突。漏斗胸与鸡胸相反，表现为胸骨、肋软骨向内凹陷的畸形。肺气肿时整个胸廓高度扩大，尤其是前后径扩大，使整个胸廓外形呈桶状，因此成为桶状胸。某些慢性病如结核等，长期严重消耗，病人明显消瘦，胸廓常呈扁平状而称为扁平胸。

三、胸壁软组织结构

胸壁软组织包块由皮肤、浅筋膜、乳房构成的浅层结构和由深筋膜、肌层构成的深层结构构成。

1. 胸壁浅层结构

（1）皮肤：胸部各个部位的皮肤厚度不一，以乳头、胸骨前面和两侧部最薄。

（2）浅筋膜：胸部的浅筋膜为皮下的一层蜂窝组织，胸壁浅筋膜与颈、腹部和上肢浅筋膜相延续，内含脂肪、浅血管、淋巴管、皮神经和乳腺。其厚度各部位不同，且个体差异较大，随个体发育、营养状况、性别、年龄而异。一般胸前外侧区的脂肪组织较厚，胸骨前面较薄，正中线处几乎无脂肪组织。因此胸部皮肤除胸骨部分外，均有较大的移动性。

（3）女性乳房：详见本节四的内容。

2. 胸壁深层结构

（1）深筋膜：胸壁的深筋膜由结缔组织构成。覆盖在肌肉的浅面。并伸入到各肌肉间形成肌肉鞘。胸廓的深筋膜在胸前外侧区分为浅、深二层。浅层覆盖在胸大肌的表面，向上附着于锁骨，向下移行于腹部深筋膜，向内侧覆盖胸骨表面并与对侧相续。深层位于胸大肌的深面，在锁骨下方分为两层向下包绕锁骨下肌后合为锁胸筋膜，再向下分两层包绕胸小肌，在胸小肌下缘与胸大肌表面的深筋膜浅层汇合，向下至腋窝与腋筋膜相续。

（2）肌层：胸部的肌肉覆盖于肋骨及肋间组织表面，由胸肌及部分腹肌组成。自浅至深大致分为四层。第一层为胸大肌、腹外斜肌和腹直肌上部。第二层为锁骨下肌、胸小肌和前锯肌。第三层为肋间肌。第四层为贴于胸廓内面的胸横肌。

发达结实的肌肉本身就是健美的表现。尤其是男性，隆起的胸大肌给人以力量和美的享受，体现出男性的阳刚之气。

四、女性乳房

1. **乳房的一般形状**　成年女性乳房多呈半球形，紧张而富有弹性。乳房中央有一圆柱状突起为乳头，一般直径 1.2cm，高约 1.0cm。表面凹凸不平，有12～15 个输乳管开口。乳头周围皮肤有色素沉着，呈环状，称乳晕。其直径约2～4cm，其颜色在少女期为蔷薇色，在妊娠或授乳期色泽变深，多为深褐色或黑褐色。乳晕部皮肤有若干呈小圆形隆起的乳晕腺，分泌脂类物质滋润乳头乳晕以免干燥和皲裂，乳晕腺一般有 10 个左右。乳房外形与年龄、发育及妊娠密切相关。青春发育期前，乳房发育小；成年后多呈半球形，妊娠哺乳期明显增大，停止哺乳后萎缩变小；老年后更小且皮肤松弛，乳房下垂。

2. **乳房的位置**　成年女性乳房位于胸前外侧壁，基底部上缘平第 2 或第 3肋，下缘平第 6 或第 7 肋，内起胸骨旁，外达腋前线或腋中线。乳房的内上 2/3在胸大肌表面，外下 1/3 在前锯肌和腹外斜肌表面，内下少部在腹直肌前鞘上端表面。乳头位于锁骨中线与上臂中点连线相交点略偏下，随年龄增长而渐下垂（图 3.4－1）。

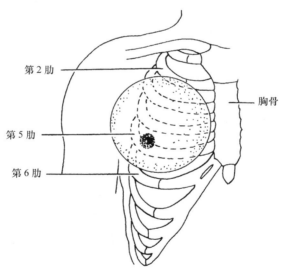

图 3.4－1　乳房的体表标志

3. **乳房的分区**　临床上，常以乳头为中心分别作垂直线和水平线，将乳房分为 5 区：乳头和乳晕所在区为乳头区，其他为内上、内下、外上和外下象限。

4. **乳房的结构**　乳房主要有皮肤、脂肪、乳腺和韧带构成（图 3.4－2）。

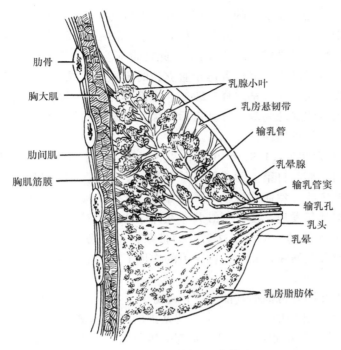

图 3.4-2　女性乳房的矢状断面

（1）皮肤：乳房各个部位的皮肤特性是不同的，如乳晕及其周围的皮肤较其他部位皮肤薄，更易于伸展，所以妊娠期乳房显著增大时，乳晕及其周围的皮肤面积增大更明显。乳晕内有多个呈小圆形隆起的乳晕腺，分泌皮脂滋润乳头乳晕的皮肤。乳晕皮下尚有一平滑肌称乳头肌，呈环形或放射状排列，与乳晕皮肤紧密地连接。当受到刺激时乳头肌收缩，使乳晕缩小，乳头勃起。

乳房皮肤面积与乳房体积之间应有恰当的比例，以发挥皮肤对乳腺的悬托作用，否则会发生乳房下垂。

（2）脂肪：乳房内的脂肪组织呈囊状包于乳腺周围，称脂肪囊，由于每个人的发育程度不同而有差异，脂肪的多少是决定乳房大小的重要因素之一。

（3）乳腺：乳腺被结缔组织隔成 15～20 个乳腺叶，每一腺叶又分若干小叶。各小叶内乳管汇集成腺叶内乳管，之后延续为大乳管又称输乳管。输乳管以乳头为中心，呈放射状排列，它们在近乳头处扩大成输乳管窦，口径约 5～6mm，其末端变细小开口于乳头的输乳孔。当乳腺脓肿需切开引流时，应尽量采用放射状切口，以便减少破坏输乳管和乳腺组织。正常乳房外上象限的乳腺小叶最多，因而此处患病的机会也最多。

（4）韧带

① 乳房悬韧带：整个乳腺是包裹在浅筋膜的浅层与深层之间，因为乳腺在

某种意义来说仅是皮肤腺体的一种衍生物。在乳房内部，每一腺叶、腺小叶都有纤维组织包围分隔，这些纤维隔与浅筋膜浅、深两层之间有许多纤维索相连，此纤维索称为乳房悬韧带或 cooper 韧带，此韧带对乳腺有固定悬吊的作用，可使乳房既有一定的活动度，又使乳房于直立位时不致于明显下垂。乳癌侵及此韧带时，乳房表面皮肤可有"桔皮样"改变。浅筋膜深层位于乳腺后部，它与胸大肌的深筋膜之间有明显的间隙，称乳房后间隙，由疏松弛结缔组织构成，可使乳房在胸壁上有一定的移动性。

② 乳下皱襞韧带：1995 年 Bayati 和 Seckel 报道了乳下皱襞韧带的存在。认为该韧带的内侧部起自第 5 肋骨膜，外侧部起自第 5、6 肋间隙之筋膜，止于乳下皱襞区域的皮肤。然而另有学者严义坪等对此作了检验，否定有独立乳下皱襞的存在。根据观察发现，使乳下皱襞存在并保持在相对恒定位置的结构是乳房内固有的 cooper 韧带的一部分。这部分韧带存在于乳房下区，连结于乳房下皱襞区的皮肤和胸大肌筋膜之间，并在受力的作用下增厚和密集。

5. 乳房的分型

（1）成年女性乳房根据其前突度，可分为 3 型（图 3.4－3）。

① 圆盘型：乳房前突长度小于乳房基部的半径，多见于黄种人。

② 半球型：乳房前突长度等于基部的半径，多见于白种人。

③ 圆锥型：乳房前突长度大于基部的半径，多见于黑种人。

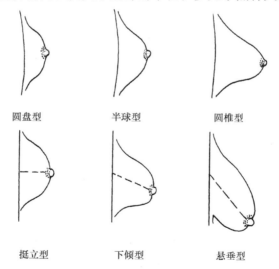

图 3.4－3　女性乳房类型

也有用乳房角度来分型者，即乳头至乳房上下缘间连线的交角，成直角者为半球型，锐角者为圆锥型，钝角者为圆盘型（图 3.4－4）。

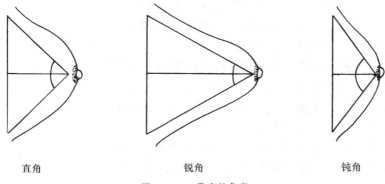

直角	锐角	钝角

图 3.4 - 4　乳房的角度

（2）根据乳房中轴线与胸壁之间的下方夹角的大小，也可分为 3 型。

① 挺立型：夹角为直角；

② 下倾型：夹角小于 90°，而大于 45°；

③ 悬垂型：夹角小于 45°。

6. 乳房的血管、淋巴回流、神经

（1）乳房的血管

乳房的动脉来源于腋动脉、胸廓内动脉和第 2～4 肋间后动脉的分支，各分在乳房内互相吻合，构成致密的动脉网（图 3.4 - 5）。

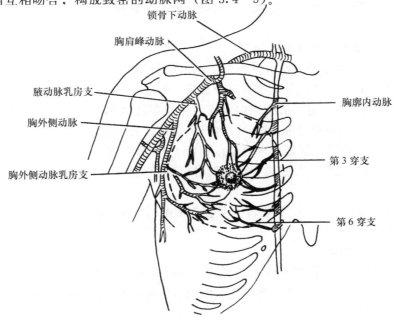

图 3.4 - 5　乳房的动脉

1）腋动脉的分支：① 胸外侧动脉：沿胸大肌外侧缘发生乳房的外侧支，分布到乳房外侧部；② 胸肩峰动脉：穿胸小肌和胸大肌的分支分布到乳房外上部。

2）胸廓内动脉的穿支：胸廓内动脉的第3～6穿支于胸骨旁线处穿过相应肋隙后，经胸大肌入乳房，分布到乳房的内侧部。其中第3、4穿支是最大的。

3）肋骨后动脉的前穿支和外侧皮支：主要来自第2～4肋间后动脉。前穿支在胸廓内动脉穿支外侧约2～3cm处穿出肋间肌和胸大肌，分布在乳房深部；外侧皮支也发出乳房支分布于乳房外侧部。

1992年，栾杰、杨佩瑛等学者报告了乳房深部动脉供应及乳房内部血管构筑的巨微解剖，观察发现乳房内部存在着来自深层的较丰富的动脉穿支，穿支主要来源于胸廓内动脉和胸外侧动脉，穿支密度以内下象限较为集中。其中一支自乳腺中心附近穿过乳腺组织供应乳头、乳晕的动脉称为乳头、乳晕深动脉。乳头、乳晕还同时接受部分其他乳房深部动脉穿支的血供，这些穿支的终支汇入乳晕下血管网并与浅层动脉相互吻合。

乳房的静脉分为浅、深两组。浅静脉紧贴皮下，位置表浅，深静脉与同各动脉伴行。浅、深静脉均汇入腋静脉和胸廓内静脉。

（2）乳房的淋巴回流

女性乳房淋巴管非常丰富，可分为浅、深两组淋巴管丛，彼此间广泛吻合。浅组淋巴管丛分布于皮内和皮下组织，无瓣膜，分乳晕下淋巴管丛和乳晕周围淋巴管丛。深组淋巴管丛管径粗，有瓣膜、分布于乳腺小叶周围的间隙和输乳管壁内。

乳房主要淋巴回流途径如下：

① 外侧部和上部大部分淋巴管　沿腋血管的分支径胸大肌外侧缘，注入腋淋巴结前群；有的注入外侧群再至中央群，最后至尖群。

② 内侧部淋巴管　沿胸廓内血管的穿支穿过胸大肌，经过肋间隙到达沿胸廓内动脉排列的胸骨旁淋巴结。这些淋巴结还接受沿肋间后动静脉穿支走行的淋巴管。其输出管注入纵隔前淋巴结或锁骨上淋巴结。此外还与对侧有吻合。

③ 下部淋巴管　与腹前壁和膈的淋巴管相交通，并可与肝脏的淋巴管相吻合。

④ 深部淋巴管　汇集成2～3条较粗的淋巴管穿过胸大、小肌直接注入腋淋巴结尖群。

（3）乳房的神经

乳房的感觉主要由第2～6肋间神经外侧皮支的乳房外侧支及前皮支的乳房内侧支支配，此外，乳房上部的皮肤由颈丛的锁骨上神经分布（图3.4－6）。

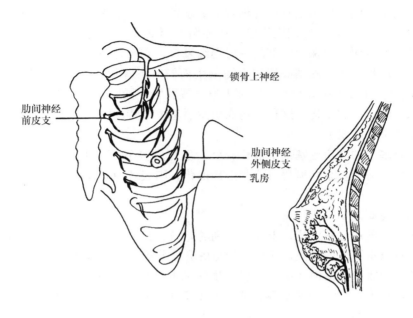

图 3.4－6　乳房的神经支配

交感神经纤维沿胸外侧动脉和肋间后动脉的分支进入乳房，分布于乳房皮肤、血管、乳头和乳晕的平滑肌及腺组织等。

乳头、乳晕的感觉神经来自第 4 肋间神经外侧皮支的前支。在越过胸大肌外侧缘约 2cm 后，较恒定地在相当 4 点钟（左乳）和 8 点钟（右乳）位置从乳腺基底部穿过乳腺腺体支配乳头、乳晕。

7. 乳房的美学　　什么样的乳房才美？由于种族间的体质、文化、传统、心理因素等不同，各国乳房美的标准存在差异，以东方人和欧美人差别最大。而且乳房的标准又因制定目的而有所不同，如艺术家常以维纳斯乳房作为美乳房参数，这是一种艺术美，与现代女性美存在较大差距；健美比赛也有其标准，身高 160cm 的女性，其胸围要达到 84～86cm。显然，这些标准并不适合用于我国现实生活中的一般女性。

根据学者对中国女性乳房的观察和测量数据分析，中国女性美的乳房应该是：外形挺拔丰满，呈半球型，质地柔软而富有弹性；乳头润泽、挺拔、呈圆柱状，乳晕清晰；乳房两侧对称；乳房大小与体形成比例，身高在 160～165cm者，通过乳头的胸围应达到 80～87cm，可大于此标准，但巨乳症除外。

8. 乳房的年龄变化

（1）胚胎期

当胚胎发育至第 6 周时，外胚层上出现乳腺发生线，简称乳线。乳线位于胚胎躯干前壁两侧，由多处外胚叶细胞局部增殖变厚，形成嵴状的乳房始基，乳房始基由 4～5 层移行上皮细胞构成。在胚胎的第 9 周，乳线的上 1/3 和下 1/3 乳房始基开始退化，仅保留胸部的一对继续发育，它的外胚叶细胞层向其深层下陷形成凹状结构，表皮的基底细胞也随增生而同时下降形成乳芽。两侧共有 16～24 个乳芽。在胚胎第 3 个月，乳芽即发育成乳管，同时其下端部分形成小叶芽，即乳腺腺泡的前驱结构。这种结构在出生后基本维持原状，至青春期在雌激素的影响下才进一步发育。

如果多余的乳房始基部不退化，就会发育成多余的乳头或乳房，称为副乳。如果两侧乳房始基全部退化或一侧全部退化，则表现为先天性乳房缺失或单侧乳房缺失。

（2）婴幼儿期

新生儿乳房很不发达，也没有性别的差异。其中大多数新生儿出生后，可在乳头下触及蚕豆大的硬块，还可有少量的乳液分泌。这是母体通过胎盘遗留在新生儿体内的雌激素促使新生儿乳腺发生活动的结果。这现象一般在出生后 1～3 周后逐渐消失，4～8 月后乳腺进入幼儿期静止状态，并一直持续到青春期前。

（3）青春期

此期男女乳房发育有明显区别。女孩从 12～13 岁起，丘脑下部和脑垂体的激素分泌逐渐增加，刺激卵巢进一步发育，并分泌雌激素和孕激素，从而刺激乳腺开始发育。从这时起，乳房逐渐增大，乳头、乳晕也相继增大，并且色泽开始加深。此时乳管增多并且分支，腺泡也开始形成和发育。通常经过 3～4 年，月经开始时，乳房的发育才趋完善。这时乳房脂肪组织大量增加，使乳房显得丰满而富有弹性。

随着卵巢激素水平的周期性变化，乳腺组织也出现周期性的增生和复原变小。月经前期乳腺呈增生性的改变：乳管扩张，上皮细胞分化增生。新生腺泡形成，乳管及腺泡中可见分泌物充填，乳管周围结缔组织增生、水肿。故乳房变得较大且质韧，触之呈结节状，大多数人此时可感觉乳房发胀、不适或轻微疼痛和压痛。至月经开始到月经后一周左右，上述生理改变逐渐消退。此时乳管收缩，上皮细胞萎缩、分泌物消失，管周纤维减少，乳腺变小而软。直到下一周期又开始呈增生性改变，如此周而复始。

（4）妊娠及哺乳期

妊娠期乳房在孕酮的刺激下发生明显的变化乳房进一步变大、丰满；乳晕颜色加深至黑色；乳晕上的皮脂腺肥大形成散在的小隆起，称为蒙氏结节；乳头增大，挺立；乳房表面静脉怒张，出现初乳等。乳管进一步增长和分支，腺泡也增大并且增多。至妊娠后期，腺泡更加扩张，乳管继续增大，小叶间纤维组织受压而减少，毛细血管增多、充血。

哺乳期乳腺功能旺盛。乳腺在垂体前叶生乳激素的刺激下，腺泡进一步增生，腺腔扩大，细胞分泌活动增强。乳管明显扩张，内储乳汁。哺乳后期，随断乳的情况乳腺改变各不相同。如产后不哺乳，乳管内压力渐高，压迫管壁和腺泡，数日后乳腺迅速发生退化性改变，这时乳房体积甚至小于妊娠前水平。若产后哺乳，则乳汁持续分泌，一般在分娩后 8 个月左右分泌减少，乳腺开始退化，这时断乳很快就停止泌乳，对乳房影响不大。若泌乳减少后仍坚持哺乳则对乳腺组织消耗较大，将使乳房松弛下垂。

（5）老年期

随着卵巢功能的减退和消失，月经逐渐减少以至绝经，乳腺也逐渐萎缩。此时乳房虽可因脂肪沉积而增大，腺体则普遍缩小，乳腺小叶及末端乳管缩小，甚至消失，乳房失去弹性并下垂。到了老年，乳管周围纤维组织增多，有的还出现钙化，小乳管逐渐硬化而闭塞。乳房内充满的仅为纤维和脂肪组织，肥胖者以脂肪居多；瘦者以纤维组织居多，乳房显得干瘪。

9. 乳房的异常

（1）小乳症：多为先天性乳腺发育不全，后天性多为内分泌紊乱或手术等所致。

（2）巨乳症：多为先天性因素，严重的乳房肥大可为腺体、脂肪、皮肤组织均过度发育，也可仅为脂肪过多，而腺体不增大，常伴有乳房下垂。

（3）乳房下垂：主要因肥大而下垂或减肥后松弛而下垂及老年性腺体萎缩而下垂。根据乳房下垂的程度将其分为 3 度：乳头平乳房下皱襞为Ⅰ°；低于此皱襞为Ⅱ°；乳头在乳房最低位处为Ⅲ°。

（4）不对称乳房：表现为不等大，有先天因素，也有后天因素，也有后天因睡眠状态、体育锻炼、哺乳不均或外伤、炎症、肿瘤等原因而致。

（5）乳房缺失：此类缺失可有两类：① 先天性乳房缺失，在胚胎发育过程中的异常，两侧成单侧乳房缺失。或有少乳腺组织而无乳头乳晕；或有不规则的小的乳头乳晕而无乳腺组织。② 乳房切除术后乳房缺失，如乳房癌根治术后。

（6）副乳：又叫多乳房，是乳房的先天性畸形。副乳可包括乳头、乳晕和腺体或其中任何一部分。副乳最常见于正常乳房的外上方近腋窝处。此处的副乳多只有腺体而无乳头乳晕，易误诊为脂肪瘤或其他良性肿瘤。副乳在经期、妊娠期或哺乳期也可肿胀、疼痛，甚至有分泌功能。对副乳应早期切除。

（7）乳头内陷：先天性因素，主要为乳头、乳晕平滑肌发育不良，且乳头下缺乏支持组织所致。

10. 隆乳术的应用解剖　　乳房是女性形体美的特征，一个女性的形体美是由流畅优美的曲线构成，而乳房曲线具有独特的魅力。但不是每个女性都有美的乳房曲线，有部分妇女由于乳房发育不良而胸部扁平，由此产生自卑感。隆乳术可帮助她们实现梦想，恢复自信。

目前隆胸术的方法很多，但以硅胶假体植入最为常用，其切口与假体放置如下：

（1）切口：常用的有三种，即腋窝切口、乳晕边缘切口、乳房下皱襞切口。三种切口各有特点及不足，腋窝切口最为隐蔽及术后疤痕不明显，但自切口经皮下进入胸大肌后，距离最长，需采用特殊器械进行剥离。乳晕边缘切口因乳晕皮肤颜色呈深褐色，且有结节状乳晕皮脂腺掩饰，故切口相对隐蔽，因距离近，可直接剥离，但易损伤乳腺。乳房下皱襞切口较隐蔽，且距离较近，亦能直接剥离，显露较好，手术操作方便。但易产生疤痕增生可能与乳房重力牵引刺激伤口有关。

（2）假体放置的层次：乳房假体可放置乳房后间隙或胸大肌后间隙。①乳房后间隙：位于包绕乳房基底部的胸浅筋膜深层与胸大肌表面的胸深筋膜之间的疏松结缔组织间隙。乳房假体置入此间隙，手术简单，损伤小，乳房位置、外观形态均很自然，但包膜挛缩发生率较高。包膜挛缩可使乳房手感变硬。②胸大肌后间隙：位于胸大肌与胸小肌之间，将乳房假体植入此间隙，可减少包膜挛缩的机会，但手术损伤较大、出血较多。此方法目前应用最多。

（罗建国）

第三节　腹　　部

一、腹部的分区

临床常用的是九分法。以髂前上棘和第 10 肋下缘为标志，在体表作上下二水平线，又以左右侧的腹股沟韧带中点向上作左右二垂直线，即可把腹部分成九区。从上向下分别称为左右肋部和腹上部、左右腰部和脐部（或称腹中部）、左右腹股沟部（或称髂部）和腹下部。

此外，尚有四分法，即以脐为中心引一前正中线和一水平线，将腹部分为左右上腹部和左右下腹部四个区域，也较为常用。

二、腹前外侧壁的浅层结构

腹前外侧壁由软组织构成，分为腹前壁与腹外侧壁，形成腹前外侧的大部，起着承托和保护腹腔脏器的重要作用。故其层次多，结构严密。其层次由浅入深分别为：

1. 皮肤　腹前外侧壁皮肤较薄，厚 2～4mm，柔软娇嫩而富有弹性，血管丰富，故术后切口易愈合，也不易感染。除腹股沟部皮肤与深筋膜连结较紧而移动性小以及脐部皮肤直接与深部瘢痕组织相连而不能移动外，其余皮肤的皮下组织极为疏松，故皮肤的移动性很大，因而小范围的皮肤缺损可直接拉拢缝合。因此，腹前外侧区皮肤是皮片、皮瓣或肌皮瓣移植的良好供区。

2. 浅筋膜　腹前外侧壁的浅筋膜层，在脐平面以上和以下有所不同。脐平面以上的浅筋膜向下与脐平面以下的浅筋膜浅层相延续。脐平面以下的浅筋膜分浅、深层，胖者尤其明显。浅层称脂肪层，又名 Camper 筋膜，厚而疏松，含大量脂肪（皮下脂肪），是人体仅次于臀区和躯干侧部的第 3 大脂肪储库，肥胖者可厚达数厘米。脂肪量男性以脐上区较多，女性主要在脐周和腹下部，中线处脂肪量略少，脐处则全无脂肪。脂肪层同深层组织疏松相连，与之易于分离，用手指捏持腹前外侧壁时，脂肪层可随同皮肤被捏在手指之间，由此可估计皮下脂肪的厚度。浅筋膜的深层呈膜状，称膜性层，又名 Scarpa 筋膜。膜性层薄而含弹性纤维，藉疏松组织连于深筋膜层，有支持腹内脏器的作用。

3. 深筋膜　腹前外侧壁的深筋膜，是一层比较薄弱且不完整的结缔组织膜，相当疏松，紧贴腹外斜肌、腹直肌鞘前壁和腹白线的浅面，并常与之融合，故可与肌层视为同一层次。

4. 腹前外侧壁浅层的血管和神经　腹前外侧壁浅层的血管、神经位于浅筋膜层或位于 Camper 与 Scarpa 两层筋膜之间。

（1）浅动脉：浅动脉包括前皮支（前穿支）、外侧皮支、腹壁浅动脉、旋髂浅动脉和阴部外动脉的分支；这些动脉发自腹壁上、下动脉，肋间后动脉及股动脉，走行于浅筋膜内，并在其内分支。

① 前皮支：大部分发自腹壁上动脉，小部分发自腹壁下动脉，一般较细。

② 外侧皮支：是肋间后动脉、肋下动脉的分支。

③ 腹壁浅动脉、旋髂浅动脉和阴部外动脉：多为股动脉的分支，发出后先穿过股鞘前壁，再穿筛筋膜或阔筋膜浅出至股部浅筋膜层，在浅筋膜层中分别行向上方、髂峰方向和会阴区，三者均与深动脉吻合。（图 3.4－7）

（2）浅静脉：浅静脉较浅动脉位置更为表浅，数目也多，并且吻合充分。浅静脉一般与同名浅动脉伴行，也有独立的浅静脉。浅静脉以脐平面为界分别向上、下方汇流，因此分为上组浅静脉和下组浅静脉（图 3.4－7 腹前外侧壁浅层的血管）。上组浅静脉的血液，经胸廓内静脉、肋间静脉和胸外侧静脉最后汇入上腔静脉。下组浅静脉的血流主要通过腹壁浅静脉、旋髂浅静脉，阴部外静脉和腹壁下静脉回流，前三者汇入股静脉，后者汇入髂外静脉，最终汇入下腔静脉。

（3）皮神经：腹前外侧壁的浅组神经为外侧皮神经和前皮神经。外侧皮神经发自第 7～11 肋间神经，前皮神经是第 7～11 肋间神经、肋下神经和髂腹下神经

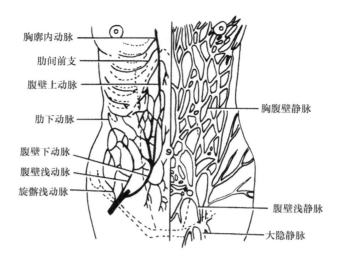

胸廓内动脉
肋间前支
腹壁上动脉
肋下动脉
腹壁下动脉
腹壁浅动脉
旋髂浅动脉

胸腹壁静脉

腹壁浅静脉

大隐静脉

图 3.4-7　腹前外侧壁浅层的血管

的终末支。它们都行于浅筋膜内，分支支配腹前外侧壁皮肤（图 3.4-8）。肋下神经和髂腹下神经的外侧皮神经，因越过髂嵴走向并支配臀区前外侧面和臀中肌表层皮肤，故不达腹前外侧壁。

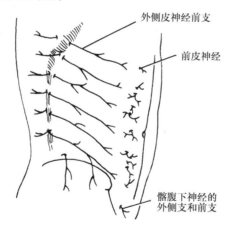

外侧皮神经前支

前皮神经

髂腹下神经的
外侧支和前支

图 3.4-8　腹前外侧壁浅层的皮神经

三、脐部

1. 脐的位置与结构　　脐位于腹部正中线，约与第 3、4 腰椎间盘水平。人体以脐为界，身体的上部与下部之比正好为 5∶8。

脐是腹前壁中线处的一个内陷瘢痕（图 3.4-9），其周围由白线中部腱膜组织形成的脐环为支架，中央充填脐带残端愈着后的瘢痕，外覆皮肤而形成，脐环处无脂肪。因此，脐的结构由浅入深为皮肤、脐环、脐筋膜和前腹膜壁层。

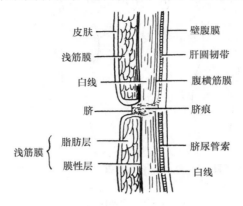

图 3.4－9 脐正中矢状面

2. 脐的类型   脐的分型有以下三种方法：

（1）据脐突出程度分型

① 凸型：发育年龄的儿童和少年多见。

② 平型：发育年龄的青少年多见。

③ 凹型：成年多见。

④ 强凹型：成年人多见。

（2）据脐表面皱纹分型

分为菊花型、车轮型、同心圆型、螺旋型、树枝型、无构造型、星艺型、线条型和圆孔型。其中以星艺型脐最常见。

（3）据脐美观与否分型

① 理想型：脐稍低于腹壁平面，呈凹陷状，周围边缘大致相等。

② 不理想型：主要是周缘不等或被较厚的襞所覆盖。

3. 脐的美学观察   肚脐位于腹部犹如五官之于面孔，具有衬托、点缀腹部美观的作用。女性的脐以形圆而深、脐窝朝上为美。

四、腹部的美学观察

腹部是展示人体美的重要部位，其形态变化可直接通过测量腹围和腰围反映出来。

1. 腹部的分型   一般按腹前外侧壁隆突的程度将腹部分为以下 5 型（图 3.4－10）。

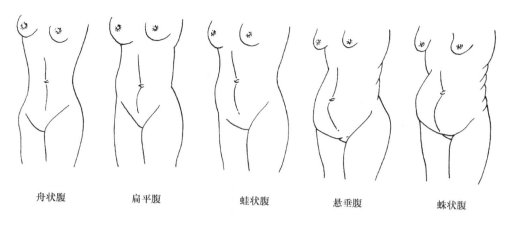

| 舟状腹 | 扁平腹 | 蛙状腹 | 悬垂腹 | 蛛状腹 |

图 3.4 - 10　腹部隆突的分型

（1）舟状腹：腹前外侧壁松软而薄，肌肉不发达，皮下脂肪贫瘠，前腹呈凹陷状，仰卧时更明显。此种腹型见于身体瘦弱者或营养不良者。

（2）扁平腹：腹前壁稍微隆起，上、下腹壁在同一冠状面上，两侧腹直肌轮廓可见，正中线的纵沟浅而宽。皮肤富有弹性，皮下脂肪适量且分布较均匀，脐呈凹陷状。此种腹在形态上最为理想，多见于青年和肌肉较发达者。

（3）蛙状腹：腹前外侧部整体明显膨隆，腹壁肥厚，皮下脂肪丰盛，腹部皮褶厚度男性大于 1.5cm，女性大于 2.0cm，不见腹肌轮廓，脊柱腰曲可前移，俗称"将军肚"。见于一般肥胖者。

（4）悬垂腹：腹部皮肤松弛，皮下脂肪显著增厚，尤以下腹为甚。前腹明显膨隆，但腹下部前突更甚并有下垂之势。脊柱腰曲亦有前移。见于显著肥胖者。

（5）蛛形腹：腹部极度向前并向两侧膨隆，形如蜘蛛肚。皮肤松弛，皮下脂肪大量堆积，髂峰不显，脊柱腰曲明显前弯。腹部皮褶厚度男性为 2.8cm 以上，女性在 4.0cm 以上，腹围显著大于胸围。此种腹型见于肥胖病患者。

显然，上述各类腹型除扁平腹以外，其他都与形体美格格不入。

2. 腹围　　腹围是在呼气之末、吸气未开始前经髂峰点测得的腹部水平围长，是衡量腹部脂肪量多少和腹肌发达程度的重要指标之一，即衡量腹部健美的重要标志。其中脂肪储量包括腹部皮下脂肪和腹腔内脏脂肪，对于不经常进行体育锻炼的人，两种脂肪的沉积明显增多时，腹围也随之显著增大而使形体失去美感；若能坚持适量的体育运动，在使体内多余脂肪消耗掉的同时，肌肉也变得强壮有力，使腹围保持在正常水平，维持着腹部的扁平健美。

3. 健美腹部的条件

（1）腹部类型为扁平腹，腹部微后收。

（2）腹部左、右侧均匀对称，协调统一。

（3）皮肤柔滑富有弹性，腹肌轮廓可见。

（4）脐位于正中线与嵴上平面相交之处，并呈凹陷状，脐周边腹壁等高，脐周区亦略凹陷。

（5）腹围小于臀围。

（王向义　罗建国）

第四节　背　腰　部

一、背部

1. 背部的境界　　背部位于左、右腋后线之间。上为项部下界，下平第 12 胸椎及第 12 肋下缘 。

2. 背部的美学观察

（1）影响背部健美的解剖学因素

背部是否健美，主要取决于脊柱的形态、肩胛骨的位置和背肌的发达程度。

1）脊柱的形态

脊柱侧面观具有颈、胸、腰和骶 4 个弯曲。如果弯曲度不够大或超过一定限度，都会使背部的形体失去美感。根据脊柱的弯曲程度，可将背型分为正常背、驼背、平背和鞍背等 4 类。

正常背的脊柱弯曲度最为恰当，颈曲和腰曲的最大垂直距离（到中轴线的最大横距）为 3~5cm，胸曲的最大垂直距离为 2.5~4cm。因此，从上到下，头、颈、躯干和下肢在整体上的布局协调合理，给人以和谐和统一的美感。

驼背脊柱胸段过于后凸，使背部明显向后膨隆并有瘘胸；平背的脊柱胸段过于前凸使胸曲消失；鞍背的脊柱腰段过于前凸，使胸部扁平而腹部突隆。因此，都明显影响人的体型和体姿的形体美。

后观脊柱时，所有棘突应在不超过 1cm 范围内的垂线上，其范围越窄越美观；若超过 1cm，即有肉眼见到的脊柱侧弯，则影响人的形体美和正常生理功能的发挥，超过的范围越大，影响的程度也越大。

2）肩胛骨的位置

肩胛骨的肩峰构成躯干部的最高点，是躯干上界的重要标志之一。肩胛骨的大部分借肌肉和肌腱连于颅后、颈和胸廓，贴附于胸廓后部的外上方，形成一对轮廓清晰的隆起，加深了两隆起之间的纵沟，从而使背部在纵向和横向上的曲线更美。

当人体处于标准姿势时，两侧肩峰、肩胛冈应等高，肩胛骨内侧缘应等距正中线，并略呈外展状态。

3）背肌

影响背部形态美的肌肉主要是斜方肌、背阔肌和竖脊肌。

斜方肌和背阔肌分别以宽阔的肌腹覆盖背的上、下部，斜方肌外下缘在背部形成显目的"V"形曲线，是背部健美的象征。

竖脊肌位于脊柱两侧纵行的侧沟中，发达的竖脊肌在皮下形成两条长柱状的圆滑隆起，增加了背部的曲线美。

（2）背部形体美的要点

1）背型属正常背。

2）胸椎棘突在同一条垂线上。

3）两侧肩峰、肩胛冈和肩胛上角等高。

4）在标准姿势时两肩胛骨内侧缘至正中线等距。

5）斜方肌和背阔肌轮廓可见。圆柱状的竖脊肌明显。

6）左右对称，协调。

二、腰部

1. 腰部的境界　　从狭义上讲，腰部上起第12肋，下至髂嵴及两髂后上棘连线，外侧为腋后线的延长线。

从广义上讲，腰部除上述区域外，尚包括腹部九分区中的左、右腰部和脐部区域。

2. 腰部的美学观察　　腰部是构成人体曲线美的三围之一，其美学观察内容虽不多，但却极为重要。细腰是女子形体美的一大特点，饱含着柔软腰肢的动、静态曲线美，洋溢着富有青春活力的健康美和弹性美。

腰部由脊柱腰段和软组织构成，对于腰部美容学来说，其软组织中又以皮下脂肪最为重要。

（1）腰部美学观察的内容

腰部美学观察主要集中在脊柱腰段的弯曲度、腰围的大小和腰部的形态。

1）脊柱腰段的弯曲

脊柱腰段是脊柱活动度最大的部分。因此，对人体来说，不论是静态还是动态曲线美，脊柱腰段弯曲度的任何变化都会明显影响整个人体美的表达，尤其在动态曲线美时表现得更为突出和重要。

侧观脊柱腰段，正常腰曲最突出点至中轴线的最大距离为3～5cm范围内；后观脊柱腰段时，棘突在同一条垂线上，并与中轴线在同一矢状平面内，或偏位不超过1cm范围。在脊柱腰段的功能检测中，前屈、后伸、侧屈、旋转和环转运动等均正常。

2）腰围

腰围是经脐部的水平围长。决定腰围大小的主要因素是腰部和腹前外侧部皮下脂肪含量的多少，皮下脂肪越多，腰围就越大。调查证明，以美学角度而论，男性腰围是胸围的75％，女性腰围是胸围的2/3或身高×0.34。腰过粗主要是皮下脂肪堆积的结果，不但显得臃肿有损于形体美，而且行动不便，妨碍着生理功能的正常进行。腰过细，则又给人以瘦弱单薄、缺神乏力和不负重担之感，也有损于形体美。

3）腰部的形态

腰部以其上、下均呈前后略扁的双喇叭状圆滑地连接着胸背部和盆部，因此不论是从前后方向或侧方观察腰部，均可见最凹陷之部位所在。

从前后方向观察，最凹点在肋弓与髂嵴之间的中点稍上方，侧观最凹点在第3、4腰椎棘突处。因此，腰部在人体曲线美中就起着绝无仅有的作用。

（2）腰部形体美要点

理想腰部的形体健美一般应具备以下几个条件：

1）腰椎棘突在同一条垂线上，并与人体中轴线在同一矢状平面内。

2）脊柱腰曲最突出点至中轴线的距离为3～5cm。

3）腹型为扁平腹。

4）腰围，在男性为胸围的75％，在女性为胸围的2/3或身高×0.34。

5）两侧肋弓最低点和两侧髂嵴最高点分别在同一平面上（分别等高）。

6）前观和后观，左右对称。

7）腰部，尤其是两侧和后部有明显而圆滑的缩细部，呈前后略扁的哑铃状。

8）腰部前屈、后伸、侧屈、旋转和环转均活动自如。

（王向义　罗建国）

第五节　会　阴　部

一、会阴部的境界和分区

广义的会阴指盆膈以下封闭骨盆出口的全部软组织结构，除男女外生殖器外，主要为会阴肌及其筋膜。狭义会阴，在男性指尿道球至肛门之间的软组织结构，在女性系指阴道前庭后端至肛门之间的软组织结构，长约2～3cm，女性较男性的短，其深部有重要的会阴中心腱。

1. 境界　　会阴的境界与骨盆下口基本一致，呈菱形，前为耻骨联合，后为尾骨尖，两侧为坐骨端节，前外侧界是耻骨下支和坐骨支，后外侧是髋结节韧带。

2. 分区　　两外侧以坐骨结节的连线，将菱形区分为两个三角，前方为尿生殖区，有尿道末段和男性的阴囊与阴茎、女性的阴道口与外阴，后方为肛区。

二、会阴部的解剖结构

1. 肛门三角　　又称肛区，此区内有肛管、肛门及坐骨直肠窝等结构。

(1) 肛管：位于盆膈以下的大肠终段，上接直肠，向后下方绕尾骨尖的前方，开口于肛门，成人长约为 3～4cm，肛管内面有 6～10 条纵向黏膜皱襞，称肛柱，平肛柱上端的环形线即肛直肠线。相邻肛柱下端间以半月形的皱裂相连，称为肛瓣。肛瓣和相邻两个肛柱围成的小隐窝称肛窦，窦口向上，常存积粪屑，易感染发炎称肛窦炎。相邻肛柱基部和肛瓣的边缘连线为齿状线，是皮肤与黏膜的交界处。此线上、下方的上皮、血管、淋巴和神经的来源完全不同。距肛门以上约 1.5cm 处的皮肤深面，为肛门内、外括约肌的交界处，称肛门括约肌间沟。肛门指检时，可以触及，其表面呈淡白色的环形线即称白线（Hilton 线）。白线与齿状线之间称为肛梳。

(2) 肛门：为肛管外口，位于尾骨尖前下方约 4 cm 处，关闭时为一纵向裂。周围皮肤呈暗褐色，形成辐射状的皱襞，有较多汗腺和皮脂腺。成年男性还被有稀疏的肛毛。

(3) 肛门括约肌：环绕肛管周围，呈环状收缩封闭肛门，排便时被动开大，分内括约肌与外括约肌。

1) 肛门内括约肌：是直肠壁的平滑肌。分内、外两层，内层为环形肌，外层为纵形肌，环肌层在肛管周围增厚，形成肛门内括约肌，只能协助排便，无括约肛门的作用。

2) 肛门外括约肌：是围绕于内括约肌周围的横纹肌。可分为皮下部、浅部、深部三部分。① 皮下部：位于肛门周围皮下。为一环肌束。前方附着于会阴中心腱，后方附着于肛尾韧带。皮下部上缘与内括约肌的下缘相临，两者间有直肠纵肌与肛提肌及其筋膜共同形成肛门肌性隔。损伤或因手术需要切断皮下部时，不会引起大便失禁。② 浅部：为前后向，椭圆形肌束，向前附着于会阴中心腱，向后附着于尾骨尖，位于皮下部深层，肛门外括约肌深部的外方。③ 深部：是较厚的环形肌束，紧贴肛门内括约肌最深部，并与耻骨直肠肌相愈合。深、浅两部是括约肛门控制排便的肌肉，若因手术需要切断，只能切断一处，否则可造成大便失禁。肛门外括约肌的浅部和深部，直肠纵肌的下部，肛门内括约肌、耻骨直肠肌等共同围成肛直肠环，此环括约肛门的作用最强，若其完整性受损，可引起大便失禁。

(4) 坐骨直肠窝：又称坐骨肛门窝，位于肛管与坐骨之间，肛管两侧皮肤的深面。为一对呈锲形的腔隙。冠状切面呈一尖向上的三角形，可分顶、底及内、外侧壁。窝顶由盆隔下筋膜与闭孔筋膜汇合而成；窝底为肛门侧方的皮肤；内侧壁为肛门外括约肌、肛提肌、尾骨肌及盆隔下筋膜；外侧壁为坐骨结节的内侧面、骶结节韧带、闭孔内肌及闭孔筋膜，内、外侧壁的前、后端均以锐角相接，形成前、后隐窝。前隐窝位于肛提肌与尿生殖膈之间；后隐窝位于尾骨肌、骶结节韧带和臀大肌之间。

在坐骨直肠窝外侧壁上，于闭孔内肌表面的筋膜内，有一矢状位的管状裂隙，称阴部管（Alcock管）。其中有阴部内动、静脉及阴部神经通过。

坐骨直肠窝内充填大量脂肪，称坐骨肛门窝脂体，起弹性垫作用，使肛管在排径时能充分扩张。坐骨直肠窝为脓肿的好发部位，因坐骨直肠窝下方的肛周隙内有较多的纤维膈，因此，此处发炎肿胀时，各间隔内张力增加，会引起剧烈疼痛。

2. 尿生殖三角 又称尿生殖区。前为耻骨联合，两侧为耻骨下支和坐骨支，后界为坐骨结节间的连线与肛区分界。男性有尿道通过；女性有尿道及阴道通过。

尿生殖三角皮肤被有阴毛，富有汗腺及皮脂腺。男性正中线有一纵行的会阴缝，前续阴囊缝。浅层为脂肪性膜，含少量脂肪。深层为膜样层又称浅会阴筋膜或Colles筋膜。向前移行为阴囊肉膜、阴茎浅筋膜，并与腹壁浅筋膜深层相连续。会阴深筋膜由浅入深分为两层；浅层为尿生殖膈下筋膜，深层为尿生殖膈上筋膜。在尿生殖三角的后缘，浅会阴筋膜与尿生殖膈上、下筋膜彼此愈合，并向后移行为盆膈下筋膜，三层之间形成两个间隙。

（1）会阴浅隙：位于浅会阴筋膜与尿生殖膈下筋膜之间（图3.4-11会阴浅隙及其内容）。在男性浅隙后部有会阴浅横肌，两侧有阴茎脚及坐骨海绵体肌，尿道海绵体及球海绵体肌。在女性亦有会阴浅横肌，两侧有阴蒂脚及坐骨海绵体肌、前庭球及球海绵体肌。其中还有会阴血管（阴部内血管分支）与会阴神经（阴部神经分支）。

（2）会阴深隙：位于尿生殖膈上、下筋膜之间。在男性有尿道球腺、会阴深横肌，其前份有尿道膜部穿过，该处肌纤维形成尿道括约肌。在女性有尿道和阴道通过，肌纤维形成尿道阴道括约肌。

三、会阴部的血管、淋巴和神经

阴部内动脉自梨状肌下孔出盆后，绕行坐骨棘的外面，再穿坐骨小孔，入坐骨直肠窝中的阴部管内，向前行至生殖膈后缘发出分支为会阴动脉、阴茎（阴蒂）背动脉阴茎（阴蒂）深动脉。途中分出2～3支横行至肛门称肛动脉，有同名静脉伴行。

齿状线水平以上的淋巴管注入坐骨直肠窝中的淋巴结，其输出管伴肛静脉注入髂内淋巴结。平齿状线以下的淋巴管，向前外方注入腹股沟浅淋巴结。

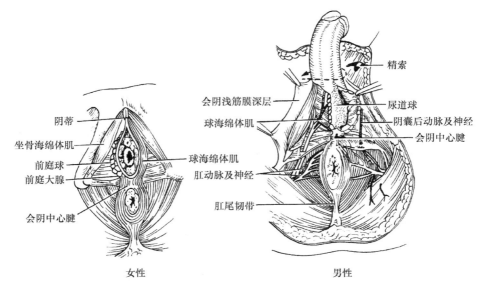

图 3.4 - 11　会阴浅隙及其内容

阴部神经来自骶 2～4 节，与阴部内动脉伴行，在阴部管中，神经分为肛神经、会阴神经、阴茎（阴蒂）背神经。神经均与相应的同名血管伴行。肛神经横过坐骨直肠窝至肛门外括约肌，支配其运动，并发出皮支分布于肛管齿状线以下和肛周皮肤。

四、会阴部的器官（详见系解生殖系统）

五、生殖器的发育异常

1. 男性生殖器的异常

（1）尿道下裂：尿道下裂是常见的先天性畸形之一。以尿道发育不全，外口开口于阴茎腹侧为其特征。绝大多数病人伴有阴茎向腹侧弯曲。发病率报道极不一致，约为 1/300～ 1/2000。临床发现不少病例是有家族性的。

在胚胎期，尿道沟的发育受垂体和睾丸激素的影响，在腹侧从后向前闭合，如尿道沟融合发生障碍，即发生尿道下裂。而在没有形成正常尿道部分则变成纤维带，导致阴茎弯曲。

尿道下裂可分为 4 类：① 阴茎头型，尿道口位于冠状沟部，多呈裂隙状，一般仅伴有轻度阴茎弯曲，多不影响性生活及生育。如尿道口有狭窄，则可产生排尿困难。② 阴茎型，尿道口位于阴茎腹侧从冠状沟到阴茎阴囊交接处的任何部位。阴茎明显弯曲。③阴囊型，尿道外口位于阴囊部，常伴有阴囊分裂，阴茎弯曲严重。有的病例阴茎发育不良，短而宽，宛如阴蒂。有的病例睾丸末降，阴囊内容空虚,形如大阴唇。④ 会阴型,尿道外口位于会阴部。阴囊分裂,发育不全,阴茎短小而弯曲,常误诊为女性。

尿道下裂病人,由于不能正常排尿和性生活,给病人带来精神上的痛苦,因而需予手术治疗。

(2) 先天性阴茎缺如:先天性阴茎缺如是一种十分罕见的先天性畸形,尿道开口大多异位于肛门或会阴部其他处,有少数开口于阴囊前方或耻骨上方,但阴囊和睾丸大多发育正常。常伴有其他泌尿生殖系的异常,如隐睾、前列腺缺如或发育不全、多囊肾或异位肾等。病儿多在出生后即刻或不久死亡。对出生后存活的病婴,应作为女婴抚养,生后不久即作睾丸切除,并在发育后期作阴道成形术。如患者的社会性别为男性,则应在恰当时进行阴茎再造术。

(3) 隐匿阴茎:隐匿阴茎多见肥胖体形的病儿。由于耻骨前皮下脂肪丰富,使原有的阴茎埋藏于皮下,从外表看阴茎体干短小,酷似小阴茎,如用手将皮肤和皮下组织往后推,就可露出阴茎。常并存包茎,也可伴尿道上裂,但阴囊和睾丸发育正常。此类患者应适当时做手术矫形。

(4) 双阴茎:临床上常将双阴茎分为两种类型:一种是分叉型阴茎,即阴茎被分隔成两个阴茎,也可能只限于阴茎头被分隔而阴茎体是一个。尿道开口一般处于分隔处的深部。另一种是真性双阴茎,即两个阴茎可能是完全分开的,也可能是两者相互依附在一起。两个阴茎各有其尿道,阴囊也可分裂成两半,其内各有一个睾丸或两个睾丸。两尿道各自分别进入膀胱,有时呈现双膀胱,各自连结同侧的输尿管。两尿道一般是同时排尿,但也有不同时排尿。一般无尿失禁。

(5) 小阴茎:与同龄人相比较,阴茎过小者称为小阴茎。在青春期前,阴茎短于 2.5cm,在青春期后阴茎短于 5.0 cm,而发育不良,没有勃起功能,常并发双侧隐睾、睾丸发育不全、垂体功能减退等。小阴茎的形成,主要是因雄性激素不足所致,亦可见于染色体缺陷,如 Klinefelter 综合征、真两性畸形或正常 XY 核型的男性特发性小阴茎。因此雄性激素的补充是主要治疗措施。

(6) 先天性阴茎弯曲:指不伴有尿道下裂的阴茎向腹侧弯曲。1973 年 Devine 等将先天性阴道弯曲分为 3 型:Ⅰ型是全部尿道只是在皮下的黏膜管道,无尿道海绵体,这种阴茎弯曲最为严重。Ⅱ型是尿道被海绵体包裹,但 Buck 筋膜和肉膜发育不良。Ⅲ型是尿道海绵体和 Buck 筋膜正常,肉膜发育不良而使阴茎弯曲,此型弯曲最轻。这类患者除阴茎弯曲外,尚有排尿及性交障碍,患者排尿时常洒向下后,因此多取蹲位排尿;阴茎勃起时呈弓状弯曲,并常伴有疼痛。目前多采用手术方法矫正阴茎弯曲。

(7) 包茎和包皮过长:包茎和包皮过长是临床上最多见的先天性畸形。包茎约占男性 4%～7%,包皮过长约占 21%,包皮过长是指包皮虽然盖住阴茎头,但能被翻向后方而露出阴茎头,若包皮口狭小,紧包着阴茎头不能向上翻转显露阴茎头称为包茎。包茎可分先天性和后天性两类，后者常因包皮炎、疤痕挛缩所致。如常引起龟头炎或影响性生活者，可进行包皮环切手术。

(8) 隐睾：指睾丸下不正常，分为睾丸未降及睾丸异位两类。可为一侧或两侧。隐睾一般较正常睾丸发育差。如为单侧一般不影响生育能力。此类患者可行内分泌治疗，如效果不佳可尽早手术，行隐睾牵引固定术；如为单侧也可行自体睾丸移植术。

2. 女性阴道和外生殖器的异常

(1) 先天性无阴道：先天性无阴道是由于双侧中肾旁管尾端发育停止而未向下伸展所致的一种畸形，常合并先天性无子宫或痕迹子宫，卵巢一般正常。临床表现为无阴道开口，或仅有一浅凹，成年女性原发性闭经，如子宫发育正常，则在青春期后有周期下腹痛，并且不能过性生活。患者第二性征正常。这类患者大多需要行阴道成形术。手术方法较多，常用的有皮片或羊膜移植、皮瓣移植再造阴道。皮片或羊膜移植简单易行，但为防止术后收缩，置模所需时间较长。皮瓣移植则可避免长期佩带模具的痛苦。

(2) 阴道横隔：阴道横隔因两侧中肾旁管会合的尾端与尿生殖窦相连处未贯通或部分贯通所致。横隔多位于阴道上 1/3 与下 2/3 的交界处，但也有位于阴道其他部位。在阴道横隔的中央或两侧角有小孔与外界相通，如横隔薄而软者可作手术切开，剪除多余黏膜并缝合即可。如阴道横隔厚而韧，缺少弹性，则术后应放置阴道模具，以防止瘢痕挛缩。

(3) 处女膜闭锁：又称无孔处女膜，主要是因尿生殖窦的阴道芽状突起处未被贯通所致。青春期前一般无症状，青春期后有经血储留现象。长期不被发现可能造成子宫积血及输卵管积血，甚至通过输卵管伞端逆流至腹腔。手术简单，可在处女膜中央切开，再修剪成圆形阴道口。

(4) 尿道-直肠隔发育不全：因尿道一直肠隔发育受阻停滞而泄殖腔继续存在，尿道、阴道和直肠开口于共同的空腔。亦可能尿道一阴道隔发育正常，尿道和阴道开口正常而肛门开口异常，即肛门异位。此畸形常在相当于正常肛门处有一微凹陷的痕迹，而直肠开口于阴道，称阴道肛门；有的开口处于处女膜后，形成处女膜后肛门；有的开口于舟状窝，形成前庭肛门；有的甚至开口于会阴部，称为会阴肛门。异位肛门的括约肌功能多正常，不需特殊处理，可行复位手术或修补异常的瘘孔。

(5) 外阴畸形：较常见，常表现为阴蒂肥大和两侧阴唇之间有程度不等的融合。如不影响生殖功能，可不予处理。如行走时因摩擦引起疼痛、不适感，可行部分切除术。如此类畸形是两性畸形的表现之一，则按两性畸形一并处理。

3. 两性畸形

(1) 假两性畸形：此类患者只有一种性腺，或者是卵巢，或者是睾丸，但其外生殖器和第二特性与性腺有某种程度的分歧，故分为男性假两性畸形和女性假两性畸形两类。

1）男性假两性畸形：患者的性腺是睾丸，性染色体为46XY。但外生殖器呈女性化表现，即男性女性化。多为先天性对雄性激素不敏感，根据其程度不同可分为两类：

①完全型：患者有正常女性外阴，睾丸位于腹股沟及大阴唇内，阴道呈盲端，青春期时乳房发育，阴毛及腋毛稀少；

②不完全型：患者外生殖器性别难辨，表现为阴蒂肥大、阴唇阴囊融合，乳房在青春期可发育或不发育。

2）女性假两性畸形：患者的性腺是卵巢，性染色体为46XX，但外生殖器呈男性化表现，即女性男性化。其外生殖器表现为阴蒂增大及两侧阴唇有不同程度的融合。其发病机理主要为先天性肾上腺皮质增生，也可由于妊娠期母亲体雄性激素过多所致。肾上腺皮质增生也是一种常染色体隐性遗传病。由于某些酶的缺乏，影响糖皮质固醇的合成，促使垂体过多分泌ACTH而肾上腺皮质增生，虽使糖皮质类固醇获得了部分代偿，但也产生了过多的雄性激素，从而引起了外生殖器的男性化表现。由于肾上腺分化发生在副中肾管发育之后和外生殖器窦分化之前，故仅引起外生殖器异常，内生殖器仍属女性，这类患者应早期诊断，并终生使用氢化可的松治疗。会阴部主张尽早行阴蒂、阴唇整形术。

妊娠期母体内雄性激素过多与服用过多雄性激素类药物有关，但由于胎儿出生发育不再有雄性激素影响，故不需要用替代性雌激素治疗，青春期发育会自然沿女性方向发展，其外生殖器畸形可能与先天性肾上腺皮质增生者相同。

3）真两性畸形：此类患者同时具有卵巢和睾丸。可能一侧为卵巢，另一侧为睾丸，也可能一侧或两侧为卵睾。性染色体为46XX或46XY，或两者的嵌合体。外生殖器性别难分，可能偏重于女性，也可能偏重于男性。体内卵巢和睾丸可能都具有内分泌功能，雌激素和雄激素同时分泌，但以一种激素占优势，故第二性征表现也随占优势的激素而定。治疗可根据病人的外生殖器、社会性别及心理情况具体而定。一般地，向女性方向发展要容易些。

六、会阴部美容应用解剖

1. 阴茎延长术的应用解剖　　因外伤、手术或发育不良等原因致阴茎短小，勃起时长度不足10cm，影响夫妻正常性生活者可行阴茎延长术。前面已述，阴茎由两个阴茎海绵体和一个尿道海绵体为基础而构成。阴茎海绵体后部分为两个海绵体脚，分别附着于耻骨弓两侧。三个海绵体共同被阴茎深筋膜（Buck氏筋膜）所包裹。阴茎深筋膜在耻骨联合上方处增厚构成阴茎浅悬韧带，此韧带厚为0.7～1.8mm。其深面有深悬韧带，呈底朝下的三角形，该韧带强韧而短厚，其纤维束之间有阴茎背血管和神经通过。

本手术要点是术中显露阴茎浅悬韧带，并紧靠耻骨联合处将此韧带完全切断，再分离至深悬韧带，切断部分深悬韧带，这时切勿损伤阴茎背深静脉。据龙道畴等报道，术后可延长阴茎长度 3～6cm，且无损于阴茎的正常感觉和勃起功能。

2. 阴道紧缩术的应用解剖　　阴道与肛门的张力由肛提肌、肛门括约肌维持。由于分娩或外伤可使肌肉撕裂或变薄，致使阴道收缩力下降，性快感减弱。经妇科检查确认阴道松弛，无感染存在，且本人有要求者可行阴道紧缩术。

阴道外 1/3 及阴道口周围黏膜集中了丰富的感觉神经末梢，所以阴道紧缩术应侧重于阴道外 1/3 区域。于阴道后壁外 1/3 至 1/2 区域切除一块底在外、顶角在内的等腰三角形黏膜，然后用 4 号丝线挂针缝合深部的肛提肌，使之收紧。缝合肌肉时注意勿损伤与阴道相邻的直肠。最后缝合黏膜。根据阴道黏膜伸展性大的解剖特点，单纯切除一小块阴道黏膜根本达不到持久收紧效果。可见本手术的关键是阴道后壁深部肛提肌的缝合。

（罗建国）

第五章 四肢的美容应用解剖

第一节 概 述

四肢集中了人体中大部分运动器——骨骼、关节和肌肉,是人体中运动最活跃的部分。四肢虽然不是区分性别的依据,但在形态美学上仍存在性别差异,主要表现在皮肤的肤质和形体结构方面。男性四肢的骨骼和肌肉在外形上表现显露,关节周围的韧带较紧,所以男性四肢的活动较为生硬。女性的四肢则比较细小,皮下组织较男性的丰满,外表浑圆,关节活动范围大,周围韧带较松,其动作较轻柔、灵活。

四肢的发生:在胚胎第 4 周末,于胚胎外侧壁上先后出现两对隆起,即为上肢芽和下肢芽。上肢芽的位置相当于第 4~8 颈肌节所在处,下肢芽的位置则相当于第 2~5 腰肌节和第 1~3 骶肌节所在处,其均由相应区段体壁中胚层的间充质细胞局部增生而成。上肢芽最终发育成为上肢,下肢芽则发育为下肢。胚胎早期的多种因素,可以影响肢芽的发育,即形成四肢的畸形,轻度的四肢畸形较常见。

第二节 上 肢

一、上肢的境界与分部

上肢借肩、腋区与颈、胸和背区相连。以锁骨上缘外 1/3 段及肩峰至第 7 颈椎棘突连线的外 1/3 段与颈部为界;以三角肌前、后缘上份与腋前、后襞下缘中点的连线与胸、背部为界。

上肢可分为肩、上臂、肘、前臂和手部。各部又可分为若干区。

上肢的功能特点是以灵活运动为主,同时又要求动作的精细和准确。其特点是:骨骼细短而轻巧,关节形式多种多样,肌肉数目多且排列复杂,运动灵活。腕和手是前臂的直接延长,且具有旋转和对掌功能。特别是手,不仅可完成握、持、捏、拿等运动,同时因神经分布特别丰富,还是重要的触觉器官。

上臂基本形为长方形,基本体为圆柱形;前臂基本形为梯形,上宽下窄,基本体为扁圆柱;手掌为不规则六边形,当并指时全手为长方形,基本体为弧形扁方体。肘关节轻度外翻,外翻的角度称提携角,约 10°~15°。若提携角大于 20°,称为肘外翻;小于 0°则称肘内翻;若在 0°~10°则称为直肘。肘后三角是指正常肘关节在屈肘呈直角时，肱骨内、外上髁与尺骨鹰嘴尖端，三点成一尖向远侧的等腰三角形，肘关节伸直时，三点则成一直线。当肘关节脱位或骨折时，上述正常关系即发生改变。当人体直立，双上肢自然不变时，肘部与肋弓下缘等高，腕部与耻骨等高，掌骨小头与臀下皱襞等高。双上肢外展时，两侧中指尖间距等于体长。

男性上肢粗长，肩部三角肌、肱二头肌和前臂屈肌发达，肌肉界限明显；肘部、腕部骨性标志和肌腱明显。女性上肢细短，从肩至手的形体过度和缓，各关节活动范围较男性的为大，肘提携角亦稍大。

二、上肢浅层结构的特点

（一）皮肤

上臂的前面、内侧面皮肤较薄，具有一定的活动度，后面的皮肤相对较厚，移动度较大；肘前部的皮肤移动性大，肘后部的皮肤较肘前部的为厚，但因其皮下组织疏松，故活动度较肘前部的为大；前臂前面的皮肤皮纹较细腻，移动度大，常作为皮瓣的供体；手掌的皮肤在鱼际处较薄，但在掌心及小鱼际处则较厚。手掌及手指掌面的皮肤厚而坚韧，具有厚的角化上皮，移动度很小，具有丰富的汗腺，但无毛及皮脂腺，因此不会发生皮脂腺囊肿。因手掌及手指掌面的皮肤缺乏伸缩性，在缝合伤口时不能有任何张力，即使小面积缺损，也很难对合，否则将引起明显功能障碍。如用身体其他皮肤来代替，多数也难满足它的特殊要求。掌侧皮肤缺损如任其自然愈合，必将形成较多瘢痕，产生功能障碍；手背和手指背面的皮肤稍薄且松弛，移动度较大，富有一定弹性，具有毛和皮脂腺；手指指腹末端皮肤的乳头层内有许多神经小体，这对于手的感觉，尤其是实体觉甚为重要，手指指腹的触觉非常灵敏，尤以食指指腹最灵敏。

（二）浅筋膜

上臂及前臂的浅筋膜薄而松弛，后面的浅筋膜较前面的更薄、更松弛，尤其是肘后区的浅筋膜甚不发达。手掌和手指掌面的浅筋膜致密，皮纹处的皮肤直接与深筋膜相连，掌横纹与指掌侧横纹的浅筋膜将皮肤与掌腱膜和指腱鞘紧密相连。手的这种特点使皮肤不易滑动，有利于握持物体。

1. 浅静脉　　手指的浅静脉较丰富，先于皮下形成静脉网，逐渐汇合变粗，于手背形成手背静脉网，然后汇成三条浅静脉干，即头静脉、贵要静脉及肘正中静脉，再汇入深静脉。

2. 皮神经　　上肢的皮神经按一定的节段分布于上肢的各部皮肤，除肩上部系由颈丛分支分布和臂部上段内侧小部分皮肤由肋间神经分布外，其余大部分均由臂丛各皮支支配。主要的皮神经有：臂外侧上、下皮神经，臂后皮神经，臂内侧皮神经，前臂内侧皮神经，前臂外侧皮神经，前臂后皮神经等。各皮神经主干见（图 3.5－1）。

　　上臂除脂术主要涉及浅筋膜，一般很少涉及深筋膜以下的结构，故需注意勿损伤主要的浅血管及皮神经。

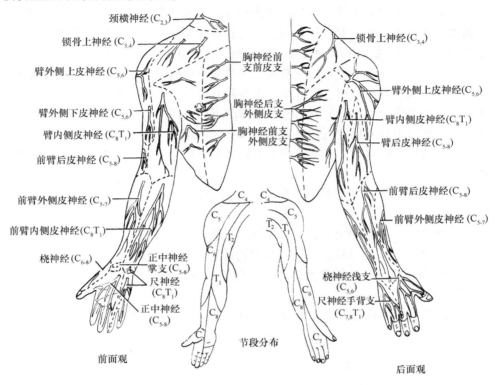

图 3.5－1　上肢皮神经节段分布（右）

三、肩部的结构特点及美容学

　　肩部主要由肩关节、锁骨、肩胛骨及其周围所属韧带、肌肉构成，是自由上肢与躯干间的连接部，其向两侧的自然隆起，也是构成个体整体和谐美感的重要部分。

　　肩部正常形态的形成，首先是由于前方的锁骨和后方的肩胛骨支撑。锁骨的方向近乎水平，向外并向后，只在耸肩时由于斜方肌的收缩而向上抬起，锁骨的大小和形状随性别而有所不同，一般男性锁骨的前曲明显度较女性约大 1 倍，长度也较女性的长。锁骨的肩峰端与胸骨端在同一水平或略高于后者，女性的肩峰端则比胸骨端低；肩胛骨呈不规则三角形，背面有肩胛冈，有向外并微向上外端的肩峰，肩胛骨在胸壁上的滑动可增大肩关节的活动，肩峰则是肩穹窿的主要组成部分。肩胛骨的外形及表面所出现的凹凸不平随性别、个体特征及上肢带肌肉的发育程度而异，习惯于用右手的人，右侧肩胛骨的面积常较左侧大，女性的肩胛骨一般比男性的薄，肌肉发育良好的运动员其肩胛骨显著增厚，面积亦增大。

肩关节由肩胛骨的关节盂与肱骨头构成，是人体最灵活的关节之一。肩关节的韧带装置薄弱，关节囊松弛，对关节的稳定作用小。肩关节的稳定性主要决定于其周围的肌肉的强度：冈上肌、冈下肌、小圆肌、肩胛下肌、胸大肌、大圆肌、背阔肌和三角肌。尤其是三角肌，既是肩外展的主要肌肉，又对维持肩部的外形，起着很重要的作用。喙肩弓（由肩胛骨喙突、肩峰及连于二者之间的喙肩韧带共同构成的骨纤维弓）及肩袖（由肩胛下肌、冈上肌、冈下肌和小圆肌的肌腱构成）也对形成和保持肩部的形态美起重要作用。

肩部的外形称肩形，是衡量一个人是否健美的标志之一。常将正常肩分为 4 种类型：

1. 健壮型　三角肌轮廓清晰可见，当肩关节外展时，尤为显著（图 3.5 - 2）。

2. 圆润型　肌肉及骨的轮廓不明显，肩部圆滑丰满。

3. 平滑型　骨骼轮廓清晰，肌肉轮廓隐约可见。

4. 瘦弱型　各骨轮廓清晰可见，缺乏皮下脂肪，当肩外展时，肌肉轮廓并不明显。

健美的肩部应具备：①肩型为健壮型。②左、右肩部对称。③肩关节活动自如。

四、上臂的美学观察

臂部介于肩部与肘部之间。上界为腋前、后襞外侧端在臂部的连线；下界为通过肱骨内、外上髁近侧两横指处的环形线。借肱骨和内、外侧肌间隔可将臂部分为臂前区和臂后区。

1. 臂前区的肌肉　臂前区纵行的肌肉隆起为肱二头肌，其两侧为肱二头肌内、外侧沟。内侧沟浅层有贵要静脉走行，深层有肱动脉及正中神经通过；外侧沟不如内侧沟明显，头静脉沿此沟上行。当屈肘时，肱二头肌收缩后显著隆起，为人体健美很重要的标志之一，对男性健美尤为重要。肱二头肌上部深面有喙肱肌，可使肩关节前屈、内收，肱二头肌下部深面有肱肌，可屈肘关节。此二肌对上臂的健美亦起很重要的作用。

2. 臂后区的肌肉　臂后区的肌肉为肱三头肌。起端三个头（长头、内侧头和外侧头），三头的肌腹渐合成一个肌腹，止腱为一个扁腱，止于尺骨鹰嘴。主要作用为伸肘关节。肱三头肌收缩时肌腹的隆起远不如肱二头肌肌腹的隆起明显（图 3.5 - 2）。

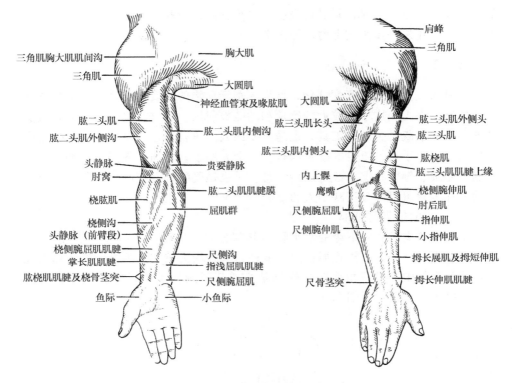

图 3.5－2 上肢体表标志（右）

上臂对于人的形体美，最醒目的便是肌肉的发达程度，人们常常又以臂部前肌群的形态来衡量和评价臂部的外形美。上臂的形态，可用上臂紧张围和放松围的大小来衡量，两个围度之差越大者肌肉越发达。

上臂部的伸展类型可根据上肢伸展时的形态特征，可分为欠伸型、直伸型及过伸型。

欠伸型：伸展不足，当手掌向上两臂用力向左右水平伸展时，上臂与前臂不在同一条直线上，前臂稍向上曲。

过伸型：伸展过度，当手掌向上两臂用力向左右水平伸展时，上臂与前臂不在同一条直线上，前臂稍向下曲。

直伸型：当手掌向上两臂用力向左右水平伸展时，上臂与前臂在同一直线上。

上臂的生理变化主要是老化性改变，表现为皮肤松弛，肌肉萎缩，组织弹性降低。肥胖者表现为臂部周径增大，皮肤粗糙干燥。

上臂的浅筋膜结构疏松，随年龄增长后，皮下浅筋膜增厚且更加松弛，以内侧近腋窝处明显，上肢外展时可见上臂内侧皮肤软组织下垂，在女性此处浅筋膜的增厚及松弛则更明显，常需行吸脂术进行去脂。行吸脂术时必须注意臂部的解剖特征，以免进一步影响上臂的形态美。

五、手

手是人类上肢末端高度分化，且是区别于动物的重要标志之一。手是精细的功能器官，在大脑皮质有较大的感觉和功能投射区，能进行复杂的运动和接受精细的感觉。手既是劳动的工具，也是重要的人体语言表达工具，在人际交流中发挥作用，同时手也是重要的感觉器官。一个人的手，可向外界提供多种信息，如性别、年龄、健康状况、甚至遗传信息。手也是受装饰部位和日常美化部位，手的动姿和美化可以部分反映个人的修养。

（一）手的境界与分部

手的近侧借豌豆骨下缘的水平线与腕部分界，远侧达各指尖。手可分手掌、手背和手指三部分。手指除拇指为两节外，其余均为三节。手掌的近侧部为腕前区，远侧部的中央呈三角形凹陷处称掌心，其两侧呈鱼腹状隆起，外侧者称鱼际，内侧者称小鱼际（图 3.5－3）。

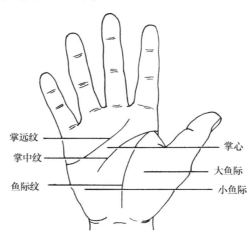

图 3.5－3　手掌面体表标志（右）

手是人体全外露部分，也是参与劳作最多的部位，是易发生老化性改变的部位之一。表现为手背皮肤松弛，皮纹增多，弹性降低，皮下脂肪减少；手掌角化层增厚，皮肤变硬，皲裂形成；指甲无光泽，关节僵硬。

（二）手的形态与分型

手的形态包括手、手掌和手指的大小以及相互之间的比例关系。正常手从正面观，手掌并拢时长宽之比为 4∶3，手指充分展开时长度与宽度相等，手掌的长度与中指长度之比亦为 4：3，手掌的阔度与中指长度相等；从背面观察，中指最长，拇指与小指等长。拇指的近节和末节分别与食指、中指和无名指的近节和中节的长度相等。手外形的性别差异明显，男性手指粗，掌宽厚，指圆而方，由于皮下脂肪少，手背静脉和肌腱轮廓清晰；女性指娇小，指修长，指头尖，关节灵活，皮下脂肪厚，外形丰满，指背静脉及肌腱显露不明显。

各指的比例长度为：

Ⅰ 拇指 与小指等长或稍长，收指状态时达食指近节的近侧 1/3。

Ⅱ 食指 其尖端达中指末节的 1/2 处。

Ⅲ 中指 为掌长的 4/5 或掌宽的 7/8。

Ⅳ 环指 其尖端略过中指末节的 1/2 处。

Ⅴ 小指 其远端达环指远侧指间关节处。

1. 手掌的表面解剖

（1）腕横纹：三条，腕近侧横纹平尺骨头；腕中间横纹约平尺、桡骨茎突；腕远侧横纹相当于腕中关节线，恰平屈肌支持带的近侧缘，其中点正对掌长肌腱隆起，为正中神经入掌处。

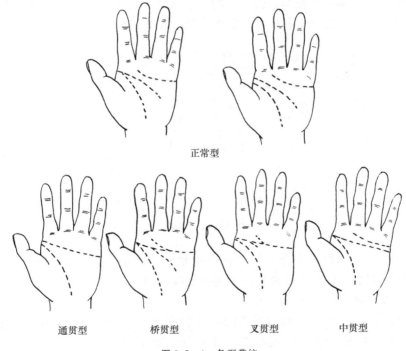

正常型

通贯型　　　桥贯型　　　叉贯型　　　中贯型

图 3.5-4　各型掌纹

（2）腱隆起：用力屈腕时，腕前可见三条纵行肌腱隆起，掌长肌腱居腕前中线，桡侧腕屈肌腱居外侧，尺侧腕屈肌腱居其内侧。

（3）掌纹：有三条：鱼际纹、掌中纹、掌远纹（图3.5-3）。

①鱼际纹：斜行于鱼际尺侧，近侧端与腕远纹中点相交，其深面有正中神经通过，该纹远端弯向桡侧，恰对第2掌指关节的桡侧缘。

②掌中纹：斜行于掌面，形式不一，其近侧端与鱼际纹重叠，尺侧端止于第4指蹼向近侧的延长线上，该纹与掌中线的交点处是掌浅弓顶点的体表投影。

③掌远纹：横行，距掌远侧缘2～2.5cm。起于第指蹼垂线处，向内侧止于第5掌指关节尺侧缘，适对第3～5掌指关节的连线。若掌远纹与掌中纹合二为一，则称通贯手，属异常型。其余常见异常型掌纹见（图3.5-4）。

2.手型　　指手掌和手指整体外形特征的总称。

手型随种族及区域差异较大，也受个体差异影响，故形式各异。通常将手型分为以下几类（图3.5-5）：

方型　整体呈方形，外观宽阔，手指根部与尖端几乎等粗。

长方型　整体呈长方形，手掌窄长，手指亦较长，手指粗细较一致，外观光滑。此型手女性多见，手部轮廓优雅漂亮。

圆锥型　整体呈圆锥形，各部结构自手掌向远侧逐渐变窄，关节不明显。

竹节型　整体修长，各指关节粗大突出，呈竹节状。

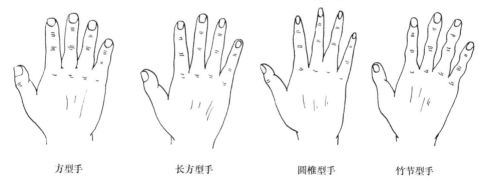

方型手　　　　　长方型手　　　　　圆椎型手　　　　　竹节型手

图3.5-5　手型

3.指纹　　指纹指人类手指末节指腹的皮肤纹理，对个人具有高度的特异纹，且终生不变，世界上尚未发现有两个指纹相同的人。

一般将指纹分为3类（图3.5-6）：

①箕形纹：皮纹呈U型由指腹的一侧斜向指尖方向，行至指腹中部后再折回来伴原皮纹回到一侧，若皮纹开口于尺侧，称正箕，若开口于桡侧，则称反箕。

②斗形纹：皮纹排列成许多封闭的环形线。

③弓形纹：种族差异明显，较少见。

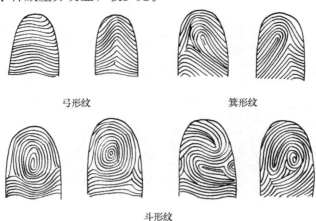

弓形纹　　　　　　箕形纹

斗形纹

图 3.5－6　指纹的分型

（三）手的静态与动态姿势

手的静态姿势有两种，即手的休息位和手的功能位。

1.手的休息位　　是手休息时所处于自然静止的姿势，犹如握笔姿势，拇指尖靠近食指指间关节的外侧，其余各指处于半屈位，越向小指，指尖越向手掌中心（图 3.5－7）。

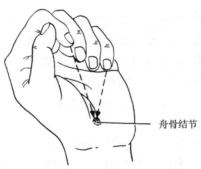

舟骨结节

图 3.5－7　手的休息位

2.手的功能位　　腕关节背伸 20°～25°，拇指外展、对掌，其他手指略分开，掌指关节及近侧指间关节半屈曲，远侧指间关节微屈曲，相当于握小球的体位。手的功能位能根据不同需要迅速地作出不同的动作。手外伤后的功能位固定即以此为标准（图 3.5－8）。

手的动态姿势也包括两种形式，即用力握物和准确握物。用力握物的目的是达到牢固握持，使物体不致在手中滑动；准确握物的目的是使握物的松紧度合适，使物体在改变运动方向和速度时能准确地制动。手的任何运动都是以上两种

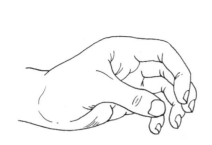
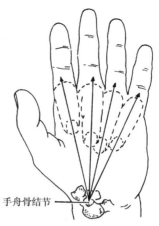

手舟骨结节

图 3.5－8　手的功能位

握物姿势的配合。手的运动的每一个瞬间都保持着高度的统一和协调。

　　人类手的运动，以手的对掌运动尤为重要，也是人类手的运动区别于其他灵长类的重要标志。手的对掌运动是指拇指指腹与其余 4 指指腹相接的运动，是腕掌关节、掌指关节和指间关节共同协作下的复合动作，以拇腕掌关节的作用尤为重要。

六、指甲

　　指甲是指背皮肤的衍生物，由真皮增厚而形成，为指背末端高度角化坚硬的皮肤附属结构。指甲本身无血运，无痛觉，但具有感觉。其深面的甲床内有丰富的神经和血管，营养指甲并予指甲以灵敏的感觉功能。指甲每周生长约 $0.5 \sim 1.2mm$，4 个月左右更新一次。夏天比冬天长的快，白天比黑夜长得快，男性比女性长的快，青年较老年长的快。正常指甲约占手指末节远侧的 $1/2$，含有一定的水分及少量脂肪组织。

　　指甲的外露部分称甲体，甲根部的皮肤皱襞称甲皱，二者间有一呈乳白色半月形部分称弧影。正常指甲微向背侧隆起，表面光滑润泽，微见沟纹，甲质坚韧，厚薄均匀，甲皱红润，柔韧整齐。

　　正常指甲一般呈方形，长方形，圆形及椭圆形（图 3.5－9）。

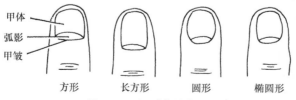

甲体
弧影
甲皱

方形　　　　长方形　　　　圆形　　　　椭圆形

图 3.5－9　正常指甲分型

常见异常指甲如图（图 3.5－10）

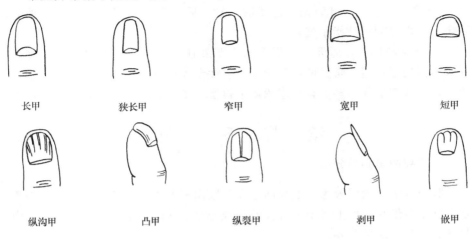

| 长甲 | 狭长甲 | 窄甲 | 宽甲 | 短甲 |

| 纵沟甲 | 凸甲 | 纵裂甲 | 剥甲 | 嵌甲 |

图 3.5－10　各型异常甲

七、手部的畸形

手部的畸形较常见，可分为先天性畸形和后天性畸形。先天性畸形多因胚胎发育异常所致，具有一定的遗传倾向；后天性畸形，则多为外伤后的后遗症。

（一）先天性畸形

1. 多指畸形　　为常见的手指畸形，均需行手术进行矫治。

（1）单纯性多指：为拇指掌骨桡侧的手指样赘生物，或仅以皮肤和软组织与手相连，或与掌骨共干呈分叉状。

（2）分叉状拇指：轻者仅拇指末节的远端呈分叉状，有共同指甲；重者远侧指骨呈"Y"形，共具指甲。

（3）并列状拇指：拇指掌骨远端有两个并列的拇指，可能完全相似，主次难分；也可能差异显著。

（4）一腕双手：在拇指桡侧生出另一只手，其手指、手掌等结构不完整。

（5）小指多指：为小指尺侧的手指样赘生物，无指骨或指骨不完整，仅由皮肤、皮下组织或软骨和指甲残迹所构成。

2. 并指畸形　　常为双侧性，也可见于一侧。以中、环指并在一起最多，轻者仅指蹼略长或两指部分相连，重者两指紧密相连，甚至指甲、指骨和掌骨也连在一起，可共有一条血管、神经和肌腱。并指畸形多需手术治疗，但时间不宜过早，如并指发育及功能良好，可不行治疗。

3. 发育不全　　手指短小、无手指甚至无手。

4. 过度生长　　手指较正常明显增长、增粗，常伴有肢体其他部位的增大畸形。

5. 指甲的变形　可为先天性或后天性。后天性畸形多伴随全身性疾病或皮肤疾病，也可为单纯指甲变形。

6. 后天性畸形　后天性畸形多为手部外伤后所致不同程度的后遗症，可伴有或不伴功能障碍。常见的后天畸形有：手部条状瘢痕挛缩，掌腱膜挛缩，虎口挛缩，指蹼挛缩等，多需行手术松解或修复。如拇指缺损，需行拇指再造术。

第三节　下　　肢

一、下肢的境界与分部

下肢与躯干间的界限为：上界前方以腹股沟和髂嵴前份与腹部为界；外侧和后方以髂嵴后份和髂后上棘至尾骨尖的连线与脊柱区的腰部、骶尾部分界；内侧主要以股沟与会阴部分界。

下肢可分为臀、股、膝、小腿、踝和足部。各部又可分为若干区。

下肢的主要特征为：骨骼粗大，关节面宽，肌肉较发达，辅助结构多且坚韧，稳固性大于灵活性，具有支持体重及运动的功能。在空间运动中，髋关节和膝关节的屈曲具有降低人体重心的作用。站立时双足共有6个负重点，人体重力线必然落在这个支持平面之间。在运动中，通过移动下肢，可使人体由失衡状态向平衡状态转换。人体平衡与失衡的交替进行体现协调和共济美，这种美必须得到双足支撑面的保证。女子的大腿皮下脂肪发达，前、后面的厚度更厚。两腿并立时大腿内侧上部前面不见间隙，大腿围约为小腿围的1.5倍。膝部较窄，踝部较圆浑。女性的下肢较修长，不仅能体现自然形态美，而且在人体美造型中发挥重要作用，下肢也是服饰选择的重要依据。

二、臀部的浅层结构

臀部因经常承受体重的压力，皮肤厚而坚韧，富于皮脂腺和汗腺，易患疖、痈，皮肤破溃后常遗留形式不一的瘢痕，影响外观。臀部的浅筋膜很发达，有许多纤维束连接皮肤与深筋膜，其间充满丰富的皮下脂肪，形成软垫，承受坐位时的压力，其厚度个体差异很大，女性的臀部浅筋膜非常显著，当髋关节运动时，臀部的皮肤及浅筋膜移动性较大。

1. 臀区的浅筋膜内含有四组皮神经

（1）臀上皮神经：第1～3腰神经后支的外侧支组成由竖脊肌外侧缘穿出，越过髂嵴分布于臀上区的皮肤；

（2）臀中神经：第1～3骶神经的后支组成，在髂后上棘至尾骨尖的中1/3段穿出臀筋膜，布于臀部内侧区的皮肤；

（3）臀下神经：于臀大肌深面穿出，发自股后皮神经，经臀大肌下缘穿臀筋膜浅出，布于臀部下区的皮肤；

（4）髂腹下神经的外侧皮支：该皮支发于髂腹下神经，穿腹内、外斜肌后，行于浅筋膜内，布于臀前部的皮肤。

臀部行去脂术时，勿损伤这些神经，以免影响感觉（图3.5-11）。

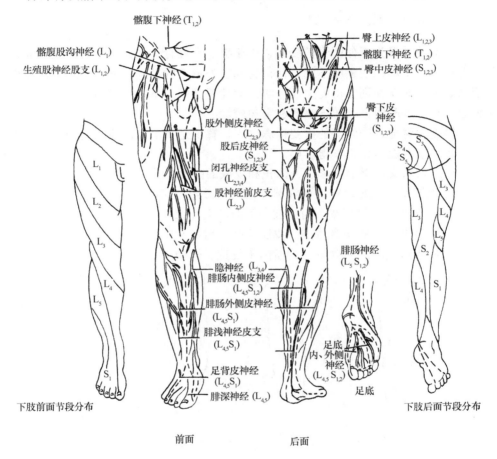

图3.5-11 下肢皮神经及节段分布（右）

2. 臀部的深筋膜　　称臀筋膜，上方附于髂嵴，向下续于阔筋膜。臀筋膜在臀大肌上缘分为两层包绕臀大肌，由筋膜的深面向臀大肌的肌束发出许多小的纤维隔，分隔各个肌束，故臀筋膜与肌肉结合紧密，其内侧与骶骨背面愈着，外侧移行于阔筋膜，并参与髂胫束的形成。深筋膜的完整性受到破坏，将导致臀部外形的改变。

3. 臀大肌　　位于臀的浅层，呈不规则的四边形，较厚，几乎覆盖整个臀区。臀大肌对臀部外形起着很显著的作用，该肌与皮下组织共同形成臀部隆凸的外形。臀大肌起于髂骨、骶骨、尾骨背面及胸腰筋膜和骶结节韧带，止于臀肌粗隆和髂胫束，主要作用为伸髋关节，其血供来源主要为臀下动脉、臀上动脉、第一穿动脉、旋股内侧和旋股外侧动脉，受臀下神经支配。臀大肌连同其表面皮肤及筋膜可作为带蒂肌皮瓣或游离肌皮瓣，进行乳房再造及修复褥疮等。

三、女性臀部的分型

臀部的外形为近似圆形的隆起，由于男、女性骨盆在外形上有明显差异，再加上皮下脂肪堆积的程度不同，使得臀部在外形上的性别差异很大。男性显得细窄而紧凑，而女性则显得宽大而厚实。女性臀部的皮下脂肪较男性的厚，臀肌肌腹短，臀部外凸明显，臀下皱襞和臀沟较深。

健美的臀部是个体美的重要标志之一，臀围是显示人体曲线美的重要三围之一，尤其于女性美尤为显得重要。

现一般依女性臀部的形态、体积和皮肤的弹性，分为四型（图 3.5－12）。

1. 上翘型　臀部宽大而浑圆，向后上微翘
2. 标准型　臀部宽大而浑圆，不向后上外翘
3. 下重型　脂肪含量多，皮肤松弛，臀部软组织下垂。
4. 扁平型　脂肪含量少，肌肉不发达，臀围小。

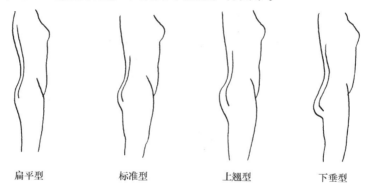

扁平型　　　　　标准型　　　　　上翘型　　　　　下垂型

图 3.5－12　女性臀部分型

女性臀部以上翘型为美。

四、臀部脂肪沉积的类型

臀部是下肢较易发生脂肪异常堆积的部分之一。从美学角度来看，臀部的形态与髂嵴的突出程度、前倾程度及大转子的位置有关，并因皮下脂肪沉着程度的不同而呈现各种各样的形态。过多的脂肪沉积，使臀部过度下垂，不但有损形体

美，还影响服饰的选择及行走等。也因经常摩擦，皮肤容易破损，大腿内侧与会阴皮肤紧贴而易患湿疹等。现常将臀部脂肪沉积的类型分为 3 类（图 3.5－13）。

1. 臀上型　脂肪集中于髂嵴周围。
2. 臀侧型　脂肪集中于大转子附近。
3. 臀后型　脂肪堆积于臀裂两侧。

臀部脂肪沉积可因性别、种族、遗传、地域、生活习惯等而有所不同，需区别对待，不可一概而论。

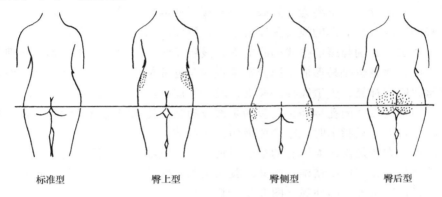

标准型　　　　　臀上型　　　　　臀侧型　　　　　臀后型

图 3.5－13　女性臀部脂肪沉积类型

五、臀部吸脂术的相对禁区（图 3.5－14）

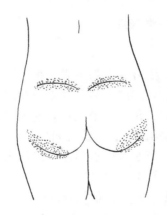

图 3.5－14　臀部吸脂术的相对禁区

臀部的皮血管主要有 2 支。

臀上动脉皮支：从梨状肌上缘和臀中肌后缘之间浅出，主要供应臀大肌上部及相应的皮肤。

臀下动脉皮支：于臀大肌下缘浅出，主要供应臀中、下部的皮肤。

臀部吸脂术的相对禁区为：臀上、下缘中点及其周围的区域，因为此区域为臀部皮神经及臀部皮动脉穿出的部位，为避免损伤这些神经和血管，故在吸脂术，在此区域应相对小心仔细，轻柔操作。

六、大腿的美学观察

大腿即股部，其前上方借腹股沟与腹部分界，后方以臀沟与臀部分界，内侧以股沟与会阴分界，下界为经髌底上方两横指处的环形线。股部皮肤的皮脂腺较多，移动度较大。股部的浅筋膜厚薄不一，股前区的浅筋膜内含有大量脂肪，分深、浅两层，分别与腹前壁浅筋膜的深、浅层相续。股后部的浅筋膜较前部的为厚。所以，大腿也是易形成脂肪异常堆积的常见部位之一。大腿前面的浅筋膜内含有髂腹股沟神经、生殖股神经股支、股外侧皮神经、股中间皮神经、股内侧皮神经、隐神经以及闭孔神经。还包括阴部外动脉、旋髂浅动脉及大隐静脉及其属支。故在行大腿吸脂术时，应避免损伤上述各结构。

健美的大腿是构成人体美的重要因素之一。股部的各肌群、皮下脂肪和皮肤是构成大腿健美的重要结构，而又以股四头肌显得尤为重要。股四头肌的健壮的轮廓，直接影响大腿的外观（图3.5－15）。

健美的大腿的皮肤应是色泽红润，光滑而富有弹性，应具有清晰的肌轮廓。正常股部的上股围应大于下股围，男性的大腿比女性的粗，而女性大腿的脂肪厚度大于男性，大腿太粗、太细，均给人以一种不和谐、不协调的感觉。

七、膝、小腿及足的美学观察

（一）膝

介于股部与小腿之间，上界为股部下界，相当于髌骨上缘二横指的水平的环形线，下界为平胫骨粗隆的环形线。膝部的皮肤较薄，皮下组织亦薄，脂肪含量少，故皮肤活动度较大。髌骨位于膝前正中，对于膝部的外观起着显著的作用。当下肢伸直时，从髂前上棘与足1、2趾蹼间的连线，正好通过髌骨中点。此型腿为正常腿型，称直型腿。若髌骨中点落于此线以内则为"X"型腿，而落于此线以外，则称"O"型腿（图3.5－16）。

较严重的"X"型腿及"O"型腿明显影响下肢美，多需手术矫正。

（二）小腿

从胫骨粗隆平面到内、外踝中点的距离即小腿的长度。小腿的形体美，决定于小腿的长度及小腿的周径。而小腿的周径取决于小腿的皮肤、皮下脂肪和小腿各肌群，而尤以小腿三头肌显得尤为重要。小腿的最大周径称小腿肚。小腿三头

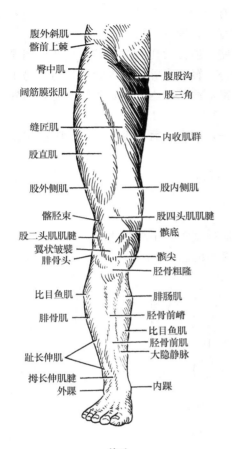
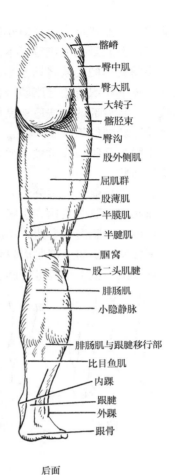

腹外斜肌
髂前上棘
臀中肌
阔筋膜张肌
缝匠肌
股直肌
股外侧肌
髂胫束
股二头肌肌腱
翼状皱襞
腓骨头
比目鱼肌
腓骨肌
趾长伸肌
拇长伸肌腱
外踝

腹股沟
股三角
内收肌群
股内侧肌
股四头肌肌腱
髌底
髌尖
胫骨粗隆
腓肠肌
胫骨前嵴
比目鱼肌
胫骨前肌
大隐静脉
内踝

髂嵴
臀中肌
臀大肌
大转子
髂胫束
臀沟
股外侧肌
屈肌群
股薄肌
半膜肌
半腱肌
腘窝
股二头肌腱
腓肠肌
小隐静脉
腓肠肌与跟腱移行部
比目鱼肌
内踝
跟腱
外踝
跟骨

前面　　　　　　　　　　　　　后面

图 3.5－15　下肢体表标志（右）

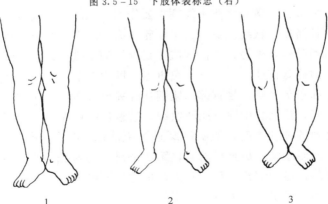

1　　　　　　　2　　　　　　　3

图 3.5－16　膝部的类型

1—直型腿；2—"X"型腿；3—"O"型腿

肌肌腹的过宽或过长,都对小腿的形体美有影响。从美学观点看,当双小腿并拢时,双小腿肚最宽处应等于本人一个头的宽度,即一个头宽。

小腿前部的皮肤移动性小,血液供应差,损伤后伤口愈合较慢且遗留明显的瘢痕。皮下组织疏松且脂肪含量少,弹性差,轻度水肿时于内踝上方指压易出现压痕;小腿后部的皮肤质地良好,血供丰富,浅筋膜内有小隐静脉、腓肠内外侧神经及腓肠神经等。

小腿也是脂肪异常堆积的常见部位之一,以内、后侧多见,可行吸脂术去除沉积的脂肪。

通常将小腿按形态分为4型(图3.5-17):

球状型 肌肉发达,小腿肚明显隆起。

长梭型 肌肉不发达,小腿肚不明显。

短梭型 小腿上部肌肉较发达,下部肌肉稍差,小腿肚明显。

臃肿型 整个小腿呈肥胖、臃肿状,多为病态。

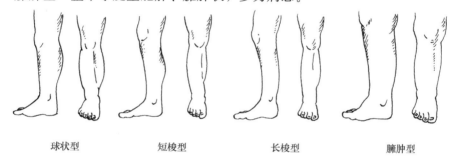

球状型　　　　　短梭型　　　　　长梭型　　　　　臃肿型

图 3.5-17　小腿的分型

(三) 足

足在人体负重、平衡和弹跳中发挥重要作用,其结构美在人体美中起很重要的作用。足的骨骼多,软组织少,其平面轮廓为六边形。足骨排列成三个弓,即外侧纵弓、内侧纵弓和横弓,它们构成了足外形的基础。内侧纵弓比外侧纵弓高大,是足形体的显著特征。足有三个负重点,即跟结节、第1.5跖骨头。足部的固有肌几乎全部布于足底,足背部的肌腱从踝关节放射状分布到各趾。足背皮肤较薄,色泽较好,浅筋膜中缺乏脂肪组织,透过皮肤可见足背的浅静脉及各肌腱的轮廓,当足做各种动作时,肌腱轮廓显示更清晰。足的外形有明显的性别差异,男性足宽大而厚壮,足趾粗而方,第1跖趾关节和第5跖趾关节侧突明显;女性足狭小而薄,足趾细长,趾头略尖,足背皮下组织多于男性。

根据足的形态可将足分为以下三型:

1. **正常足**　足的形态正常,足弓的高度在正常范围内,一般以正常范围的高值为美。足底印迹检查可见其最窄处宽与相应的足印空白外的宽度之比为1：2。

2. 扁平足　　足弓高度低于正常范围，足底印迹检查可见最窄处的宽度增大，与相应的足印空白处的宽度之比为1～2：1或更大。

3. 高弓足　　足弓高度超过正常范围，足印最窄处的宽度很小或为零。

足的畸形也较常见，有马蹄内、外翻足，内、外旋足，仰趾足等，多需手术矫正。

（李　祥）